Cornelia Schneider

Gesundheitsförderung am Arbeitsplatz

Nebenwirkung Gesundheit

2. Auflage

Verlag Hans Huber

Anschrift der Autorin:
Cornelia Schneider
Talstr. 49
D-66424 Homburg
www.cornelia-schneider.de
email: cornelia.schneider@ggw-homburg.de

Lektorat: Dr. Klaus Reinhardt
Herstellung: Peter E. Wüthrich
Umschlag: Claude Borer, Basel
Druckvorstufe: Claudia Wild, Konstanz
Druck und buchbinderische Verarbeitung: AZ Druck und Datentechnik GmbH, Kempten
Printed in Germany

Bibliografische Information der Deutschen Nationalbibliothek
Die Deutsche Nationalbibliothek verzeichnet diese Publikation in der Deutschen Nationalbibliografie; detaillierte bibliografische Daten sind im Internet über http://dnb.d-nb.de abrufbar.

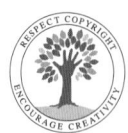

Dieses Werk, einschließlich aller seiner Teile, ist urheberrechtlich geschützt. Jede Verwertung außerhalb der engen Grenzen des Urheberrechtes ist ohne Zustimmung des Verlages unzulässig und strafbar. Das gilt insbesondere für Vervielfältigungen, Übersetzungen, Mikroverfilmungen sowie die Einspeicherung und Verarbeitung in elektronischen Systemen.
Die Wiedergabe von Gebrauchsnamen, Handelsnamen oder Warenbezeichnungen in diesem Werk berechtigt auch ohne besondere Kennzeichnung nicht zu der Annahme, dass solche Namen im Sinne der Warenzeichen-Markenschutz-Gesetzgebung als frei zu betrachten wären und daher von jedermann benutzt werden dürfen.

Anregungen und Zuschriften bitte an:
Verlag Hans Huber
Lektorat Medizin/Gesundheit
Länggass-Strasse 76
CH-3000 Bern 9
Tel: 0041 (0)31 300 4500
Fax: 0041 (0)31 300 4593
verlag@hanshuber.com
www.verlag-hanshuber.com

2. Auflage 2012
© 2011/2012 by Verlag Hans Huber, Hogrefe AG, Bern
(E-Book-ISBN [PDF] 978-3-456-95147-8)
(E-Book-ISBN [EPUB] 978-3-456-75147-4)
ISBN 978-3-456-85147-1

Inhalt

Geleitwort	7
Warum und wie Sie dieses Buch lesen sollten	9
Einleitung	11

Teil 1
Wissen und Verstehen ... 15

1	Den Begriffsnebel lichten	17
2	Gesundheitsmodelle bestimmen Denken und Handeln	27
	Fallbeispiel: Das Wesentliche ist unsichtbar	35
3	Signale verstehen statt Symptome beklagen	39
	Fallbeispiel: Körpersprache neu verstehen	45
4	Gesundheitsberatung ohne Ratschlag	51
	Fallbeispiel: Was uns nicht tötet, macht uns härter?	56
5	Die Welt hinter den Zahlen erkunden	63

Teil 2
Beachten und Beleben ... 71

6	Vom Wissen zum Tun	73
7	Gesundheit zur Chefsache machen	85
	Fallbeispiel: Gesundheit ist Chefsache	92
8	Die drei Ebenen der betrieblichen Gesundheitsförderung	101
	Fallbeispiel: Time-out statt Burn-out	107
9	Interne und externe Experten auf Herz und Nieren prüfen	115

10	Den demografischen Wandel berücksichtigen	121
	Fallbeispiel: Zukunft gestalten	130
11	Humor hilft (fast) immer	137
	Fallbeispiel: Gesundheitstheater	140

Teil 3
Strukturieren und Organisieren ... 145

12	Vorab die Finanzierung sichern	147
13	Die Analyse ist die Grundlage für die Zielformulierung	151
14	Eine sorgfältige Maßnahmenplanung erspart Enttäuschungen	157
	Fallbeispiel: Gesundheit hat ein Geschlecht: Männergesundheit	162
15	Endlich passiert etwas: Kreative Maßnahmendurchführung	167
16	Die Bewertung	169

Teil 4
Erfahren und Entwickeln ... 175

17	Projektbeispiel kommunaler Entsorgungsverband: Vom Turnschläppchen-Image zur Personalentwicklung	177
18	Projektbeispiel Industrie: Top-down statt Bottom-up	187
19	Projektbeispiel Mittelstand: «Tue Gutes und rede darüber» – Verknüpfung von Gesundheitsförderung und Marketing	197
20	Projektbeispiel Kleinunternehmen: Gesundheit ist unser Geschäft	203

Die fünf häufigsten Stolpersteine ... 209

Nachwort ... 213

Dank ... 214

Literatur ... 217

Sachregister ... 221

Geleitwort:

Betriebliche Gesundheitsförderung rechnet sich – auch betriebswirtschaftlich

Die betriebliche Gesundheitsförderung spielt in unserem Land seit jeher eine große Rolle. Schon Carl Ferdinand Freiherr von Stumm-Halberg und die Familie Röchling wussten: Nur gesunde Mitarbeiter sind motivierte und leistungsfähige Mitarbeiter. Damals investierten Unternehmer in Werkswohnungen ihrer Arbeiter oder führten umfangreiche Maßnahmen zur Verbesserung der betrieblichen Hygiene ein. Doch mit der Zeit haben sich die Anforderungen an das betriebliche Gesundheitsmanagement deutlich erhöht. Heute will man mit zielgerichteten Maßnahmen das Wohlbefinden und die Gesundheit der Mitarbeiter steigern und gleichzeitig die Produktivität und damit die Wettbewerbsfähigkeit des Unternehmens verbessern. Mit anderen Worten: Man will eine Win-win-Situation schaffen; Arbeitgeber und Arbeitnehmer profitieren gemeinsam. Jüngste Studien belegen, dass das funktioniert. Jeder hier eingesetzte Euro rechnet sich dreifach. Dass hierbei auch das Image des Arbeitgebers gestärkt wird, ist ein weiterer positiver Nebeneffekt.

Durch den demografischen Wandel hat das Thema weiter an Bedeutung gewonnen. Bei uns im Saarland setzt der demografische Wandel früher ein und fällt stärker aus als in anderen Bundesländern. Seit der Jahrtausendwende haben wir bereits 40 000 Einwohner verloren; das entspricht der Einwohnerzahl einer Mittelstadt. Besonders problematisch ist, dass von diesem Jahr an jährlich mehr Erwerbspersonen aus dem Berufsleben ausscheiden, als neue hinzukommen. Insgesamt verringert sich dadurch die Zahl der erwerbsfähigen Bevölkerung bis zum Jahre 2030 um rund ein Fünftel. Noch dramatischer ist die Entwicklung bei den Schulabgängern; deren Zahl sinkt im gleichen Zeitraum um ein Viertel, während die Gruppe der über 65-Jährigen um ein Viertel zunimmt.

Vor diesem Hintergrund wird deutlich, dass wir alle länger arbeiten müssen. Daher sind zwei Dinge von ganz entscheidender Bedeutung: Erstens müssen wir dafür Sorge tragen, dass die Mitarbeiterinnen und Mitarbeiter gesundheitlich wie geistig fit bleiben, und zweitens müssen wir uns in der Wirtschaft verstärkt Gedanken machen, wie wir ältere Mitarbeiterinnen und Mitarbeiter ihrem Alter gemäß einsetzen. Altersgemischte Teams und altersgerechte Arbeitsplätze werden unerlässlich sein. Wir brauchen Menschen, die diese Gedanken auch in die Tat umsetzen – und das möglichst schnell. Dass dies möglich und auch erfolgreich ist, dokumentieren viele Fallbeispiele in diesem Buch.

Moderne Organisations- und Personalentwicklung bindet Gesundheitsförderung und Maßnahmen zum demografischen Wandel in ihre Entscheidungen sowie Prozesse mit ein; denn gesunde, leistungsfähige und motivierte Mitarbeiter sind das wichtigste Kapital eines Unternehmens. Viele Betriebe leisten hier Vorbildliches. Bei immer mehr Unternehmen wird die betriebliche Gesundheitsförderung wichtiger Bestandteil einer guten Personal- und Organisationsentwicklung und damit Teil der Unternehmenskultur. Die Erfahrungsberichte von Cornelia Schneider zeigen wie das sowohl in kleinen und mittleren als auch im Großunternehmen gelingen kann.

Der Arbeits- und Gesundheitsschutz hat sich in den letzten Jahren messbar verbessert: Wir können statistisch feststellen, dass die Zahl der Arbeitsunfälle in den vergangenen Jahren deutlich zurückgegangen ist. Das hat auch damit zu tun, dass Arbeitgeber und Betriebsräte vertrauensvoll zusammenarbeiten und an einem Strang ziehen. Diese Erfahrungen gilt es nun auf die betriebliche Gesundheitsförderung zu übertragen und ebenso selbstverständlich werden zu lassen wie den Arbeitsschutz.

Wie wirkungsvoll die betriebliche Gesundheitsförderung ist, hat letztlich auch damit zu tun, wie qualifiziert die Menschen sind, die in den Unternehmen dafür verantwortlich sind.

Daher engagiert sich unsere IHK zusammen mit ihren Bildungspartnern für höhere Qualifikationen in diesem Themenfeld durch Veranstaltungen, Fortbildungen und Zertifikatslehrgänge. Ebenso verhelfen Publikationen wie die Vorliegende, das Wissen und die Erfahrungen zum Thema besser zu verbreiten und weiter zu entwickeln.

So werden Personalverantwortliche und Mitarbeiter fit für die Herausforderungen von morgen gemacht, und das ist gut so: Je eher und je konsequenter wir uns dieser Aufgabe stellen, desto erfolgreicher werden wir die demografische Herausforderung meistern.

Dr. Richard Weber
Präsident der IHK Saarland

Warum und wie Sie dieses Buch lesen sollten

1. Sie planen ein Projekt zur betrieblichen Gesundheitsförderung und wollen sich einen Überblick über das Thema verschaffen. Sie möchten mit Ihren Kollegen ein gemeinsames Verständnis für Begrifflichkeiten, Ziele und Strategien entwickeln.
2. Sie haben schon gute Grundstrukturen des betrieblichen Gesundheitsmanagements in Ihrem Unternehmen, aber es läuft noch nicht «rund», und es gibt immer wieder Umsetzungsprobleme.
3. Sie suchen Anregungen, das bestehende System zu optimieren, und möchten die Arbeit Ihrer Gremien (Gesundheitszirkel, Lenkungskreise und Arbeitskreise Gesundheit) professionalisieren.
4. Sie sind externer Berater im betrieblichen Gesundheitsmanagement oder auch Anbieter in der betrieblichen Gesundheitsförderung und suchen Vergleiche sowie Beispiele dazu, wie Kollegen die Herausforderungen angehen.
5. Sie interessieren sich für das Thema Arbeit, Leistungsfähigkeit und Gesundheit.

In all diesen Fällen kann Ihnen das Buch nützlich sein.
Sollten Sie ganz am Anfang stehen und bisher keine oder wenige Erfahrungen in der betrieblichen Gesundheitsförderung und im betrieblichen Gesundheitsmanagement gesammelt haben, empfehle ich Ihnen das Buch wie üblich von vorne nach hinten zu lesen.

Sollten Sie schon ein «mittelalter Hase» sein, können Sie auch bei den Beispielen zu den Einzelmaßnahmen oder bei den Beispielen zu den Gesamtprojekten beginnen und – je nach Laune – anschließend die theoretischen Hintergründe zu diesen Beispielen bearbeiten. Die Einzelfallbeispiele stehen jeweils am Ende des theoretischen Kapitels, mit dem sich der jeweilige Fall am besten verknüpft. Bitte beachten Sie beim Lesen, dass jedes der vorgestellten Einzelbeispiele immer nur einen

Mosaikstein eines Gesamtprojektes darstellt. Der jeweilige Effekt sollte daher nur im Kontext der übrigen Maßnahmen betrachtet werden.

Für die Professionalisierung der Arbeit in verschiedenen Gremien können Sie das Buch als Leitfaden nutzen: Sie lesen nach Absprache jeweils einen Beitrag und diskutieren diesen Beitrag in der Sitzung. So reichern Sie Ihr Wissen von Sitzung zu Sitzung kontinuierlich an und erhöhen das Selbstverständnis in der Arbeitsgruppe. Gleichzeitig können Sie die im Buch vorgestellten Strategien auf ihre Alltagstauglichkeit hin in Ihrem Betrieb, in Ihrer Institution überprüfen bzw. anpassen.

Die Einzelbeiträge in diesem Buch sind so gefasst, dass Sie die Vorbereitung und Reflexion eines bestimmten Unterthemas innerhalb kurzer Zeit (ca. 45 Minuten) leisten können. Ich wünsche Ihnen Freude und Anregung beim Lesen.

Einleitung:

Nebenwirkung Gesundheit

Welche Begriffe fallen Ihnen spontan ein, wenn Sie das Wort «Arbeitsplatz» hören? Computer, Akten, Stress, Kollegen, Ärger, Karriere, Chef, Schreibtisch, Geld? Je nachdem, in welchem Beruf, in welcher Branche und unter welchen Bedingungen Sie arbeiten, werden Sie mit dem Wort Arbeitsplatz Gegenstände Ihres Berufsalltages oder auch Emotionen assoziieren, die Sie mit Ihrer Arbeit verbinden. Gesundheit könnte dazugehören, wenn Sie z. B. in der betrieblichen Gesundheitsförderung oder im Gesundheitswesen arbeiten. Ansonsten werden wohl die Wenigsten eine Brücke schlagen zwischen dem Wort Arbeitsplatz und dem Begriff «Gesundheit».

Eher dürfte das Gegenteil der Fall sein. So titelte unlängst ein bekanntes Wochenmagazin: «Mensch + Arbeit = Leid?» Die Medien beschäftigen sich intensiv mit der Frage, wann und wie Arbeit krank machen kann. Berufsbiografien werden in Schlagwörtern wie «Angstzustände, Weinkrämpfe, Tinnitus» zusammengefasst, und Arbeitnehmer werden beschrieben als «erschöpfte Kämpfer, die in bestialischen Rhythmen arbeiten». Es mangelt nicht an Beiträgen über Burnout, berufsbedingte Depressionen und Stress am Arbeitsplatz. Angesichts der Horrorszenarien, die die Medien bisweilen heraufbeschwören, kann der Eindruck entstehen, deutsche Arbeitnehmer erhielten keinen Lohn, sondern ein monatliches Schmerzensgeld für ihre Tätigkeiten.

Anstatt immer nur zu beklagen, wie sich in der Arbeitswelt alles zum Negativen verändert habe, und zu beschreiben, dass Arbeit krank mache, wäre es sinnvoller, die Frage zu stellen, wie Arbeit zur Gesundheit beitragen kann.

Für viele Menschen scheint sich die Arbeit zur Gesundheit zu verhalten wie die Sonne zum Mond. Beim ersten Blick sieht man nur die Unterschiedlichkeit, beim zweiten Blick erst erkennt man die Wechselwirkungen und Abhängigkeiten. Ohne die Sonne würde der Mond nie scheinen.

«Der Arbeitsplatz ist schließlich nur zum Arbeiten da, um Produkte zu fertigen und Dienstleistungen zu erbringen, nicht um die Gesundheit zu fördern» – wirklich?

Was spricht gegen die enge Vernetzung der Themenfelder Arbeit und Gesundheit? Grundsätzlich natürlich nichts, stünde da nicht im Hintergrund die unausgesprochene Befürchtung mancher Verantwortlicher, wertvolle Arbeitszeit könne verloren gehen, finanzielle und personelle Ressourcen würden nicht zielorientiert eingesetzt werden.

Dagegen steht: Immer mehr Firmen und auch die öffentlichen Verwaltungen definieren betriebliches Gesundheitsmanagement als wichtiges Handlungsfeld und setzen gezielt Maßnahmen um. Dort hat man erkannt, dass die Wertschöpfung in einer Wissens- und Dienstleistungsgesellschaft vor allem von der Kompetenz, der Leistungsbereitschaft und der Motivation der Mitarbeiter abhängt. Gerade dafür sind das subjektive Wohlbefinden und die Gesundheit des Einzelnen unabdingbare Voraussetzungen. Viele Krankheiten entstehen am Arbeitsplatz oder werden dort aufrechterhalten. Was liegt also näher, als Vorsorge am Ort der Entstehung zu betreiben? Mit betrieblicher Gesundheitsförderung können Arbeitgeber sowohl ökonomische als auch ethische Ansprüche gleichermaßen erfüllen. Für viele Betriebe sind auch die gesetzlichen Anforderungen oder die Veränderungen durch den demografischen Wandel ein starkes Motiv, Gesundheitsförderung als festen Bestandteil ihrer Personalpolitik zu betrachten. Einerseits gibt es viele gute Gründe, Gesundheit und Arbeit als zwei Seiten einer Medaille zu betrachten. Andererseits stehen die Verantwortlichen vor vielen Herausforderungen: es ist erforderlich Fachkenntnisse zu erwerben, Organisationsstrukturen zu erweitern beziehungsweise zu verändern, Personal zu planen und einzusetzen sowie über die Verwendung von Budgets neu nachzudenken. All dies sind zunächst einmal Aufgaben, die zusätzlich zum Tagesgeschäft erledigt sein wollen. So wäre es nicht verwunderlich, wenn manche Mitarbeiter aus Personalabteilungen oder des werksärztlichen Dienstes aufstöhnten angesichts dieser Zusatzaufgaben. Machen wir uns nichts vor: diese Neuerungen kosten am Anfang Kraft, Geld und Zeit – und manchmal auch ganz schön viel Nerven.

Langfristig darf Gesundheitsförderung nicht eine Zusatzmaßnahme sein, die wie ein lästiges Anhängsel das übliche Tagesgeschäft erschwert, sondern sie sollte selbstverständlicher und integrierter Bestandteil einer guten Personal- und Organisationsentwicklung sein. Das Ziel der Personalentwicklung lautet, Menschen und Teams dazu zu befähigen, ihre Arbeitsaufgaben erfolgreich und effizient zu bewältigen. Bisher waren deren Inhalte schwerpunktmäßig auf den Erwerb von fachlichen Qualifikationen, Führungs- und Sozialkompetenzen gerichtet. Diese Qualifikationen stellen ein Paket von Kenntnissen, Fertigkeiten, Erfahrungen und Verhaltensweisen dar, das in der Arbeitssituation zur Lösung ganz konkreter Arbeitsprobleme eingesetzt werden soll. Ist es nicht nahe liegend, diese Qualifikationen mit dem Wissen und Handeln der Gesundheitsförderung zu verknüpfen?

Aus-, Fort- und Weiterbildung, Karriereplanung, Leistungsbeurteilung, Auswahl und Einarbeitung sowie viele weitere Inhalte der Personalentwicklung stehen in enger Wechselwirkung mit der körperlichen und seelischen Gesundheit des Mitarbeiters. So können viele Maßnahmen der Personalentwicklung unter der Perspektive der Mitarbeitergesundheit geplant und durchgeführt werden. Themen wie beispielsweise Führung, Kommunikation, Arbeitsorganisation und Arbeitstechniken können, neben den klassischen Inhalten, mit dem Wissen und den Handlungskonsequenzen des betrieblichen Gesundheitsmanagements und der betrieblichen Gesundheitsförderung bereichert werden.

Erweitert ein Unternehmen seine Personal- sowie Organisationsentwicklung im Sinne der Gesundheitsförderung, so können erwünschte Nebenwirkungen auftreten: gesteigerte Leistungsfähigkeit, eine erhöhte Motivation, Wohlempfinden, geringere Arbeitsunfähigkeitszeiten, eine stärkere Bindung an das Unternehmen – und natürlich Gesundheit.

Nicht nur in Zeiten der Krise müssen Investitionen sehr wohl überlegt und gut kalkuliert sein. In einer Arbeitswelt, in der der Altersdurchschnitt deutlich höher liegt als noch vor wenigen Jahren, in der hoch qualifizierte Fachkräfte zukünftig zur Mangelware werden und die «gefühlte» Arbeitsdichte kontinuierlich zunimmt, ist die Investition in Bildung und Gesundheit die einzige Investition mit garantierter Rendite.

Im ersten Teil des Buches erhalten Sie einige grundsätzliche Informationen zur Gesundheitsförderung in Betrieben: Sie erfahren, welche Begriffe und Gesundheitsmodelle Sie kennen sollten, wie das körperliche Signalsystem helfen kann, Gesundheit zu fördern, welche Vorgehensweisen in der Gesundheitsberatung hilfreich sind und welche Sie besser meiden sollten. Sie gewinnen einen kurzen Einblick in die wichtigsten Zahlen zum Thema Arbeit und Gesundheit, und Sie können einigen Überlegungen zu dem Phänomen Stress folgen. Als Abschluss des ersten Teiles bietet Ihnen ein kurzer Test die Möglichkeit, Ihre persönliche Belastungssituation zu überdenken.

Der zweite Teil gibt wichtige Handlungsempfehlungen im betrieblichen Gesundheitsmanagement (BGM) und in der betrieblichen Gesundheitsförderung (BGF). Er zeigt, warum Sie für erfolgreiche Gesundheitsförderung psychologische Methoden der Verhaltensänderung brauchen und wie diese Verfahren wirken. Weiterhin erfahren Sie, welche Rollen die Führungskräfte im BGM spielen, wie Sie unterschiedliche Handlungsebenen und Handlungsfelder miteinander vernetzen können. Sie erhalten Auswahlkriterien für mögliche Kooperationspartner und erfahren, warum Humor ein Qualitätsmerkmal von Maßnahmen in der BGF sein kann. Der dritte Teil zeigt auf, wie Sie Ihre Vorgehensweise im BGM strukturieren und Details organisieren können. Im vierten und letzten Teil können Sie an den Erfahrungen partizipieren, die verschiedene Institutionen und Betriebe mit Projekten der BGF gemacht haben. Die dort beschriebenen Beispiele sollen Ihnen als Anregung dienen und Sie zur Weiterentwicklung einladen. Im ganzen Buch wird im Anschluss an einzelne Kapitel über konkret durchgeführte Einzelmaßnahmen zu diesen Themen berichtet.

Teil 1
Wissen und Verstehen

1 Den Begriffsnebel lichten

Das Missverständnis ist das Allgemeine, das Verstehen die Ausnahme.
Arthur Schopenhauer

Jedes Handlungsfeld hat seine Sprache. Fachbegriffe, alte Wörter, die mit neuen Sinnzusammenhängen angereichert werden, und Wortneuschöpfungen tummeln sich auf dem Firmengelände und mischen sich unter die Alltagssprache im Betrieb. Im Idealfall verhelfen neue Begrifflichkeiten, auch neu zu denken und zu handeln. Denn jeder Gedanke braucht das Wort, um überhaupt gedacht werden zu können. Veränderungen im Handeln basieren immer auf der Veränderung des Denkens und damit wohl auch im Gebrauch der Worte.

Im ungünstigen Fall entwickelt sich eine Sprache, die von Vielen genutzt, aber sehr unterschiedlich interpretiert wird. Die Kommunikation ist erschwert, die Missverständnisse sind vorprogrammiert. Sie stellen sich ein, wenn Fachbegriffe sich aus Worten der Alltagssprache neu zusammensetzen. Ein Beispiel hierfür ist der Begriff des «betrieblichen Gesundheitsmanagements». Wir kennen die Begriffe Gesundheit, Management und betrieblich; und schon konstruiert unser Gehirn einen Sinnzusammenhang mit dem Ergebnis einer Wortbedeutung, die so nicht stimmen muss. Obwohl gerade dieser Begriff «betriebliches Gesundheitsmanagement» in vielen Fachbüchern ausreichend definiert und beschrieben ist, findet man in der Praxis sehr unterschiedliche Bedeutungen und Inhalte dafür. Das wäre nicht weiter dramatisch, wenn man im Gespräch doch nur wüsste, dass unser Gesprächspartner zwar dieselben Worte wie man selbst nutzt, aber diesen Worten eine andere Bedeutung zuweist. Und dann geht auch jeder noch selbstverständlich davon aus, dass seine Interpretation die richtige sei – oder aber er denkt gar nicht daran, dass es auch andere Definitionen als die eigene dazu geben könnte.

Daher die dringende Empfehlung, in der Frühphase von Projekten Fachbegriffe zu klären und nicht ihre Bedeutung als selbstverständlich vorauszusetzen. Dabei geht es nicht um die wissenschaftlich exakte Definition, sondern vielmehr um ein einheitliches Verständnis und die Erleichterung der Kommunikation, entweder firmenintern oder auf die Projektgruppenarbeit bezogen.

Erfahrungsgemäß hinterfragen Mitarbeiter und auch die Mitglieder von Arbeitsgruppen selten die Begriffe, was häufig zu Missverständnissen, Konflikten oder einfach zu Erschwernissen bei der Umsetzungsarbeit führt.

So kann zu Beginn der Arbeit eine Zusammenstellung mit den wichtigsten Begriffen und deren Definition die Zusammenarbeit sehr erleichtern, wenn sie sie nicht überhaupt erst ermöglicht.

> Die inhaltlich saubere Trennung von betrieblichem Gesundheitsmanagement und betrieblicher Gesundheitsförderung ist für den Experten selbstverständlich, findet in der Praxis aber längst nicht überall statt.

Dies hat weit reichende Folgen für die Projektplanung und -durchführung. Die beiden Arbeitsfelder unterscheiden sich hinsichtlich ihrer Zielgruppe, ihrer Maßnahmen, ihrer Strategien und ihrer zeitlichen Abfolge: zunächst müssen die Strukturen des betrieblichen Gesundheitsmanagements geschaffen werden, und erst danach können Maßnahmen zur betrieblichen Gesundheitsförderung zielorientiert und erfolgreich umgesetzt werden.

> Hier ein Beispiel dafür, wie sich mangelnde Sorgfalt bei der Verwendung von Begrifflichkeiten in der alltäglichen Arbeit auswirken kann:
>
> In einem neu gegründeten «Arbeitskreis Gesundheit» einer mittelständischen Firma kommt es immer wieder zu Auseinandersetzungen zwischen zwei Gruppen. Die erste Gruppe drängt auf schnelle Umsetzung von Maßnahmen, die zweite möchte sich mehr mit der strukturellen Ausgestaltung des Gesamtprojektes auseinander setzen. Die Personen der ersten Gruppe werfen der zweiten unnötigen Bürokratismus vor – der Handlungsbedarf sei schließlich offensichtlich. Die zweite Gruppe warnt vor übertriebenem Aktionismus und mangelnder Nachhaltigkeit. Nach einigen erfolglosen Sitzungen bittet man einen externen Moderator hinzu. Er erläutert die klassische Vorgehensweise im Arbeitskreis, und er stellt (obwohl der Bedarf dazu verneint wird!) eine kurze Erläuterung der wichtigsten Fachbegriffe vor die inhaltliche Arbeit. Schon nach kurzer Zeit wird deutlich, dass die Mitglieder der ersten Gruppe die Begriffe BGM und BGF inhaltlich nicht trennen können. Die Mitglieder der zweiten Gruppe hatten einige Monate zuvor an einer Informationsveranstaltung teilgenommen, die sich exakt mit dieser begrifflichen Trennung beschäftigte. Keiner der Teilnehmer des Arbeitskreises hatte in Betracht gezogen, dass die Differenzen hinsichtlich ihrer Vorgehensweise lediglich in der Interpretation der

Begriffe «Gesundheitsförderung» und «Gesundheitsmanagement» liegen könnten. Klare Definitionen verhalfen der Gruppe zu einer einheitlichen Sprache und ermöglichten so erst ein weiteres strukturiertes Vorgehen in der Sache.

Betriebliches Gesundheitsmanagement

Betriebliches Gesundheitsmanagement (BGM) ist eine Managementaufgabe und umfasst die Steuerung und Integration aller betrieblicher Prozesse mit dem Ziel der Erhaltung und Förderung der Gesundheit, der Motivation und des Wohlbefindens der Mitarbeiter.

Integrierte Strukturen und Prozesse können z. B. sein:

- Betriebsvereinbarung zum Thema Gesundheit
- Strukturen, wie z. B. Lenkungskreis, Gesundheitszirkel, Gesundheitswerkstätten, Arbeitskreise
- Zeitregelungen wie z. B. Arbeitsfreistellungen für Maßnahmen der BGF
- Budgets
- Führungskräftebeteiligung
- klare Verantwortlichkeiten – Organigramm im BGM
- Zielvereinbarungen mit den inner- und außerbetrieblichen Akteuren
- Verknüpfung der BGF mit Bildungsmaßnahmen.

Zielgruppe des BGM sind die **Führungskräfte** und bei Bedarf zusätzlich speziell ausgewählte Akteure.

Das BGM bildet die strukturelle Grundlage für den nachhaltigen Erfolg in der BGF.

Betriebliche Gesundheitsförderung

Betriebliche Gesundheitsförderung (BGF) umfasst alle Maßnahmen, die direkt oder indirekt Verhalten und Verhältnisse im Sinne der Gesundheitsförderung beeinflussen (die beiden Begriffe Verhalten und Verhältnisse müssen nun ebenfalls definiert werden).

Beispiele dazu:

- Stressbewältigungsprogramme
- Bewegungsangebote
- Ernährungsprogramme
- Konfliktbewältigung
- ergonomische Maßnahmen
- Schulungen zum Heben und Tragen von Lasten
- Zeit- und Selbstmanagement
- Einzelcoaching in besonderen Belastungssituationen.

Zielgruppe der BGF sind **alle Mitarbeiter** eines Betriebes.

Ich halte es für legitim, dass Betrieb und Organisationen den allgemein verbindlichen Definitionen auch eigene Besonderheiten hinzufügen. So könnte die eine Firma unter BGF nur Maßnahmen verstehen, die einen direkten Arbeitsplatzbezug herstellen – die andere Firma würde aber auch Maßnahmen zulassen, die sich mehr im privaten Feld abspielen oder auswirken.

Das könnte z. B. bedeuten, dass im ersten Fall eine Maßnahme zur Stressbewältigung eng an der konkreten beruflichen Situation und deren Herausforderungen geplant und durchgeführt wird. Im zweiten Fall wäre auch ein Angebot für die Mitarbeiter möglich, das mehr allgemeiner Natur ist und eher unabhängig von der konkreten Arbeitsplatzsituation ist.

Für manche Firmen bedeutet das «B» im BGF genau den ersten Fall, andere möchten sich hier nicht ausschließlich auf eine berufliche Dimension fest legen lassen – eine Frage der Definition.

Weitere Grundbegriffe

So wie diese grundlegend wichtigen Begriffe sollten im Vorfeld alle Fachwörter klar definiert werden. Dazu gehören Begriffe des Arbeitsschutzes und der Arbeitsmedizin, aber auch Begriffe aus benachbarten Disziplinen wie beispielsweise der Pädagogik und der Psychologie. Diese Vorgehensweise soll nicht dazu führen, dass eine neue Fachsprache entsteht, sondern sie soll die Kommunikation erleichtern und mehr Transparenz für alle Beteiligten im Prozess herstellen.

So wichtig es für die internen Experten ist, die Begriffe des betrieblichen Gesundheitsmanagements und der Gesundheitsförderung mit Inhalt zu füllen, genauso wichtig ist es für externe Experten, die begriffliche Vielfalt innerhalb einer Firma kennenzulernen: Abkürzungen für Abteilungen, Bezeichnungen für Produktionsprozesse sowie firmenspezifische Namen und Begriffe. Je früher sich der externe Experte auch sprachlich in der Welt des Unternehmens zuhause fühlt, desto besser kann er auch diese Welt verstehen und Mitarbeiter in Veränderungsprozessen begleiten.

Auch alltagssprachliche Begriffe sollten im Kontext der betrieblichen Gesundheitsförderung überdacht und auf ihre Anwendbarkeit hin sorgfältig geprüft werden. Zugegeben, das ist schwierig, sind wir es doch gewohnt, Begriffe, die von Fachleuten benutzt werden, selten infrage zu stellen. So finden es Politiker – wohl auch viele Bürger – in Deutschland nicht merkwürdig, ein Wort wie «Gesundheitsreform» zu formulieren. Was soll hier reformiert werden? Die Gesundheit? Die Arbeitsweise im Gesundheitssystem? Die Kosten des Systems? Der Patient und seine Krankheiten? Gut, dass das Wort auf nichts festgelegt und doch alles zu sagen scheint. Beliebigkeit hat Vorrang. Aber das gibt es nicht nur in der Politik.

So hat sich auch der Anglizismus **Work-Life-Balance** mittlerweile fest in der deutschen Sprache etabliert, ohne dass der Sinn dieser Wortschöpfung ausreichend hinterfragt wird. Wenn wir eine Balance herstellen können zwischen Work (Arbeit) und Life (Leben), dann bedeutet dies, dass Arbeit und Leben Gegensätze seien – andernfalls gäbe es ja nichts auszubalancieren. Wenn also Arbeit nicht gleich Leben ist, wir aber einen großen Teil unser Zeit mit der Erwerbstätigkeit verbringen (hoffentlich!), bedeutet das dann, dass wir in dieser Zeit nicht leben oder diese Zeit gar nicht sinnvoll nutzen? Worte wirken keinesfalls nur auf der Bewusstseinsebene, sondern vielfach auch unbewusst. Das könnte bei dem Begriff «Work-Life-Balance» fatale Folgen haben. Statt unterschwellig zu suggerieren – und das tut dieser Begriff –, dass Arbeit nicht unser wirkliches Leben sei, müsste es hier nicht viel mehr darum gehen, zu vermitteln, wie Arbeit gestaltet werden kann, dass sie für uns auch gutes Leben bedeutet? Für diesen Zweck braucht es auch neue Begrifflichkeiten, denn Denken und Sprechen bilden die Grundlage für das Handeln.

Zwei weitere Worte, die überproportional häufig im Kontext BGM und BGF fallen, sind Nachhaltigkeit und Ganzheitlichkeit.

Der Begriff **Nachhaltigkeit** stammt ursprünglich aus der Forstwirtschaft und beschreibt, dass immer nur so viel Holz gefällt werden sollte, wie in derselben Zeit nachwächst, so dass der Waldbestand sich durch das Abholzen nicht verringert. Später hat man diesen Begriff dann auf politische, ökonomische, betriebswirtschaftliche und Managementthemen übertragen. Der englische Begriff «Sustainability» hat sich in den letzten Jahren gerade im Management einen festen Platz erobert, so dass viele Entscheidungen durch die «Nachhaltigkeitsbrille» betrachtet werden. Da die allgemeine Wortbedeutung mit «anhaltend, dauernd, zukunftsfähig und lange nachwirkend» gut beschrieben wird, ist gegen die Forderung der

Nachhaltigkeit selbstverständlich nichts einzuwenden. Leider verkommt der Begriff häufig zur Worthülse. Allzu vollmundig bieten Beratungsfirmen «Nachhaltigkeit» ihrer Angebote an, ohne aber näher zu definieren, was damit genau gemeint ist. Das Zauberwort Nachhaltigkeit scheint ein Garant für die Qualität von Maßnahmen zu sein. Und in der Tat ist es ein bedeutsames Qualitätskriterium, wenn zuvor folgende Fragen geklärt sind:

- Was bedeutet für die Firma Nachhaltigkeit?
- An welchen Kriterien wird Nachhaltigkeit fest gemacht? An der Projektlänge und -struktur? An der Veränderung des Verhaltens der Mitarbeiter? An der Veränderung von Strukturen innerhalb der Firma? An den Arbeitsunfähigkeitsquoten? Am Kosten-Nutzen-Verhältnis?
- Wie soll die Nachhaltigkeit gemessen werden? Wer wird sie messen?
- Welcher Zeitraum soll definiert werden?
- Welche Instrumente sollen zur Sicherung der Nachhaltigkeit eingesetzt werden?

Erst wenn diese Fragen beantwortet sind, kann der Begriff der Nachhaltigkeit mit Leben und Sinn gefüllt werden. So gewinnen Strukturen, Prozesse und Ergebnisse erst die Qualität, die die Voraussetzung für ein seriöses Vorgehen im BGM und in der BGF darstellen.

Auch der Begriff der **Ganzheitlichkeit** wird viel benutzt, um nicht zu sagen überstrapaziert. Er scheint für viele so klar zu sein, dass er einer allgemeingültigen Definition überhaupt nicht bedarf. Und die wird man auch vergeblich suchen, da jeder hierzu eine andere, eigene Definition und Beschreibung hat. Man kann also davon ausgehen, dass Ganzheitlichkeit genau das ist, was jeder Einzelne sich darunter vorstellt. Der Begriff der ganzheitlichen Medizin hat sicherlich auch Auswirkungen auf den Gedanken der Gesundheitsförderung, im Individuellen sowie auf betrieblicher Ebene. In der Praxis findet man einen bunten Strauß von Vorstellungen dazu, und das Wort ganzheitlich wird in ganz unterschiedlichen Kontexten selbstverständlich angewandt:

- der Physiotherapeut, der neben Knochen, Muskeln und Gelenken auch innere Organe in seine Arbeitsweise einbezieht
- der Mediziner der neben der Schulmedizin auch Homöopathie anbietet
- der Psychologe, der in seine Psychotherapie auch Körperarbeit integriert
- der Ernährungsberater, der seine Beratungen um Entspannungs- und Bewegungsangebote ergänzt

- der Berater in der betrieblichen Gesundheitsförderung, der biologische, psychische und soziale Aspekte bei seiner Arbeit verknüpft.

Für jeden dieser Fachleute beginnt der Begriff der Ganzheitlichkeit dort, wo das Selbstverständnis seiner Disziplin endet. Genau betrachtet beinhaltet der Begriff der Ganzheitlichkeit eine gewisse Anmaßung. Aus welcher Disziplin haben wir wirklich Einblick in das «Ganze»? Wenn wir das Individuum mit seiner Gesundheit in das Zentrum der Betrachtungen stellen und es als offenes System verstehen, das in dauernder Interaktion mit anderen Systemen (anderen Menschen, Menschengruppen, Gesellschaft, Arbeitsbedingungen, Umweltbedingungen, kulturellen Bedingungen usw.) Informationen austauscht und sich so kontinuierlich verändert, dann wird schnell klar, dass eine Ganzheitlichkeit in der Gesundheitsförderung nur bedingt herzustellen ist. Selbstverständlich brauchen wir Begriffe, die der Komplexität und den vielfältigen Wechselwirkungen in der Gesundheitsförderung gerecht werden. Die gewählten Worte sollen dazu dienen ein besseres Verständnis zu ermöglichen und auf die Vielfalt der möglichen Handlungsstrategien hinzuweisen. Das Wort Ganzheitlichkeit könnte präventive Omnipotenzfantasien fördern, die den Realitäten dann aber nicht standhalten können. Daher sollten die Verantwortlichen in Betrieben und vor allem die externen Experten mit solchen Formulierungen zurückhaltend sein.

Statt von einem ganzheitlichen Konzept zu sprechen, wäre es also nicht ratsamer, es als «erweitertes Konzept» zu bezeichnen und zu beschreiben, was genau die Erweiterung ausmacht?

Die oben genannten Begriffe sind nur Beispiele dafür, wie aus häufig benutzten Worten Stimmungen, Erwartungshaltungen, Bewertungen oder schlicht Marketinginstrumente erzeugt werden. Sie sollten daher Fachbegriffe definieren und häufig benutzte Worte sorgfältig klären, damit es nicht zu vermeidbaren Missverständnissen oder Fehletikettierungen kommt.

In Tabelle 1 finden Sie eine Auflistung mit Fachbegriffen aus der Prävention und deren Definitionen. Erweitern Sie die Liste nach Bedarf und diskutieren Sie sie im Kollegenkreis.

Worte alleine erzeugen noch kein Verständnis für komplexe Zusammenhänge. Dieses Verständnis entsteht erst durch die Vernetzung von Wortbedeutungen, Fach- oder Faktenwissen und eigenen Erfahrungen. Je mehr sich ein Konzept oder ein Wort in der Alltagssprache wieder findet, desto größer ist die Wahrscheinlichkeit, dass Menschen sich eigene Theorien auf der Basis ihrer Erfahrung gebildet haben. So verbinden sich mit dem Begriff Gesundheit ganz unterschiedliche Fach- und Laienmodelle, wie Gesundheit oder auch Krankheit entsteht und verhütet werden kann. Die Diskussion darüber, welches Gesundheitsmodell in den Köpfen von Verantwortlichen und Mitarbeitern handlungsbestimmend ist oder welches sinnvoll wäre, sollten Sie möglichst früh führen.

Teil 1: Wissen und Verstehen

Tabelle 1: Definitionen. Erweitern Sie die Liste um Begriffe, die für Ihr aktuelles Projekt wichtig sind.

Verhaltensprävention	gesunde Selbststeuerung auf individueller Verhaltensebene z. B. Pausengestaltung mit Bewegung oder Verzicht auf Suchtmittel
Verhältnisprävention	Gestaltung gesunder Arbeitsbedingungen z. B. Arbeitsplatzergonomie
Systemprävention	Gestaltung gesunder Kooperationen in Hierarchie und Gesamtunternehmen z. B. Maßnahmen zur Teamentwicklung, Krankenrückkehrgespräche
Belastungen	Objektiv messbare, von außen einwirkende Faktoren auf den menschlichen Organismus: Es handelt sich um eine «Einwirkgröße», z. B. 10 kg Gewicht sollen gehoben werden; die gleiche Belastung kann bei unterschiedlichen Personen zu unterschiedlich hohen Beanspruchungen führen.
Beanspruchungen	Auswirkungsgröße, die je nach körperlicher Konstitution, Geschlecht, Vorerkrankungen, Alter oder auch Ermüdungszustand etc variiert.
Primärprävention	Zielgruppe: Gesunde Personen Methoden und Strategien zur Verhütung oder Beseitigung von Risikofaktoren bestimmter Krankheiten.
Sekundärprävention	Zielgruppe: Personen, die sich entweder in einem frühen Stadium einer Erkrankung befinden oder nach der Heilung ein Wiederauftreten derselben Erkrankung vermeiden wollen. Gegenstand sind Methoden und Strategien zur Verhütung der Verschlimmerung bzw. des Wiederauftretens einer spezifischen Erkrankung.
Tertiärprävention	Zielgruppe: Personen, bei denen eine Erkrankung in ausgeprägter Form diagnostiziert ist. Gegenstand sind Methoden und Strategien zur Vermeidung der Chronifizierung und/oder zur Minimierung von Folgeschäden.
Bedarf	Ein formulierter, getesteter oder anderweitig erhobener Anspruch an die Außenwelt, der objektiv und subjektiv erfasst werden kann.
Bedürfnisse	Ein vom Individuum subjektiv erlebtes körperliches und/oder seelisches und/ oder soziales Verlangen. Dieser Faktor steht in enger Wechselwirkung mit Gesundheit.

Psychosoziale Belastungen am Arbeitsplatz	die Gesamtheit aller erfassbaren Einflüsse, die von außen auf den Menschen zukommen und psychisch auf ihn einwirken (DIN EN ISO 10075-1) zum Beispiel: gesellschaftliche Bedingungen, Arbeitsaufgabe, Arbeitsumgebung, betriebliche Organisation, soziale Umwelt und individuelle Stressoren
Weitere wichtige Begriffe: Betriebliche Gesundheitsförderung Betriebliches Gesundheitsmanagement	s. Text

2 Gesundheitsmodelle bestimmen Denken und Handeln

Die Theorie bestimmt, was du beobachtest.
Albert Einstein

Zum Thema **Gesundheit** kann jeder etwas sagen. Jeder weiß – oder glaubt zu wissen –, was gesund und ungesund ist, wie man sich im Idealfall verhalten sollte und wie nicht, welche Ernährung, welche Sportarten, welche Entspannungsarten und Arbeitsbedingungen gesund sind – und überhaupt, was mehr und was weniger förderlich ist für ein gutes und langes Leben. Die Medien quellen über von Gesundheitsberichten und Gesundheitstipps, der Buchmarkt der Gesundheitsratgeber ist schier unüberschaubar. Vorträge und Kurse werden in jeder Volkshochschule und von vielen anderen Institutionen angeboten. Auch die Politik versucht, mit öffentlichen Kampagnen das Gesundheitsverhalten der Bevölkerung zu beeinflussen. Hinzu kommen die vielfältigen Erfahrungen, die jeder mit sich selbst oder mit Personen seines näheren Umfeldes in Fragen von Gesundheit und Krankheit schon gemacht hat. Gerade diese persönlichen Erfahrungen prägen das Gesundheitsverständnis und -verhalten weitaus mehr als die wissenschaftlichen Fachinformationen.

Es ist somit nicht erstaunlich, dass das über viele Jahre angesammelte Gesundheitswissen und auch die persönlichen Erfahrungen eine unglaubliche Vielfalt von persönlichen Grundsätzen und Einstellungen produzieren. Allerdings darf das betriebliche Gesundheitsmanagement nicht nur auf individuellen Einstellungen und zufällig gesammelten Informationen zum Thema gegründet werden.

So sollte am Anfang der Arbeit – sozusagen als Minimalausstattung für erfolgreiche Arbeit im BGM – neben der reinen Begriffsklärung festgelegt werden, welches **Gesundheitsmodell** als Grundlage für die weitere Arbeit dienen soll.

Wenn der Begriff Gesundheit als zentrale Richtgröße permanent gebraucht wird, dann ist es notwendig, eine gemeinsame Definition und ein gemeinsames Verständnis dafür zu finden, was Gesundheit überhaupt ist. Auf welchen sachlich fundierten Gesundheitsbegriff soll sich die Arbeit im betrieblichen Gesundheitsmanagement stützen? Seit Jahren bitte ich die Teilnehmer bei der Einführung zum betrieblichen Gesundheitsmanagement, den Begriff Gesundheit persönlich zu definieren. Sie ergänzen den Satz: «Gesund bin ich, wenn …». Erwartungsgemäß ergeben sich danach so viele Formulierungen und Gedanken, wie Personen im Raum sind. Diese Formulierungen gründen auf Teilaspekten der Gesundheit, die durchaus ihre Berechtigung haben, aber selbstverständlich den Gesundheitsbegriff als Ganzes nicht füllen können. Die anschließenden Diskussionen zeigen immer wieder, dass es weniger das Faktenwissen als die persönliche Erfahrung ist, die die Definition prägt. Da aber gerade diese Definition, also das Verständnis von Gesundheit die Grundlage für alle späteren Maßnahmen bildet, sollten die Beteiligten die verschiedenen Definitionen und Gesundheitsmodelle kennen. Darauf aufbauend sollten sie diskutieren, welche Auswirkungen das theoretische Verständnis auf die praktische Arbeit haben kann, soll und wird.

Am bekanntesten dürfte wohl die umfassende Definition der Weltgesundheitsorganisation (WHO) sein:

> Gesundheit ist der Zustand des vollständigen körperlichen, psychischen und sozialen Wohlbefindens und nicht nur das Freisein bei Krankheit und Gebrechen. …Gesundheit wird von Menschen in ihrer alltäglichen Umwelt geschaffen: dort wo sie spielen, lernen und arbeiten und lieben. … Die Art und Weise, wie eine Gesellschaft die Arbeit, die Arbeitsbedingungen und die Freizeit organisiert, sollte eine Quelle der Gesundheit und nicht der Krankheit sein. … Gesundheit wird von Menschen in ihrer alltäglichen Umwelt geschaffen: dort wo sie spielen, lernen und arbeiten und lieben.»

Weniger bekannt ist Sigmund Freuds kurze Aussage: «Gesund sein heißt lieben und arbeiten zu können.» Dieses sehr schöne Zitat kann eine lohnende Diskussionsgrundlage ein, ist aber für die praktische Arbeit in Betrieben wenig nützlich, da es die philosophischen Frage aufwirft, was denn überhaupt «lieben und arbeiten» alles bedeuten kann.

Ähnliche Probleme ergeben sich bei allen anderen Kurzdefinitionen. Nützlicher als der Versuch einer Definition ist daher die Gegenüberstellung verschiedener Gesundheits- und Krankheitsmodelle. Tabelle 2 fasst die Grundaussagen der folgenden drei Modelle zusammen.

Das biomedizinische Modell

Dieses Modell hat die Prävention und Therapie des letzten Jahrhunderts stark geprägt, und ihm kommen zweifellos auch große Verdienste zu.

Es wurde entwickelt, um das Auftreten bestimmter Krankheiten erklären zu können. Man orientiert sich hier schwerpunktmäßig an rein biologischen Faktoren:

Tabelle 2: Gesundheitsmodelle

Biomedizinisches Modell	Salutogenetisches Modell	Bio-psycho-soziales Modell
Gesundheit ist Abwesenheit von Krankheit	Gesundheit ist abhängig vom individuellem Grundvertrauen (sense of coherence SOC):	Anforderungs-Ressourcen-Modell (SAR-Modell)
Biologische Parameter (Blutwerte, Organdefekte, Röntgenbilder, etc)	1. Die Ereignisse im Leben sind strukturiert und vorhersehbar (Verstehbarkeit).	Systemischer Ansatz, beinhaltet: • körperliche *und* seelische Gesundheit • subjektive Gesundheit und biologische Parameter
Was macht krank?		
Stress hat hier nur eine negative Bedeutung	2. Ressourcen sind verfügbar, um Anforderungen gerecht zu werden (Handhabbarkeit).	Stressoren wirken als Anforderungen.
Gesundheitsförderung: Aufklärung, medikamentöse Beeinflussung von Risikofaktoren, Impfung, Rauchverbot, Hygiene, Arbeitsschutz	3. Diese Anforderungen sind (willkommene) Herausforderungen, für die es sich einzusetzen lohnt (Bedeutsamkeit).	Der Effekt der Stressoren ist abhängig von Ressourcen.
		Bedürfnisse sind interne Anforderungen.
Keine Bedeutung von Gefühlen und Bedürfnissen		Bedürfnisbefriedigung fördert Gesundheit.
		Gefühle sind bedeutsam.

zum Beispiel Blutwerten, Röntgenbefunden, Herz-Kreislauf-Werten oder verschiedenen Organfunktionsparametern. Dem medizinischen Befund wird mehr Beachtung geschenkt als der Befindlichkeit der Person. Gesundheit wird als Abwesenheit von Krankheit definiert. Eine Krankheitsursache wird grundsätzlich *im* Individuum gesehen, Interaktionen mit der sozialen Umwelt oder psychische Prozesse werden nicht oder wenig berücksichtigt. Das Krankheitsgeschehen wird durch das Vorliegen bestimmter **Risikofaktoren** verursacht oder begünstigt. Daher sollen in der Prävention möglichst schädliche (biologische) Einflüsse ausgeschaltet werden.

Dem liegt die Vorstellung zugrunde, dass durch die Eliminierung schädlicher Einflussfaktoren Gesundheit hergestellt wird. In der Tat konnten mit dem biomedizinischen Modell bestimmte Krankheiten im Keim erstickt werden. Der klassische **Arbeitsschutz** ist ein Beispiel für eine wertvolle biomedizinische Vorgehensweise in der betrieblichen Gesundheitsförderung.

Die typischen Maßnahmen der Gesundheitsförderung im biomedizinischen Modell sind **Aufklärung** hinsichtlich Ernährung Bewegung, Rauchen, Drogen, Hygieneregeln und der Einsatz von Impfungen. Es geht in erster Linie um die Schwächung potenzieller Risikofaktoren. Zentrales Element der Prävention ist die Belehrung der Menschen zu ihrer Lebensweise.

Aber es war und bleibt eine völlige Illusion, dass, wenn nur alle krankmachenden biologischen Faktoren entfernt würden, der Mensch gesund sei. Wir haben viele Infektionskrankheiten besiegt, und gleichzeitig sind neue Krankheiten entstanden.

Das biomedizinische Modell gilt in der Wissenschaft als überholt. Dennoch ist die Ausbildung und Weiterbildung in der Medizin und in benachbarten Berufen noch immer sehr stark von diesen Denk- und Handlungsweisen geprägt.

Dieses Modell eignet sich für unsere Zwecke nicht, weil es viel zu reduktionistisch ist, um erfolgreich in der betrieblichen Gesundheitsförderung angewandt zu werden. Ich treffe immer noch sehr häufig in Betrieben auf Projekte, die schwerpunktmäßig dem biomedizinischen Ansatz folgen. Das erklärt sich vielleicht zum einen aus der Ausbildung der Arbeitsmediziner, Physiotherapeuten und auch dem – berechtigten – starken Einfluss der Fachkräfte für Arbeitssicherheit. Zum anderen erscheint es für den Laien überschaubarer und verständlicher als Modelle, die Verursachung, Entstehung, Therapie und Prävention von Erkrankungen in einem komplexen und systemischen Wechselspiel vieler Faktoren beschreiben.

Das salutogenetische Modell

Dieses Modell geht von einem Gesundheits-Krankheits-Kontinuum aus. Im Gegensatz zum biomedizinischen Modell fragt das Salutogenese-Modell nicht, was krank macht, sondern danach, was gesund hält. Das ist nicht einfach das Gegenteil dessen, was krank macht. Für den Begründer des Modells Aaron Antonovsky bedeutet dies, dass ein Mensch niemals nur krank oder nur gesund ist (vgl. Schüffel et al., 1998). Er befindet sich in einem labilen Zustand zwischen den beiden Polen, zwischen krankmachenden und gesunderhaltenden Einflüssen, den er aktiv erhalten muss.

In erster Linie handelt es sich hier um ein Modell, das erklären kann, unter welchen Bedingungen Stress gut zu bewältigen ist. Die Entwicklung des Modells geht auf umfangreiche Forschungsarbeiten zurück, die den gesundheitlichen Zustand von Überlebenden aus Konzentrationslagern dokumentieren wollten. Interessanterweise fand Antonovsky neben einem Personenkreis, der erwartungsgemäß viele gesundheitliche Beeinträchtigungen hatte, eine beachtliche Gruppe von Menschen, die extrem bedrohlichen biologischen, psychischen und sozialen Situationen lange Zeit ausgesetzt waren, aber dennoch auffallend gesund und psychisch stabil geblieben waren. Das Ergebnis seiner Arbeiten war, dass diese Personengruppe sich von den anderen durch ein Phänomen abgrenzte, das er als **Kohärenzsinn** bezeichnete.

Dieser Kohärenzsinn umfasst drei unterschiedliche innere Zustände, beziehungsweise Fähigkeiten, die ein Grundvertrauen in drei Dimensionen beschreiben:

1. **Verstehbarkeit.** Ereignisse sind strukturiert vorhersehbar. Für das Individuum wichtige Informationen sind geordnet, strukturiert und in sich schlüssig.
2. **Machbarkeit.** Es sind Ressourcen verfügbar, um den anstehenden Anforderungen gerecht zu werden.
3. **Sinnhaftigkeit.** Hier handelt es sich um eine emotionale Komponente, bei der das Individuum erkannt hat, dass es lohnt, sich für einen bestimmten Prozess zu engagieren. Die gestellten Anforderungen werden als Herausforderungen wahrgenommen, die Sinn für den Betroffenen ergeben.

Kohärenzsinn lässt sich mit einem Fragebogen messen. Verschiedene Studien konnten belegen, dass ein hoher Kohärenzsinn mit einem guten Gesundheitszustand verknüpft ist. Dieses Modell hat die Sichtweise auf Gesundheit und Krankheit erweitert und zeigt sich zum Verständnis der Bewältigung von Stress als durchaus hilfreich.

Dieses Modell verhilft zu einem erweiterten Verständnis von Gesundheit und ist vor allem als Denkmodell zum Thema Führung und Gesundheit äußerst nützlich. So können die unterschiedlichsten Probleme am Arbeitsplatz mit Hilfe der Faktoren Verstehbarkeit, Machbarkeit und Sinnhaftigkeit analysiert werden. Diese Beurteilungskriterien verhelfen in Stresssituationen zu einem tieferen Verständnis und führen häufig zu guten Lösungsansätzen. Als alleinige Erklärung für Gesundheit und Krankheit am Arbeitsplatz ist das Modell in seiner Anwendbarkeit allerdings begrenzt.

Das biopsychosoziale Modell

Dieses Modell beruht auf der Grundannahme, dass Krankheit sowie Gesundheit aus biologischen, psychischen und sozialen Quellen gespeist werden. Konsequenterweise sollen Diagnostik, Therapie und Prävention auch immer diese drei Aspekte berücksichtigen. So kann z. B. der Rückenschmerz, der mit biomedizinischen Daten (Röntgenbefund, Computertomografie) objektivierbar ist, durchaus durch psychische und auch soziale Einflüsse begründet sein. Umgekehrt können psychische Beeinträchtigungen oder Beschwerdebilder biologisch mit verursacht sein. Die Symptomebene entspricht also keineswegs immer der Verursachungsebene.

Gerade bei den Erkrankungen des Bewegungssytems, die zurzeit noch den häufigsten Grund für Fehltage am Arbeitsplatz sind, gibt es vielfältige Befunde, die belegen, dass psychosoziale Unterstützung am Arbeitsplatz, Führungsverhalten der unmittelbaren Vorgesetzten, aber auch soziale Einflüsse aus dem Privatleben eine erhebliche Rolle spielen. So geht aus Untersuchungen der Bundesanstalt für Arbeitsschutz und Arbeitsmedizin hervor, dass Beschäftigte, die weder Freude an der Arbeit haben, noch sich von ihren Kollegen unterstützt fühlen, ein zweieinhalbfach erhöhtes Risiko haben, Rückenbeschwerden zu entwickeln. Die Zahlen der Technikerkrankenkasse belegen, dass 70 % aller Rückenschmerzen durch psychosoziale Faktoren mit verursacht sind. Angesichts dieser Ergebnisse verwundert es nicht, dass die Verbesserung der Ergonomie sowie eine Rückenschule am Arbeitsplatz nicht alleine die Lösung des Problems sein können. Sind aber die Akteure der betrieblichen Gesundheitsförderung von der biomedizinischen Sichtweise geprägt, so wird die Auswahl der Maßnahmen wohl ebenso biomedizinisch ausfallen.

Selbstverständlich erhöht die Arbeit mit dem biopsychosozialen Modell die Komplexität und die damit verbundenen Herausforderungen drastisch. Aber ebenso erhöht sie die Wahrscheinlichkeit auf Erfolg.

Das **systemische Anforderungs- und Ressourcenmodell (SAR-Modell)** ist eine Ausdifferenzierung des biopsychosozialen Modells und beruht auf einer systemischen Betrachtungsweise. Subjektive Gesundheitsindikatoren und biologische Parameter stehen hier gleichberechtigt nebeneinander. Die Interaktion zwischen Umwelt und Individuum steht im Fokus der Betrachtung.

Ob ein Mensch gesund bleibt, ist nach diesem Modell davon abhängig, inwieweit es ihm gelingt, Anforderungen mit Hilfe der zur Verfügung stehenden Ressourcen zu bewältigen. Bei den Anforderungen und Ressourcen werden jeweils interne und externe Faktoren unterschieden. Externe **Anforderungen** sind solche aus der Umwelt und können beispielsweise ergonomische Bedingungen, der Zeittakt, der Arbeitsweg, das Schichtmodell, ein neues Softwareprogramm oder auch der Führungsstil des Vorgesetzten sein. Interne Anforderungen sind solche aus der «Innenwelt» und können sich sowohl in biologischen als auch in psychischen Besonderheiten zeigen. Zu den biologischen internen Anforderungen zählt beispielsweise die körperliche Konstitution, zu den psychischen internen Anforderungen gehören etwa der Hang zum Perfektionismus, der übergroße Wunsch nach Anerkennung, fachliche Unsicherheit oder auch der eigene Leistungsanspruch. Diese internen Anforderungen sind manchmal bewusst, häufig aber auch unbewusst. Ein innerer Glaubenssatz wie «ich darf keine Fehler machen», kann (wie ein PC- Programm, das im Hintergrund läuft) alle Arbeitsprozesse begleiten, ohne dass der Betroffene dies bewusst wahrnimmt. Auch ohne bewusste Wahrnehmung wird diese innere Einstellung oder innere Anforderung die Handlungen bewerten und steuern.

Eine zentrale Aussage des SAR-Modells ist es, dass weder externe noch interne Anforderungen alleine dafür verantwortlich sind, ob jemand gesund bleibt oder krank wird. Dies hängt vielmehr davon ab, welche **Ressourcen** dem Individuum zur Verfügung stehen, um den Anforderungen angemessen zu begegnen. Unter externen Ressourcen versteht man solche, die aus der Umgebung zur Verfügung gestellt werden, z. B. geeignete Arbeitsmittel, der Lohn, Anerkennung und Wertschätzung, Weiterbildung. Interne Ressourcen sind diejenigen, auf die das Individuum aus sich selbst heraus zurückgreifen kann, z. B. die körperliche Fitness, das Wissen, die Erfahrung, das Selbstbewusstsein, die soziale und emotionale Kompetenz oder auch der Glaube an die eigenen Fähigkeiten.

In Abbildung 1 sind sowohl Ressourcen als auch Anforderungen beispielhaft dargestellt.

Ob eine Situation oder gar eine Person als externe Anforderung oder als externe Ressource bewertet wird, liegt ganz im Auge des Betrachters. So kann die Ehefrau, die abends ihren Mann nach der Arbeit an der Haustür begrüßt, mal als externe Ressource, mal als externe Anforderung wahrgenommen werden – je nachdem wie die Begrüßung ausfällt: «Du wolltest doch heute früher kommen, und wir wollten meine Mutter besuchen gehen, außerdem hattest du versprochen, noch

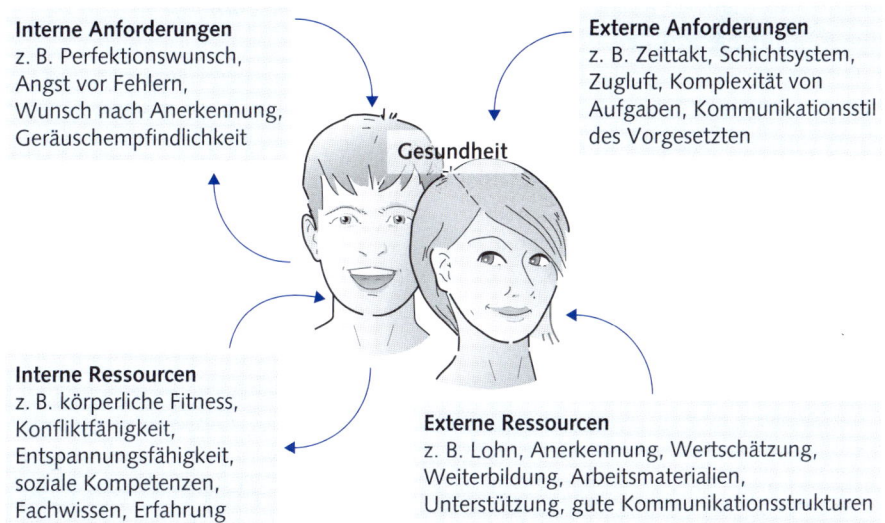

Abbildung 1: Das SAR-Modell: Anforderungen und Ressourcen bestimmen die Gesundheit

den Keller aufzuräumen» – hier spricht vieles für die Bewertung «externe Anforderung». «Schön, dass du da bist. Ich habe uns etwas Gutes gekocht. Möchtest du erzählen, wie der Tag heute war?» – hier spricht vieles für die Bewertung «externe Ressource». Was die Ehefrau nun aber für den Ehemann wirklich ist, müssen wir seiner Bewertung überlassen. Im Idealfall wechseln die Ehepartner zwischen den Rollen des externen Anforderers und der externen Ressource.

So ähnlich sollte es auch im betrieblichen Kontext sein, und einen Vorgesetzten oder auch einen Kollegen findet man im optimalen Fall gut verteilt in beiden Rollen wieder. Wird ein Vorgesetzter nur in der Rolle des externen Anforderers erlebt, so ist das zweifellos ungünstig, kann aber durch innere und andere externe Ressourcen unter Umständen kompensiert werden.

Im Gegensatz zum biomedizinischen Modell wird im SAR-Modell das Phänomen Stress nicht als solches negativ bewertet. Stressoren wirken hier als Anforderungen, und die Bewältigung dieser Anforderungen ist individuell abhängig von den zur Verfügung stehenden Ressourcen. Was für den Einen Druck und Überforderung bedeutet, ist für den Anderen Anregung und Entwicklungsmöglichkeit, die mit Freude genutzt wird. Keiner kann also den Stress des anderen bewerten, sondern es bleibt dem Einzelnen überlassen, seine Stressoren zu identifizieren und in ihrer Wirkungsweise auf ihn selbst zu bewerten.

Gesundheitsförderung durch Bedürfnisbefriedigung

Bedürfnisse des Menschen sind interne Anforderungen, und die Befriedigung dieser Bedürfnisse fördert die Gesundheit (Becker, 2006). In diesem Modell erfahren positive und negative Gefühle neben biologischen und sozialen Aspekten besondere Berücksichtigung. Das wiederum bedeutet, dass betriebliche Gesundheitsförderung eine multidisziplinäre Aufgabe darstellt. Ziel dieser Aufgabe ist die Stärkung der biologischen, psychischen und sozialen Ressourcen, um den Anforderungen der verschiedenen Lebensbereiche zu entsprechen.

Die volkstümliche Meinung «Gefühle haben am Arbeitsplatz nichts verloren» muss neu bewertet werden. Wenn Ärger im Job das Risiko eines Herzinfarktes verdoppelt und «gefühlte» mangelnde Wertschätzung im Beruf einen Risikofaktor ersten Ranges darstellt (Siegrist, 2005), dann muss betriebliche Gesundheitsförderung neben der menschlichen Hardware, den Knochen, Muskeln und Organen, auch die dazugehörige Software, das Fühlen und Denken, einbeziehen. Gesundheitsförderung ist viel mehr als Summe aller daran beteiligter Systeme, sondern vielmehr deren komplexes Wechselspiel – vergleichbar mit einem Orchester, dem es wenig nützt, wenn jeder Musiker zwar sein eigenes Instrument beherrscht, aber sich nicht mit den anderen über Tempo, Rhythmus und Einsatz verständigt.

Die Selbstwahrnehmung von Bedürfnissen sowie von körperlicher und seelischer Befindlichkeit ist die Voraussetzung dafür, dass Menschen die Chance haben, auf Wohlbefinden, Leistungsfähigkeit und Gesundheit hinzuwirken, lange bevor Krankheit entsteht. Diese Selbstwahrnehmung beginnt mit der erhöhten Achtsamkeit bei einfachen Körpersignalen.

Check-up

- Mit welchem Gesundheitsmodell haben wir bisher gearbeitet?
- Wie spiegelt sich das genutzte Gesundheitsmodell in unseren Maßnahmen wieder?
- Benötigen wir eine neue theoretische Basis für unsere weitere Arbeit?
- Welche Konsequenz hat Beschreibung der verschiedenen Gesundheitsmodelle?

Das Wesentliche ist unsichtbar

Der Krankenstand einer großen Abteilung in der metallverarbeitenden Industrie stieg seit einigen Jahren kontinuierlich an und hatte mittlerweile eine Quote von 11 %(!) erreicht. Die Analyse der Arbeitsunfähigkeitszahlen der Personalabteilung in Kooperation mit der Betriebskrankenkasse zeigte, dass die meisten Krankmeldungen in Zusammenhang mit Beschwerden des Bewegungssystems standen, insbesondere mit Rückenbeschwerden.

Daraufhin organisierte die Personalabteilung nach Absprache mit der Krankenkasse, der Fachkraft für Arbeitssicherheit und dem Betriebsarzt verschiedene Maßnahmen: Rückenschulen und eine Unterweisung zum Heben und Tragen von Lasten, sowie die Verteilung von Broschüren der Krankenkasse zum Thema Rückengesundheit. Die Zahlen zu den Arbeitsunfähigkeitstagen und die Angabe, dass die Mehrzahl der Diagnosen auf Erkrankungen des Muskel- und Skelettsystems lauteten, reichten den Verantwortlichen für diese Maßnahmenauswahl völlig aus.

Die Mitarbeiter absolvierten die Schulungen mit Widerstand. Sie erschienen nur, weil die Maßnahme verbindlich für alle ist und natürlich während der Arbeitszeit stattfand. Sie begegneten der Schulungsleiterin mit Abwehr und bekundeten ihren Missmut auch laut. Die Stimmung im Team war schlecht. Vorschläge zum Einsatz von Hebehilfen und anderen ergonomischen Lösungen wurden ohne Begründung abgelehnt.

Es gelang der Schulungsleiterin, mit den Mitarbeitern ins Gespräch über ihre Arbeitsbedingungen zu kommen. Jetzt berichteten die Mitarbeiter über gestörte Beziehungen, nicht angesprochene Konflikte, insbesondere zwischen Vorgesetzten und Mitarbeitern, sowie von aus ihrer Sicht schlechter Arbeitszeitplanung und -organisation. Sie erlebten keine Wertschätzung ihrer Arbeit und fühlten sich in Belastungssituationen nicht genügend unterstützt. Arbeitsanweisungen seien häufig unklar, teilweise sogar widersprüchlich. Es komme häufig zu unnötigen Arbeitsunterbrechungen, weil die Materialbeschaffung nicht gut organisiert sei.

Der Zusammenhang zwischen Rückenschmerzen und mangelnder sozialer Unterstützung am Arbeitsplatz sowie unzureichender Arbeitsorganisation sind gut belegt. Daher empfahl die Schulungsleiterin der Personalabteilung, dieses Thema aufzugreifen und zu bearbeiten und die Rückenschulungen zunächst auszusetzen.

Nach längerer Diskussion über die unterschiedlichen Gesundheitsmodelle und deren Konsequenzen für die Bewertung von AU-Zeiten und Ursachenzuschreibung entschlossen sich die Verantwortlichen, ein Pilotmaßnahme auf der Grundlage des biopsychosozialen Modells durchzuführen.

Sie starten mit einer **Analyse der Arbeitsbedingungen**. Die Personalabteilung fürchtete, dass das Misstrauen der Mitarbeiter in betriebsinterne Experten zu groß sei, und vergab daher die Befragung an eine externe Beratungsfirma. Außerdem erkannte der Personalchef, dass alle früheren Aktivitäten ausschließlich von der biomedizinischen Sichtweise der betriebsinternen Akteure geprägt waren. Er befürchtete, dass diese Einstellung nicht so ohne Weiteres zu revidieren sei. Das führte anfangs zu erheblichen Spannungen zwischen Werksarzt, Arbeitssicherheit und Personalabteilung.

Die Auswertungen der Fragebögen und die Ergebnisse des Interviews bestätigten den Eindruck der Leiterin der Rückenschule, wonach die Probleme eindeutig mehr im psychosozialen und arbeitsorganisatorischen Bereich lagen als im Bewegungsverhalten und den ergonomischen Bedingungen.

Nun erst konnten zielorientierte Maßnahmen geplant und umgesetzt werden. Das Planungsteam bestand aus Personalleitung, dem Leiter des Qualitätswesens, der Fachkraft für Arbeitssicherheit, dem Werksarzt, dem Betriebsrat und den externen Beratern, die auch schon die Befragung durchgeführt hatten.

Folgende Maßnahmen wurden über einen Zeitraum von zwei Jahren durchgeführt:

- **Schulung der Führungskräfte** zum Thema «Gesundheit und Führung» (hier werden die Führungskräfte verschiedener Abteilungen zusammen

angesprochen – nicht nur die der Abteilungen mit dem hohem Krankenstand)
- **Teamworkshops** zur verbesserten Kooperation und Kommunikation in den Einzelteams (zunächst nur für die «Problemabteilung»)
- Wiedereinführung regelmäßiger und strukturierter **Besprechungen** der Einzelteams.
- **Workshops zu Verbesserung der Arbeitsorganisation** für einzelne Produktionseinheiten in Kooperation mit dem Qualitätswesen.

Nur allmählich gelang es, bei den Führungskräften Sensibilität für die Zusammenhänge zu wecken und die Reflexion über ihren Führungsstil in Gang zu bringen. Einer der Meister, der in seinem Team besondere Schwierigkeiten und hohe AU-Zeiten hatte, verweigerte sich strikt in allen diesen Veranstaltungen. Er nahm zwar teil, bekundete aber immer wieder, dass er die Maßnahmen als überflüssig erachte und er schon wisse, wie er seine Leute zu führen habe. Er wehrte ab, sobald der Zusammenhang zwischen Führung und Gesundheitsquoten diskutiert wurde. Im seinem Teamworkshop kam die Arbeit nur sehr schwer in Gang. Es fiel auf, dass die Mitarbeiter sich kaum beteiligten und der Vorgesetzte respektlos mit den wenigen Beiträgen seiner Kollegen umging.

Der Personalchef bot diesem Meister Einzelgespräche mit dem Trainer an. Der aber lehnte ab. Da gerade die Mitarbeiter dieses Meisters erhebliche Kritik daran geübt hatten, wie ihr Vorgesetzter mit ihnen umgehe, machte der Personalleiter nun Druck und «verordnete» ihm Einzelcoaching. Auch dieses Angebot blieb ohne Erfolg.

Seitdem in der Firma offener über Führung und Gesundheit gesprochen wurde und sich das Klima etwas verbessert hatte, wagten die Mitarbeiter, Problemverhalten ihrer Vorgesetzten offener anzusprechen und auch gegenüber der Personalabteilung zu dokumentieren. Das geschah nun auch im Falle des uneinsichtigen Meisters. Widersprüchliche Arbeitsanweisungen, cholerische Ausbrüche und ungerechtfertigte Angriffe gegen die Mitarbeiter wurden nicht mehr wie früher hinter vorgehaltener Hand kommuniziert, sondern offen ausgesprochen. Nachdem alle Versuche seitens der Personalabteilung nicht fruchteten, das Verhalten des Meisters positiv zu beeinflussen, erhielt der Meister wegen verschiedener Zwischenfälle in kurzer Folge drei Abmahnungen und wurde schließlich gekündigt.

Diese Kündigung wurde seitens der Mitarbeiter mit großer Erleichterung aufgenommen. Erst jetzt kamen noch weitere Details über gravierende Störungen im arbeitsorganisatorischen sowie im zwischenmenschlichen Bereich zur Sprache. Zurückgehaltene Verbesserungsvorschläge der Mitarbeiter zur Arbeitsgestaltung und -organisation fanden endlich Gehör und wurden auch teilweise umgesetzt. Die Stelle des Meisters wurde neu besetzt, und langsam gewannen die meisten der Mitarbeiter auch wieder Vertrauen in ihre Geschäftsleitung. Dies äußerte sich u.a. in einer Bemerkung eines Mitarbeiters gegenüber dem externen Berater während einer Teambildungsmaßnahme: «Für unser Team und unsere Gesundheit hat´s nie was Besseres gegeben als diese Kündigung. Endlich hat man uns mal ernst genommen. Vielleicht hätten wir´s ja auch früher viel deutlicher sagen müssen, aber es war halt so wenig greifbar … man hat ja nichts gesehen, sondern sich immer nur schlecht gefühlt.»

Die Personalabteilung macht auch weiterhin Angebote zum Thema Bewegung und Ergonomie am Arbeitsplatz für alle Mitarbeiter. Die Mitarbeiter werden gebeten, an den Themen ergonomische Arbeitsplatzgestaltung und Arbeitsorganisation aktiv mitzuarbeiten und Verbesserungsvorschläge einzureichen. Die Arbeitzeitpläne werden in enger Absprache mit den Mitarbeitern neu gestaltet.

Fazit: Eine Kündigung als Maßnahme der betrieblichen Gesundheitsförderung scheint auf den ersten Blick mehr als problematisch. Im vorliegenden Fall war sie wohl unausweichlich, sowohl im Interesse der Mitarbeiter als auch im Interesse des Betriebes. Erst die Beschäftigung mit dem Thema der Mitarbeitergesundheit konnte einen gravierenden Missstand in der Führung aufdecken. Der entlassene Meister war sicherlich nicht die einzige Ursache für den hohen Krankenstand, sondern lediglich ein wichtiger Anteil im komplexen Geflecht verschiedener Faktoren.

Nachdem die Ergebnisse aller durchgeführter Maßnahmen in Zahlen greifbar geworden waren, hat die Firma die Vorgehensweise auf andere Abteilungen weiter ausgedehnt und Abläufe sowie Strukturen verändert. So werden z.B. neben den technischen Gefährdungsanalysen nun auch regelmäßig Gefährdungsanalysen zu psychischen Belastungen durchgeführt. Man will jetzt vorbeugen!

Die Gedanken des biopsychosozialen Modells begleiten mittlerweile viele Prozesse und Entscheidungen in diesem Betrieb. Personalentscheidungen unterschiedlichster Art beinhalten nun immer auch die Perspektive der Gesundheitsförderung.

3 Signale verstehen statt Symptome beklagen

*Wenn mir aber was nicht lieb
Weg damit! Ist mein Prinzip.*
Wilhelm Busch

Der menschliche Körper verfügt über ein ausgeklügeltes Rückmeldesystem, das auf vielen verschiedenen Wegen mitteilt, ob aktuelle Beeinträchtigungen, Störungen und Gefahren für Leib und Seele zu erwarten sind: Muskelschmerzen bei monotoner Tätigkeit, Verdauungsbeschwerden bei unangemessener Ernährung, Kopfschmerzen bei Sauerstoffmangel, schlechte Laune bei Kohlehydratmangel oder Sonnenlichtdefizit, Hautausschläge infolge von Unverträglichkeiten, knirschende Zähne bei nicht bewältigtem Stress … Diese Körperreaktionen können wie ein ganz privater und höchst kompetenter Gesundheitsberater dienen. Vorausgesetzt, man ist achtsam, schult sich in der eigenen Körperwahrnehmung und auch in der Interpretation dieser **Signale**.

Einen Herzinfarkt oder einen Bandscheibenvorfall bekommen Sie nicht geschenkt – dafür müssen Sie schon etwas tun. Manche Krankheiten muss man sich richtig «verdienen». Sie entstehen nicht über Nacht, sondern haben häufig eine jahrelange Entwicklungszeit, in der der Körper meistens viele Hilferufe und Notsignale sendet.

Ebenso wie Menschen bei Rot über die Ampel fahren, überhören sie diese körpereignen Signalgeber – aus Unachtsamkeit oder Nachlässigkeit. Oder sie registrieren sie wohl, nehmen sie (sich) aber nicht ernst. Häufig werden Verkehrszeichen sogar ernster genommen als die Botschaften aus dem eigenen Körper. Und der gibt eindeutige Signale bei Müdigkeit, Über- und Unterforderung sowie anderen physischen wie psychischen Fehlbeanspruchungen. Die eigenen Gefühle differenziert wahrzunehmen und angemessen mit ihnen umzugehen, ist keineswegs selbstverständlich. So kann z. B. das Bedürfnis nach einer Pause verwechselt werden mit Hunger, Frustration wird in Genusssuche verwandelt, das Bedürfnis nach Anerkennung wird hinter ständiger Leistungsbereitschaft versteckt, oder der Ärger über die eigene Fehleinschätzung wird der mangelnden Kooperation der Kollegen angelastet. Erkenne ich das Bedürfnis nicht richtig, kann ich es nicht befriedigen, und das macht krank.

Ist ein Signal stark genug und hält es über längere Zeit an, dann wird es schnell als **Krankheitssymptom** gewertet, das behandlungsbedürftig ist und das der Betroffene deshalb zu einem Experten tragen kann. Und davon gibt es viele.

Nie gab es eine so große Facharztdichte, so viele Physiotherapeuten, Heilpraktiker, so viele Spezialisierungen, Therapieformen und vor allem Diagnosen wie heute. Fachbegriffe wie Burnout, LWS-Syndrom und Aufmerksamkeitsdefizitsyndrom sind Bestandteil der Alltagssprache geworden. Die Informationen der Medien über gesundheitliche Störungen können leicht zum abendfüllenden Programm werden. Die Anzahl der Arztbesuche steigt mit der Anzahl der niedergelassenen Ärzte in einer Stadt. Und die Zahl der Diagnosen steigt mit der Anzahl der konsultierten Ärzte. Die Internationale statistische Klassifikation der Krankheiten und verwandter Gesundheitsprobleme (ICD) ist das wichtigste, weltweit anerkannte Diagnoseklassifikationssystem der Medizin. Es wird von der Weltgesundheitsorganisation (WHO) herausgegeben und enthält aktuell 21 Krankheitskapitel, 261 Krankheitsgruppen, 2037 dreistellige Krankheitsklassen und 12161 vierstellige Krankheitsklassen (Untergruppen verschiedener Erkrankungen). Kommen wir vielleicht bald bei den Zukunftsvisionen an, die der Autor Aldous Huxley beschrieben hat, wonach «die Medizin so weit fortgeschritten sein wird, dass niemand mehr gesund ist»?

Selbstverständlich ist es wichtig, dass Menschen Zugang zu guten Informationen haben, um ihre Gesundheit zu schützen und sie zu fördern. Die ständige Konfrontation mit Krankheit, mit Diagnosen und Therapien dagegen kann unter Umständen bei manchen Menschen dazu führen, normale Schwankungen im körperlichen Befinden vorschnell als Krankheit zu klassifizieren und sich selbst als therapiebedürftig einzustufen. Durch Fehlinterpretationen konstruieren Betroffene aus wichtigen Signalen ihres Körpers oder ihrer Seele Symptome, die es zu behandeln gilt. Und sie finden auch garantiert jemanden, der das tut – ob es sinnvoll ist oder nicht.

> Unser Gesundheitssystem ist darauf eingerichtet, Symptome und Krankheiten zu behandeln, nicht sie zu verhüten.

Weder in der Medizin noch in der Psychologie oder auch in anderen therapeutischen Berufen nimmt die Prävention in der Ausbildung einen nennenswerten Platz ein.

So sind die Rückenschmerzen eines Mitarbeiters, der stundenlang in derselben Körperhaltung auf einen Bildschirm starrt, der sich bestenfalls in Bewegung setzt, um sich einen Kaffee zu holen und auch in der Freizeit dieses Bewegungsverhalten kaum verändert, aus meiner Sicht kein Zeichen von Krankheit. Im Gegenteil: Der Körper funktioniert sehr gut, indem er mit dem Schmerz ein deutliches Signal für einen Haltungswechsel und mehr Bewegung gibt. Physiotherapeutische Praxen in Deutschland sind voll von «Patienten» mit solchen Symptomen. Versteht der Mitarbeiter den Schmerz nicht als Signal, sondern als Krankheit, wird er wahrscheinlich zum Arzt gehen. Die Wahrscheinlichkeit einer Krankheitsdiagnose ist hoch: LWS-Syndrom oder LWS-Blockade – klingt gut, macht was her, steht auf dem Rezept und auf der Krankmeldung, hat in Wirklichkeit aber keine Aussagekraft, sondern beschreibt nur den Zustand. Wahrscheinlich erhält er Medikamente, Spritzen, Manualtherapie oder auch Massagen. Wenn er Glück hat, ist zum Zeitpunkt seines Arztbesuches das Verordnungsbudget schon ausgeschöpft, und er braucht sich nicht diesen Prozeduren zu unterwerfen. Weder Medikamente noch Massagen werden es ihm langfristig ermöglichen, die Zusammenhänge zu verstehen und sein Verhalten so zu verändern, dass es ihm auf Dauer gut geht. Wirklich Glück hat der Mitarbeiter, wenn er in einem Betrieb arbeitet, in dem er durch geeignete gesundheitsfördernde Maßnahmen für sein körperliches Signalsystem sensibilisiert wird. Er hat zusätzlich gelernt, wie er seinen Arbeitsplatz ergonomisch gestalten kann, wie er sein Bewegungsverhalten sowohl am Arbeitsplatz als auch in der Freizeit optimieren kann und sich bei dennoch auftretenden (muskulären wie zwischenmenschlichen) Spannungen selbst zu helfen. Er hat erfahren, wie Stress und Konflikte am Arbeitsplatz sich auf seine Muskulatur auswirken können und welche Möglichkeiten er in einem solchen Fall hat, mit seinen Stressbelastungen angemessen umzugehen.

Unser Gesundheitswesen unterstützt die Neigung, Signale in Symptome zu verwandeln, indem es vielfältige Therapieangebote für normale Befindlichkeitsstörungen zur Verfügung stellt, anstatt den Betroffenen die Möglichkeiten aufzuzeigen, das körpereigene Signalsystem zu verstehen und für ihr Wohlbefinden zu nutzen. Das biomedizinische Modell der Krankheitsentstehung und die Technisierung der Diagnostik haben dazu beigetragen, dass Menschen Laborwerten und Röntgenbefunden mehr Bedeutung beimessen als ihrer eigenen Befindlichkeit. Man hat es über viele Jahrzehnte versäumt, Menschen zu lehren, auf die Reaktionen ihres Körpers zu achten und die eigene Körperwahrnehmung als wichtiges Instrument der persönlichen Gesundheitsförderung ausreichend zu würdigen.

In Abbildung 2 sehen Sie am Beispiel eines Mitarbeiters mit Rückenschmerzen eine mögliche Entwicklung vom Wohlbefinden bis zur Krankheit. Es ist falsch, Mitarbeiter in Phase 2 als krank zu bezeichnen. Ebenso ist es ein Fehler, diesen Zustand zu bagatellisieren oder ihn gar nicht wahrzunehmen. Richtig ist es –

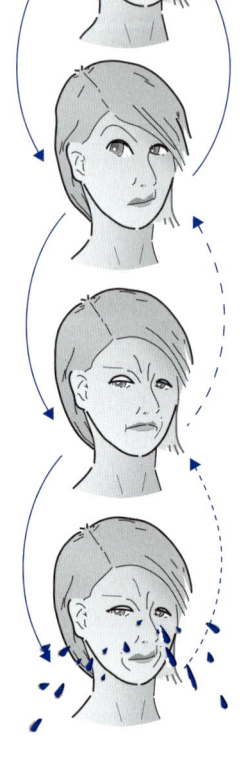

Phase 1: Gesund und leistungsfähig
«Ich fühle mich körperlich wohl und seelisch ausgeglichen. Ich kann Belastungsspitzen gut aushalten und regeneriere mich danach schnell wieder. Der positive Befund beim Arzt und meine Befindlichkeit stimmen überein.»

Phase 2: Befindlichkeitsstörung
«Ich fühle mich unter Druck, fühle mich gestresst, laufe häufig ‹am Limit›, fühle mich unwohl, knirsche nachts mit den Zähnen. Manchmal vergesse ich es auch und spüre eigentlich nichts – vor allem, wenn ich sehr viel Arbeit habe. Aber ich kann das schon noch aushalten.
Der Arzt sagt, meine Werte sind alle o.k.»

Phase 3: Funktionsstörung
«Ich habe Beschwerden und auch Schmerzen. Mir geht es nicht so gut, aber irgendwie geht das schon wieder vorbei. Entweder ich nehme ein Medikament oder lass mich massieren. Kann schon mal sein, dass ich kurzfristig bei der Arbeit ausfalle, bin aber bemüht schnell wieder alles im Griff zu haben.»

Phase 4: Organläsion
«Jetzt geht nichts mehr. Ich schlafe sehr schlecht wegen meiner Schmerzen. In meiner Bewegung bin ich eingeschränkt und meine Schmerzen mindern auch tagsüber meine Leistungsfähigkeit. Ich brauche Medikamente und Therapie. Ich bin z. Zt. arbeitsunfähig.
Der Arzt diagnostiziert:
Kalkeinlagerungen in Sehnen, Arthrose aufgrund einseitiger Belastung, Bandscheibenvorfall …»

Abbildung 2: Von der Gesundheit zur Krankheit

genau hier – aus der Fülle der arbeitsplatzspezifischen Präventionsmöglichkeiten die geeigneten auszuwählen und anzuwenden. In den Phasen 1 bis 3 ist eine Entwicklung nach oben sowie unten noch gut möglich. In Phase 4 wird der Weg zurück deutlich schwieriger. Häufig kommt es hier auch zu einer **Chronifizierung**, das heißt, der Mitarbeiter hat dauerhaft mit der Erkrankung zu kämpfen. Betriebliche Gesundheitsförderung hat die größten Erfolgsaussichten in den Phasen 1 und 2, bedingt auch in Phase 3. Mitarbeiter in Phase 4 können in der Regel durch Präventionsangebote nur sehr schwer erreicht werden.

Einerseits wird Phase 2 häufig bagatellisiert, andererseits überinterpretieren die Betroffenen auch häufig ihre körperlichen und seelischen Signalgeber. Aus einer Phase der Müdigkeit wird ein Burnout, aus einem ungeklärten Konflikt zwischen

Kollegen entsteht vorschnell ein Mobbing-Vorwurf, mangelnde Konzentration aufgrund schlechter Pausengestaltung erhält das Etikett Aufmerksamkeitsdefizitsyndrom, und aus Verspannungen wegen einseitiger Belastung wird ein HWS-Syndrom.

Hilfreiche Signale des Körpers werden zeitweise zu Krankheiten aufgebläht.

Die Neigung, diese Signale zu pathologisieren, geht häufig einher mit der Bewertung «früher war alles besser»: Die Arbeit war weniger, die Chefs waren menschlicher, die Ernährung war besser, die Freizeit erholsamer, das Arbeitsklima entspannter und überhaupt gab es weniger Stress … Wie weit diese Klagehaltung gehen kann, zeigte ein Beitrag einer bekannten Ernährungswissenschaftlerin in einer Talkshow. Dort bejammerte sie, dass die Kühlschränke der Deutschen zu voll seien und Nahrungsmittel überall verfügbar seien, wörtlich: «unser Problem ist, dass wir immer und überall auf Nahrungsmittel zugreifen können.» Was für ein Problem haben wir da wirklich? Diese Einstellung, die Loriot in einem seiner Sketche mit dem Satz «früher war mehr Lametta» karikiert, ist weit verbreitet, aber gar nicht hilfreich. Menschen neigen dazu, die Vergangenheit in einem verklärten Licht zu sehen.

Hält die Bewertung «früher war alles besser» einer Überprüfung wirklich stand? Denn:

- Wie viele Stunden Wochenarbeitszeit hatte der Angestellte durchschnittlich in den sechziger Jahren? Wie viel Urlaub hatte er? Welche Arbeitsschutzbestimmungen gab es vor 50 Jahren? Wurden sie eingehalten?
- Hätte der Arbeiter Anfang des letzten Jahrhunderts überhaupt einen Kühlschrank gehabt, sollen wir uns heute tatsächlich den damaligen Füllungsgrad wünschen?
- Wie hoch ist unsere aktuelle Lebenserwartung – und wie alt wurden die Menschen vor 100 Jahren?
- Wie war der Lebensabend von Menschen vor 100 Jahren gesichert, wenn sie in den Ruhestand gingen?

Zu viele Klagen inflationieren berechtigte Kritik.

Der Dramatisierung auf der einen Seite steht vielfach eine Verdrängung der besonderen Herausforderungen in der heutigen Arbeitswelt auf der anderen Seite entgegen.

In vielen Bereichen von Industrie und Verwaltung kommt es durch Personalmangel zu einer **Arbeitsverdichtung**. Die Komplexität der Aufgaben in vielen Branchen ist explodiert (im Privaten übrigens auch), so dass sich viele den Anforderungen nicht mehr gewachsen fühlen. Es müssen mehr und vor allem schneller Entscheidungen getroffen werden, um wettbewerbsfähig zu bleiben. Die Halbwertzeit von Wissen wird immer kürzer und dies erfordert unentwegt neues Lernen. Die Zyklen technischer und elektronischer Entwicklungen werden ebenfalls immer kürzer, und dies fordert – vor allem ältere Mitarbeiter – in einem nie da gewesenen Ausmaß. Ängste, mit der Entwicklung nicht Schritt halten zu können oder gar den Arbeitsplatz zu verlieren, erhöhen den Stress. Konkurrenz und Leistungsdruck nehmen zu. Der Anteil älterer Mitarbeiter in den Belegschaften steigt drastisch an, und dies wird unsere Arbeitswelt in der nächsten Generation nachhaltig verändern.

Diese neuen Belastungen sind da, keine Frage. Aber ob sie wirklich «schlimmer» sind als die Probleme, die unsere Eltern, Großeltern und Urgroßeltern lösen mussten, bezweifle ich sehr. Die Arbeitswelt ist nicht nur schwarz oder weiß, sondern sie besteht aus vielen Grautönen. Es gibt wertvolle Verbesserungen, z. B. im Arbeitsschutz, aber ebenso gibt es einen großen Bedarf der Mitarbeiter an unterstützenden Maßnahmen hinsichtlich der Arbeitsorganisation, der Gesundheitsförderung und des individuellen Verhaltens. Daher müssen sich Arbeitgeber und Personalverantwortliche die Frage stellen, mit welchen Instrumenten sie diesen Herausforderungen angemessen begegnen wollen. Ebenso wie die Signalgeber technischer Anlagen in ihrer Funktionsweise und Handhabbarkeit den Mitarbeitern bekannt sind, sollte dies auch für das menschliche Signalsystem selbstverständlich sein. Wenn das Vertrauen in das körpereigene Rückmeldesystem gestärkt ist, haben Menschen frühzeitig Gelegenheit, alternative Verhaltensstrategien zu entwickeln, die sich positiv auf Ihre Gesundheit auswirken können. Das bedeutet aber auch, dass sie mehr Verantwortung für sich übernehmen müssen und nicht bei jeder geringfügigen Abweichung von der Norm oder vom optimalen Befindlichkeitszustand im Wartezimmer des Arztes sitzen.

Anstatt die **Selbstverantwortung** des Einzelnen zu stärken, hat die Ausgestaltung unseres Gesundheitswesens in den letzten Jahrzehnten bewirkt, dass die Verantwortung für die eigene Gesundheit mehr in die Hände der Experten gelegt wurde. An diesem System verdienen Viele bis heute bestens, und es sind zum Teil dieselben, die die mangelnde Selbstverantwortlichkeit der Menschen beklagen. Gerade unser Gesundheitssystem hat wesentlich dazu beigetragen, dass die Verantwortung für Gesundheit und Krankheit delegierbar erscheint. Dieser Systemfehler darf sich in der betrieblichen Gesundheitsförderung nicht wiederholen.

Betriebliche Gesundheitsförderung kann – richtig betrieben – einen großen Beitrag dazu leisten, dass Menschen achtsamer für sich und andere werden, sich selbst in ihren biopsychosozialen Bezügen besser verstehen lernen, mehr Verantwortung für ihr eigenes Handeln übernehmen und ihre Fähigkeit zum verbesserten Selbstmanagement steigern. Davon würden jeder Einzelne, die Unternehmen und letztendlich auch die Sozialkassen erheblich profitieren.

Körpersprache neu verstehen

Die Filiale einer Bank hatte einen deutlich höheren Krankenstand als in der Branche üblich. Die Personalsituation war angespannt, sowohl wegen der großen Ausfallzeiten der Kollegen als auch wegen zusätzlicher neuer Aufgaben, die von der Zentrale gestellt wurden. Die Mitarbeiter klagten über eine hohe Stressbelastung. Die Bank hatte kein Budget zur Verfügung für spezielle Maßnahmen der betrieblichen Gesundheitsförderung und schon gar nicht für ein umfassendes Projekt.

Dennoch suchte der Filialleiter nach möglichen (Teil-) Lösungen. In Absprache mit dem Bildungswesen der Bank gelang ihm die Planung und Realisierung einer **Workshopreihe zum Thema Körpersprache**. Da alle Mitarbeiter der Bank, die direkten Kundenkontakt haben, kontinuierlich ihre kommunikativen Fähigkeiten schulen sollen, war die Realisierung eines Seminars, das einen wichtigen Teilaspekt der erfolgreichen Kundenkommunikation beleuchtet, für das Bildungswesen sinnvoll. Für solche Bildungsmaßnahmen existierte auch ein Budget. Die Workshops wurden Bestandteil eines schon existierenden und gut etablierten Bildungsangebotes der Bank: «Kommunikationstraining: Kunden gewinnen, binden und begeistern».

Bei der inhaltlichen Gestaltung der Workshopreihe verständigten sich die Referentin und der Filialleiter in Absprache mit dem Leiter des Bildungswesens, das Angebot zur Körpersprache in drei Teilziele zu untergliedern:

1. Möglichkeiten und Grenzen der Körpersprache im Kundenkontakt erfahren
2. den eigenen Körper und seine Signale besser verstehen und angemessen mit diesen Signalen umgehen
3. gesundheitsfördernde Verhaltensweisen entwickeln und unterstützen.

Die Workshopserie startete mit einem einstündigen Vortrag, an dem alle Mitarbeiter teilnehmen konnten. In diesem Vortrag wurden erste Informationen zum Thema und vor allem zur Erweiterung der Sichtweise zu «Körpersprache und Gesundheit» vermittelt. Gleichzeitig diente dieser Vortrag der Motivation, Bewusstseinsbildung und Sensibilisierung für das Thema.

Die Teilnahme für die Folgeveranstaltungen war für alle Mitarbeiter verbindlich, die Kundenkontakt hatten. Die Mitarbeiter ohne Kundenkontakte konnten auf freiwilliger Basis ebenfalls am Seminar teilnehmen.

Nach dem Vortrag fanden die Workshops in drei Teilen mit jeweils einem Tag im Abstand von sechs Wochen statt. Bei der Wahl des Veranstaltungsortes verzichteten die Organisatoren ganz bewusst auf das klassische Seminarambiente und wählten den Veranstaltungsraum einer großen physiotherapeutischen Praxis. Man beabsichtigte durch diese Ortswahl, das Denken der Mitarbeiter in einen anderen «Modus» zu versetzen als bei den klassischen Bildungsangeboten. Das Thema Gesundheit sollte von Anfang an schon durch die Rahmenbedingungen repräsentiert sein. Die Teilnehmer wurden gebeten, in Freizeitkleidung zu erscheinen – auch das war neu.

Ziel der Workshops war es, Körpersprache sowohl als bedeutsames **Kommunikationssystem** im Dialog als auch als wichtiges **Signalsystem der persönlichen Gesundheit** verstehen und anwenden zu lernen.

Folgende Inhalte wurden vermittelt: Beim Thema Körpersprache denken viele nur an die einstudierten Gesten und Zeichen von Politikern und Schauspielern. Körpersprache ist aber – richtig verstanden und angewandt – vielmehr als kurzfristiges Blendwerk. Sie hat verschiedene Funktionen: Zum einen übermittelt sie den Gesprächspartnern wesentliche Botschaften, die die verbalen Inhalte stützen, aufwerten oder auch völlig entkräften können. Mit den Signalen ihres Körpers gestalten Menschen ihre Beziehungen zum Anderen, oder aber sie stören diese Beziehungen. Körpersprache – und in diesem Kontext werden zumeist motorische und damit sichtbare Aspekte beschrieben – ist somit ein wesentlicher Erfolgsfaktor im Gespräch. Mimik, die meisten Gesten und Haltungen bleiben unbewusst, und haben dennoch starken Einfluss auf das Erleben und Verhalten der Gesprächspartner und auch auf das eigene Erleben und Verhalten. Zum anderen können körpersprachliche Signale wertvolle Hinweise für die Erhaltung und Förderung von Gesundheit geben. Sie sind ein Signalsystem ersten Ranges, wenn es um die individuelle Gesundheit geht. Diese Signale sind zumeist nicht sichtbar, aber für den Betroffenen fühlbar, wie beispielsweise Steifigkeit des Nackens, beschleunigter Puls, schwitzende Hände, stockender Atem, Druck in der Magengegend, Kloß im Hals usw.

Die Inhalte der drei Workshops sind in Tabelle 3 zusammengefasst. Jeder einzelne Baustein enthielt sowohl theoretische (30 %) als auch praktische Elemente (70 %) und endete mit einer konkreten Transferaufgabe zur Anwendung des Erlernten im Berufsalltag. Für die Bearbeitung der Transferaufgabe erhielten die Teilnehmer vorgefertigte Analyseblätter, auf denen sie ihre Beobachtungen und Bewertungen schriftlich festhalten konnten. Umfangreiches Bild- und Videomaterial sowie körperliche Selbsterfahrung in Form von Übungsangeboten unterstützten den Lernprozess.

Das Thema Körpersprache ist in der Gesundheitsförderung eine besonders gute «Einstiegsdroge». Die Inhalte konnten beruflich wie privat genutzt werden und fanden großen Zuspruch – selbst bei den Kollegen, deren Teilnahme am

Seminar verbindlich war. Die Vielzahl an Übungen und Experimentiermöglichkeiten schuf eine lockere Atmosphäre, und es wurde viel gelacht. Die Mitarbeiter erlebten die neurobiologischen Zusammenhänge zwischen Körper, Geist und Seele am eigenen Leibe, und konnten sie so auch theoretisch besser verarbeiten. Insbesondere für Zielgruppen, die sich sehr gestresst fühlen, kann ein solcher stark körperorientierter Ansatz der Gesundheitsförderung sehr hilfreich sein und die Sensibilität für den eigenen Körper erhöhen.

Workshops zur Körpersprache stellen selbstverständlich nur einen Mosaikstein in einer möglichen Gesamtstrategie dar. Ist der Handlungsspielraum allerdings ganz gering oder kann das Thema Gesundheit alleine im Unternehmen gar nicht platziert werden, dann ist es sicher besser, ein kleinere, gut durchdachte Bildungsmaßnahme mit neuen Sicht- und Handlungsweisen zur Gesundheitsförderung anzureichern, als gar nichts zu tun.

An diesem Beispiel wird auch deutlich, wie schon bekannte und häufig praktizierte Themen des Bildungswesens sinnvoll und effizient mit dem Thema der Gesundheitsförderung verknüpft werden können, ohne dass ein zeitlicher oder finanzieller Mehraufwand entsteht. Außerdem ist es so möglich, Mitarbeiter für das Thema Gesundheit zu motivieren, die sich aus Eigeninitiative und freiwillig nicht für eine Maßnahme der betrieblichen Gesundheitsförderung entschieden hätten. Leider sind es gerade die Risikozielgruppen, die sich freiwillig nicht für gesundheitsfördernde Maßnahmen entscheiden: «Ich bin so im Stress – für Gesundheit habe ich keine Zeit.»

In (fast) jedem Unternehmen gibt es bestimmte Bildungsmaßnahmen, die für alle Mitarbeiter verbindlich sind, da sie zur Steigerung der Arbeitseffizienz beitragen. Wenn Sie diese Maßnahmen mit Aspekten der Gesundheitsförderung sinnvoll verknüpfen, dann können Sie auch gerade die weniger motivierten Mitarbeiter erreichen. Die erhöhte Achtsamkeit für das Thema Gesundheit und die konkrete Gesundheitsförderung stellt somit nur eine «Nebenwirkung» der Bildungsmaßnahme dar.

Tabelle 3: Workshopreihe zum Thema Körpersprache

Teil 1

Inhalte:

- neurobiologische Fakten zum Thema Körpersprache: was ist wissenschaftlich gesichert?
- Dimensionen von Körpersprache: Mimik, Gestik, Haltung, Abstand, Bewegung, Stimme: Überzeugungskraft und Motivation erhöhen
- Gestik und Mimik bewusst machen
- Zusammenhang von Emotionen und körperlichen Signalen
- Wirkung von Haltung und Bewegung auf mentale Leistungsfähigkeit
- Aspekte von weiblicher und männlicher Körpersprache
- Drohgebärden und Dominanz vs. Anpassung und Unterwerfung
- das gute Beratungsgespräch unter dem Aspekt «Körpersprache sprechen und verstehen»

Transferaufgabe für den beruflichen Alltag:

- Wahrnehmung der eigenen Körperhaltung in verschiedenen Arbeitssituationen
- Wahrnehmung körpersprachlicher Signale von Kollegen
- mögliche Deutungen dieser Signale

Übungen:

- Entspannung; Körperwahrnehmung: was fühle ich körperlich, wenn ...
- Was sind meine körperlichen Warnsignale unter Stress?
- Wie kann ich körperlich gegensteuern?
- Konzentration und Stimmung verbessern durch körperliche Aktivität
- Gelassenheit körperlich erleben

Teil 2

Inhalte:

- Körpersprache besser lesen (bei sich selbst und anderen)
- Körpersprache ausdrucksvoll und authentisch sprechen
- «Frühwarnsystem» Körpersprache in der Gesundheitserhaltung
- das motorische und das vegetative Signal wahrnehmen und deuten

- eigene Muster und Reaktionsweisen erkennen
- der Körper als Therapeut: das Modell der somatischen Marker

Transferaufgabe:

- Wahrnehmung der eigenen Körperhaltung in Stresssituationen
- Umsetzung der Körperübungen aus Teil 1 und Dokumentation der Wirkungen auf einem Arbeitsblatt
- Wahrnehmung körpersprachlicher Signale von Kunden – mögliche Deutungen dieser Signale

Übungen:

- unterschiedliche Sitzhaltungen und ihre Wirkung auf Gesprächspartner und auf das eigene Erleben und verschiedene Körperstrukturen
- Beweglichkeitstraining, Dehnungen und Entspannung als Voraussetzung für eine authentische Körpersprache
- körperliche Rhythmen spüren und nutzen
- befreien Sie sich mit Körperübungen Anspannung und Druck

Teil 3

Inhalte:

- die eigenen Körperhaltung und typische Bewegungsmuster analysieren und Alternativen entwickeln
- was spricht Ihr Rücken: die Ausdrucksfähigkeit stärken
- Bewegung, Haltung und Gesundheit
- Atmung, Stimme als zentrale Elemente in der persönlichen Wirkung auf andere und als gesundheitsfördernde Wirkfaktoren
- Bewegung und Stress
- Achtsamkeit als Prinzip der körperlichen «Spracherkennung»

Transferaufgabe:

- Wahrnehmung der eigenen Körperhaltung in Stresssituationen
- Wahrnehmung körpersprachlicher Signale von Kollegen
- mögliche Deutungen dieser Signale

Übungen:

- Stimmtraining: «Sag endlich mal nein!»; wie Ihre Stimme Sie und andere in Stimmung bringen kann
- Bewegungstraining: lassen Sie Ihren Rücken sprechen
- Achtsamkeitstraining, körperlichen Warnsignale unter Stress; wie kann ich gegensteuern?
- Konzentration und Stimmung verbessern durch körperliche Aktivität: Kurzübungen fürs Büro
- aktivieren Sie sich und andere durch Ihre Körpersprache
- Genusstraining – sich neu spüren

4 Gesundheitsberatung ohne Ratschlag

> Man kann einen Menschen nichts lehren.
> Man kann ihm nur helfen, es in sich selbst zu entdecken.
> *Galileo Galilei*

Stellen Sie sich vor, Sie haben Rücken- und Nackenschmerzen. Kaum, dass Sie dies im Kollegenkreis geäußert haben, werden Sie viele «wertvolle» und sicherlich gut gemeinte Tipps bekommen. «Ich habe einen guten Masseur. Da solltest du mal hingehen.» «Seitdem ich regelmäßig ins Fitnessstudio gehe, bin ich meine Rückenschmerzen los.» « Du musst dir unbedingt ein Wasserbett anschaffen. Seitdem wir das haben, hat meine Frau null Probleme mehr mit dem Rücken». Die Ratschläge enden auch dann nicht, wenn Sie die Fachleute fragen. So wird der Apotheker Ihnen vielleicht eine Salbe empfehlen, der Physiotherapeut die Teilnahme an einer Rückenschule, der Arzt für naturheilkundliche Medizin homöopathische Tropfen, der Psychologe ein Entspannungsverfahren, der Radiologe eine Röntgenaufnahme oder gar eine Computertomografie, der Chiropraktiker eine Manualtherapie und der Arbeitsmediziner einen ergonomischen Arbeitsplatz …Welchem Ratschlag bzw. welchem Experten wollen Sie nun folgen?

Rückenschmerzen sind – wie viele andere Schmerzen auch – primär keine Krankheit, sondern zunächst lediglich ein Warnsignal. Ärzte können definitiv körperliche Ursachen nur bei einer kleinen Zahl von Rückenschmerzen feststellen, die dann selbstverständlich auf der Grundlage dieser Diagnose auch behandelt werden müssen. 90 % aller Rückenbeschwerden aber gelten als unspezifisch (Schmidt, Kuhlmann, 2008). Das bedeutet, dass Ärzte eine klare Ursache oder organische Veränderungen nicht feststellen können. Selbstverständlich heißt das nicht, dass die Betroffenen nicht leiden oder nicht krank sind. Auch bei anderen Beschwerdebildern sind die Diagnosen keineswegs so eindeutig zu stellen, wie die Betroffenen sich das vielleicht vorstellen. So sollen 80 % aller Beschwerden, mit denen Menschen zu einem Arzt gehen, sich nicht auf organische Ursachen zurückführen lassen (Frank, Kromm, 2009).

An dieser Stelle muss es erlaubt sein, den Wert von **Ratschlägen** in Frage zu stellen – selbst wenn sie vom Fachmann kommen.

Nicht nur beim Rückenschmerz, sondern bei vielen anderen Signalen und Situationen ist die überkommene Ultima Ratio der Gesundheitsförderung der Ratschlag im Sinne von «tue dieses und jenes, vermeide dieses aber auf jeden Fall». Das biomedizinische Modell, auf das sich Medizin und Prävention im letzten Jahrhundert schwerpunktmäßig gestützt haben, lebt von Ratschlägen und Belehrungen. Es teilt ein in richtig und falsch, in krank und gesund und in Vermeiden und Ausführen. In weiten Teilen der Therapie sind Empfehlungen und Ratschläge sinnvoll und notwendig – vor allem in der Akut-Medizin. Auch im Arbeitsschutz sind Unterweisungen, Handlungsempfehlungen und Ratschläge die richtigen Interventionen.

Ganz anders sieht es dagegen in der Prävention und in der Gesundheitsförderung aus. Selbstverständlich sollen die Akteure der betrieblichen Gesundheitsförderung in Einzel- und Gruppenarbeit aktuelles Wissen zum Thema Arbeit und Gesundheit vermitteln. Bei der Veränderung der Verhältnisse, wie beispielsweise der Verbesserung der Ergonomie, ist der Expertenrat notwendig.

Belehrungen aktivieren nicht

Wenn es jedoch um das Verhalten von Einzelnen oder auch Gruppen geht, dann sollte die «Ratgebermentalität» ernsthaft auf den Prüfstand gestellt werden. Ärzte, Therapeuten und andere in der Prävention Tätige wissen nur allzu gut, dass Belehrungen nicht **aktivieren**. Menschliches Verhalten ist viel zu komplex, als dass es möglich wäre, eine Verhaltensänderung über einen Ratschlag zu vermitteln. Es kommt hinzu, dass Verhalten mehr emotions- als vernunftgesteuert ist. So selbstverständlich und für jeden aus eigener Erfahrung nachvollziehbar diese Zusammenhänge sind, so unverständlich ist es, dass viele Institutionen und Experten in der Gesundheitsförderung noch immer in diesem ratgebenden Stil und häufig sogar noch mit erhobenem Zeigefinger lehren. Das lässt sich zum Teil wohl daraus erklären, dass viele, die in der Gesundheitsförderung tätig sind, über medizinische Grundausbildungen verfügen. Diese Ausbildungen sind bis heute immer noch stark durch die biomedizinische Sichtweise geprägt. Diese Sichtweise unterstützt eher einen dozierenden und belehrenden Expertenstil. Ein weiterer Grund dürfte wohl auch darin liegen, dass es natürlich sehr viel einfacher ist und vor allem schneller geht, jemandem nur zu sagen, was er zu tun oder zu lassen hat, als ihn dabei professionell zu begleiten, kritisch seine eigenen Verhaltensweisen zu reflektieren, sich eigene Ziele zu setzen und die Verantwortung für das eigene Handeln zu übernehmen.

Paradoxerweise beklagt man im biomedizinischen System die mangelnde Selbstverantwortlichkeit der Menschen, ohne darüber nachzudenken, dass das System selbst dieses Manko mitproduziert. Je mehr ich genau weiß, was für den anderen richtig und gut ist, je eindringlicher ich ihn darauf hinweise, was er zu tun und zu lassen hat, desto weniger wird er angeregt, sich mit seiner eigenen Situation auseinander zu setzen und selbst initiativ werden.

In vielen Betrieben herrscht in der Personal- und Organisationsentwicklung mittlerweile ein Menschenbild vor, bei dem die **Autonomie** des Einzelnen hoch bewertet wird, bei dem das Erfahrungswissen der Mitarbeiter in Problemlöserprozessen geschätzt, eingesetzt und ressourcenorientiertes Denken und Handeln erwünscht wird. Aber selbst dort scheinen diese Grundsätze beim Thema Gesundheitsförderung außer Kraft gesetzt zu sein. Dabei kann die Verbindung zwischen aktuellem Gesundheitswissen und den Strategien der modernen Personalentwicklung eine wertvolle Allianz darstellen.

> Die Akteure der betrieblichen Gesundheitsförderung sollten ihre Rollen klären, wie sie ihre Dienstleistung an den Mitarbeitern verstehen.

Experte, Helfer und Coach – drei Rollen und drei innere Haltungen

Sind Sie, handeln Sie und kommunizieren Sie als **Experte**? Der Experte ist sozusagen für die «Diagnose» zuständig, er referiert neueste wissenschaftliche Erkenntnisse, zeichnet sich durch hohe Fach- und Sachkompetenz aus, spricht Empfehlungen aus – vielleicht sogar Verbote. Er ist verantwortlich für einen Maßnahmenplan und die Kontrolle der Ergebnisse. Die Grundhaltung des Experten lautet: «Ich weiß, was gut und richtig für dich ist und erkläre dir das. Wenn du machst, was ich dir sage, wird dir das helfen.» Je mehr die Expertenrolle Gestalt annimmt, desto mehr geraten die Mitarbeiter in ein Abhängigkeitsverhältnis. Die Selbstverantwortlichkeit wird sich hier nur schwer entwickeln können.

Sind Sie, handeln Sie und kommunizieren Sie als **Helfer**? Viele Vertreter der Gesundheitsberufe fühlen sich in der Helferrolle wohl. Der Helfer gibt gerne Ratschläge, Empfehlungen und Übungen zur Hand. Er gibt Antworten auf Fragen und ist stets um Problemlösung bemüht. Er ist dabei häufig sehr einfühlsam, äußerst hilfsbereit, engagiert und kooperativ. Die Grundhaltung des Helfers lautet: «Ich weiß, was für dich gut ist, und ich helfe dir mit meinem Wissen und Können. Ich setze mich voll für deine Ziele ein. Die Beziehung zwischen uns ist wichtig, aber du bist abhängig.» Die Helferrolle macht Mitarbeiter abhängig und hilft wenig bis gar nicht, die Autonomie des Einzelnen zu fördern.

Sind Sie, handeln Sie und kommunizieren Sie als **Coach**? Der Coach begegnet dem Mitarbeiter auf Augenhöhe. Durch eine professionelle Gesprächsführung, geschickte Fragestellungen begleitet er den Mitarbeiter dabei, sich seiner Motive, Gefühle und Handlungen bewusst zu werden, seine eigenen Ziele zu formulieren, geeignete Strategien zu entwickeln, und er reflektiert mit ihm gemeinsam Problemlöseverfahren. Er versteht seine Arbeit als Hilfe zur Selbsthilfe. Die Verantwortung für die Ziele und die Umsetzung der dazugehörigen Handlungsstrategien bleiben beim Mitarbeiter. Die Arbeit des Coachs ist durch sein Menschenbild geprägt. Er geht davon aus, dass jeder Mensch sich ändern kann und lernfähig ist – und, dass nur er (der Mitarbeiter) selbst über diese Änderung bestimmt und autonom ist. In diesem Menschenbild «ist» der Mensch nicht so oder auch anders, sondern er «verhält» sich unter bestimmten Bedingungen in einer bestimmten Weise. Der Mensch ist Teil eines komplexen Systems und wenn die Bedingungen des Systems sich ändern, dann wird auch der Mensch sich verändern. Die Grundhaltung des Coachs lautet: «Ich helfe dir dein Problem zu verstehen, damit du es selbst lösen kannst und zukünftig unabhängiger wirst».

Tabelle 4 beschreibt die drei Rollen im Überblick. Keine dieser drei Rollen ist grundsätzlich besser oder schlechter als die andere. Die Frage ist vielmehr, mit welcher Haltung kann ich welches Ziel, in welcher Situation, zu welchem Zeit-

Tabelle 4: Unterschiedliche Rollen und Haltungen der Akteure der Gesundheitsförderung

Experte	Helfer	Coach
Innere Haltung: «Ich weiß, was gut und richtig für dich ist und zeige dir das.» «Wenn du machst, was ich dir sage, wird dir das helfen.»	Innere Haltung: «Ich weiß was gut ist, und ich helfe dir mit meinem Wissen und Können. Die Beziehung zwischen uns ist wichtig, aber du bist abhängig.»	Innere Haltung: «Ich helfe dir dein Problem zu verstehen, damit du es selbst lösen kannst und zukünftig unabhängiger wirst. Ich begleite und unterstütze dich in deinem Entwicklungsprozess.»
Kompetenzen: • Fach- und Handlungswissen • Erfahrungswissen	Kompetenzen: • Fach- und Handlungswissen • Erfahrungswissen • Beziehungsgestaltung	Kompetenzen: • Fach- und Handlungswissen • Erfahrungswissen • Methodenkompetenz/ Beratungstechniken

punkt und bei welchem Klienten am besten erreichen? So eignet sich die Expertenrolle beispielsweise hervorragend für den Arbeitsschutz, und die Helferrolle kann kurzfristig (!) in Ausnahmesituationen extremer Belastungen als hilfreich erlebt werden. In der Verhaltensänderung dagegen verhilft Coaching als Haltung und Arbeitsweise zu einer stärkeren Bewusstseinsbildung und einer verbesserten Reflexionsfähigkeit. Die Änderung des individuellen Verhaltens wird durch diese Haltung nachhaltiger und wirksamer begleitet werden als jeglicher Ratschlag dies vermag.

So selbstverständlich wie Coaching in der Personalentwicklung bei vielen Führungs- und Managementaufgaben erfolgreich eingesetzt wird, so selbstverständlich sollte es auch bei Gesundheitsfragen der Mitarbeiter und Führungskräfte seinen Platz finden. Ein solches Gesundheitscoaching bedient sich derselben Denk- und Arbeitsweisen wie klassisches Personalcoaching, ist in seinen Inhalten aber auf Gesundheitsfragen fokussiert. Im Idealfall werden die Themen Arbeitsgestaltung, Arbeitsorganisation, Arbeitseffizienz, Führung und Gesundheit hier verknüpft und in ihrer Wechselwirkung beleuchtet.

Dieser Ansatz erfordert neben der Coachingkompetenz natürlich auch zusätzliches Gesundheits- und Präventionswissen des Coachs. Leider wird der Begriff Coaching inflationär für alle möglichen Beratungssituationen benutzt, ohne zu differenzieren, was sich genau hinter diesem Begriff verbirgt. Im Kontext der betrieblichen Gesundheitsförderung werden von einem Coach ganz besondere Kompetenzen verlangt. Er muss zum Einen das klassische Handwerkszeug des Coachings beherrschen, zum Anderen muss er es koppeln mit den Strategien der Gesundheitsförderung. Gesundheitsexperten, die vielleicht sehr erfolgreich als Therapeuten tätig waren, benötigen genauso dringend Gesprächs- und Coachingkompetenzen, um Einzelpersonen und Gruppen gut zu begleiten. Beide Wissensgebiete kann man sich nicht eben einmal nebenbei anlesen oder in einer Wochenendfortbildung aneignen. Es bedarf strukturierter und interdisziplinärer Weiterbildung, um diese Felder zum Nutzen der Betriebe und Mitarbeiter sinnvoll zu verknüpfen. Berufsverbände und Fachgesellschaften sind dabei, dies zu erkennen und geeignete Weiterbildungsmaßnahmen zu entwickeln. Zurzeit dürfte die Verbindung Gesundheitsexperte und Coach in einer Person wohl noch eher die Ausnahme sein. Nachdem sich der interdisziplinäre Austausch zwischen Medizinern, Psychologen und anderen Berufsgruppen aber immer mehr verstärkt, werden zukünftig auch immer mehr fachlich gut Qualifizierte diese Arbeit leisten können.

So bilden sich aktuell Netzwerke von Fachleuten aus medizinischen und pädagogischen Berufen, die die **Qualifizierung für Experten** in diesem Themenfeld voran treiben und selbst auch ihre eigenen Dienstleistungen für Betriebe und Einzelpersonen dazu anbieten. Spezifische Weiterbildungen für bestimmte medizinische Berufe unterstützen diese Entwicklung ebenfalls. So bietet beispielsweise die Weiterbildung zum GGWPhysioCoach® speziell für PhysiotherapeutInnen die Möglichkeit, sich auf Grundlage ihres physiotherapeutischen Fachwissens und ihrer Erfahrung mit Coachingkompetenzen weiter zu qualifizieren, um ihre Dienstleistungen in der Gesundheitsförderung zu optimieren.

Die erfolgreiche Arbeit im BGM und in der BGF erfordert neben Präventionsfachwissen verschiedene soziale und kommunikative Kompetenzen. Zusätzlich brauchen die Akteure auch Zahlen, Daten und Fakten zum Thema. Dieses Wissen verhilft zu einem besseren Verständnis der Prozesse und zeigt neue Handlungskonsequenzen auf. Hinter Zahlen und Statistiken stehen Menschen und ihre Geschichten.

Check-up

- Welche Rollen(Experte, Helfer, Coach) nehmen unsere Akteure in der BGF ein?
- Ist ein neues Rollenverständnis notwendig? In welchem Handlungsfeld?
- Wo fühlen wir uns bestätigt? Was soll auf jeden Fall so bleiben wie bisher?
- Welche Konsequenzen ergeben sich für uns aus der Diskussion über Rollen und Haltungen?
- Welche Probleme könnten sich bei Umsetzung ergeben?

Was uns nicht tötet, macht uns härter?

Im Rahmen eines Gesamtprojektes zur betrieblichen Gesundheitsförderung durchliefen alle Führungskräfte einer Institution des öffentlichen Dienstes eine **Schulungsmaßnahme zum Thema «Führung und Gesundheit»**. Ziel dieser Maßnahme war zum einen die Sensibilisierung und Information für den Zusammenhang zwischen Führungsstil und Mitarbeitergesundheit, zum anderen sollten die Führungskräfte auch ihr eigenes Gesundheitsverhalten reflektieren.

Die Teilnahme an der zweitägigen Schulungsmaßnahme war für alle Führungskräfte verbindlich. Obwohl im Vorfeld einige der Führungskräfte wenig Interesse, manche sogar Ablehnung zeigten, gelang es dennoch, dass alle 14 Führungskräfte an der zweitägigen Schulung teilnahmen. Einer der Teilnehmer, Herr D., erschien sehr gehetzt mit einer Verspätung von zwei Stunden mit der Begründung, er habe im Büro noch Einiges regeln müssen. Bis zur Mittagspause des ersten Tages beteiligte er sich kaum. Seine innere Abwehr gegen die Veranstaltung war ihm körpersprachlich anzusehen. Ganz langsam begann er am Nachmittag des ersten Tages, sich mit kleineren Wortbeiträgen zu beteiligen. Die angebotenen Entspannungsübungen wollte er nicht annehmen, dafür nutzte er die Pausen, um sich ständig mit seinem Blackberry zu beschäftigen. Er bat die Gruppe um Verständnis dafür, dass sein Handy während des ganzen Seminars eingeschaltet blieb, weil er unbedingt erreichbar sein musste. Er wirkte unruhig, um nicht zu sagen hyperaktiv, selbst in den Phasen, in denen er schwieg.

Am zweiten Tag der Veranstaltung fand ein sichtbarer Wandel seines Verhaltens statt: Er beteiligte sich mehr, stellte kritische und gute Fragen und war auch bereit, bei körperlichen Übungen mitzumachen. Am Ende der Veranstaltung – es waren schon alle gegangen, und er war als letzter noch da – bat er mich um ein Gespräch. Es sei ihm in diesen beiden Tagen manches bewusst geworden, er habe das Gefühl, er müsse etwas ändern. Eigentlich wisse er das schon lange. Durch die beiden Tage sei ihm das noch einmal klarer geworden, aber er wisse überhaupt nicht, wie er das anpacken solle. Ja, berichtete er, es falle ihm richtig schwer, um Unterstützung zu bitten. Wir vereinbaren einen Termin für ein **Einzelcoaching**.

Herr D. erschien pünktlich zu unserem Termin. Er beschrieb seine Situation wie folgt: Er sei 54 Jahre alt, verheiratet, habe zwei erwachsene Kinder. Seit 24 Jahren arbeite er als Jurist in der Kommunalverwaltung. Die Abteilung leite er nun schon seit 10 Jahren. Er habe es immer wieder mit Mitarbeitern zu tun, die ihm das Leben schwer machten. Er habe viel mehr Faulenzer und Drückeberger in seiner Abteilung als die anderen. Er habe auch einen kontinuierlich hohen Krankenstand in seiner Abteilung. Er müsse vieles kompensieren, alles kontrollieren und könne auch nicht soviel an Arbeiten delegieren wie seine anderen Führungskollegen. Die Stimmung in seinem Team sei noch nie richtig gut gewesen, aber man sei ja schließlich auch zum Arbeiten da, nicht um Freundschaften zu pflegen. In den letzten Jahren seien viele Stellen nicht mehr neu besetzt worden, so dass sich die vorhandene Arbeit auf immer weniger Köpfe verteilen müsse.

Ihn störten weniger die fachlichen Aufgaben als vielmehr die vielfältigen Anforderungen in der Personalführung. Neben den Mitarbeiterjahresgesprächen solle er nun auch Krankenrückkehrgespräche führen, und die dauernden Teamsitzungen bereiteten ihm mehr Stress, als dass sie sich als hilfreich erwiesen. Er selbst habe einen solchen Überstundenberg, dass er nicht mehr daran glaube, ihn noch abbauen zu können. Er nehme sich auch regelmäßig Arbeit übers Wochenende mit nach Hause.

Im Seminar sei klar geworden, dass er sich bisher zu wenig um seine Führungskompetenz gekümmert habe. Durch das Seminar sei er verunsichert, in wieweit er vielleicht doch mehr Einfluss auf die Kollegen und sein eigenes Verhalten in Stresssituationen ausüben könnte. Herr R. wünschte sich eine Rückmeldung zu seinem Führungsverhalten. Außerdem habe er das Gefühl, dass seine Leistungsfähigkeit nachlasse, er werde immer ungeduldiger, manchmal aufbrausend und er wünsche sich mehr Gelassenheit. Er sei «eigentlich» nie krank, habe aber unterschiedliche Beschwerden, die «für sein Alter ja wohl auch normal» seien: Ein- und Durchschlafschwierigkeiten, immer mal wieder Rücken- und Nackenbeschwerden sowie hohen Blutdruck, der aber medikamentös gut eingestellt sei.

Wir vereinbaren zwei Ziele:

1. Analyse seiner gesundheitlichen Situation und ggfs. Entwicklung eines geeigneten Maßnahmenplanes zur persönlichen Gesundheitsförderung
2. Reflexion seines Führungsverhaltens in kritischen Situationen

Zwei **Tests** boten die Grundlage zur Reflexion. Herr D. erhielt zunächst einen Test (APL-Analyse nach Frank), mithilfe dessen er einerseits seine biologischen, psychischen und sozialen Bedürfnisse erfassen konnte und andererseits messen konnte, inwieweit er seine Bedürfnisse erfüllt. Das Ergebnis war für ihn erschreckend, und gleichzeitig hatte er es nicht anders erwartet. In allen Testbereichen zeigten seine Werte dringenden Handlungsbedarf.

Neben anderen Verhaltensaspekten besprachen wir sehr intensiv sein Bewegungsverhalten. Herr D. ist ein ausgesprochener Bewegungstyp und hat früher sehr intensiv und leidenschaftlich Sport (Handball, Fitnesstraining) getrieben. Seit ca. 15 Jahren tat er überhaupt nichts mehr. Er begründete das mit seiner zeitlichen Belastung am Arbeitsplatz. Wenn überhaupt Sport, dann würde er das höchstens einmal die Woche schaffen, und das sei ja schließlich sinnlos, das bringe ja nichts. Früher habe er das vier- bis fünfmal ganz intensiv gemacht, und damals habe er sich auch wohl gefühlt. Aber für ihn gelte nun mal die Alles-oder-Nichts-Regel.

Wir diskutierten verschiedene Möglichkeiten, mehr Bewegung in den Alltag zu bringen: kurze Bewegungspausen am Arbeitsplatz, die Möglichkeit, den PKW in 10 Minuten Entfernung vom Arbeitsplatz zu parken, in der Mittagspause einen kurzen Spaziergang zu machen, regelmäßig die Treppe statt des Lifts zu nutzen (sein Büro liegt in der vierten Etage) oder die Physiotherapietermine, die er nur bei akuten Rückenschmerzen wahrnahm, auch in den schmerzfreien Intervallen als Trainingsgelegenheit regelmäßig zu nutzen.

Immer wieder zweifelte Herr D. an, dass diese Kleinigkeiten überhaupt einen Effekt bewirken könnten: «Wenn, dann müsste ich das richtig machen.» – «Was bedeutet für Sie richtig?» – «Na ja, dass ich anschließend so richtig kaputt bin und mich ordentlich ausgepowert habe. Gute Ergebnisse sind überall im Leben nun mal immer mit Anstrengung verbunden.» In einer ersten Bewertung hielt er Bewegungspausen am Arbeitsplatz für wenig nützlich, genauso wenig konnte er sich vorstellen, dass ein regelmäßiger Fußweg von 15 Minuten positive Effekte bringen könne.

Im Fortgang des Gespräches konnten wir herausarbeiten, dass der Klient Bewegung nur im Kontext Leistung beziehungsweise Leistungssteigerung betrachtete. Die Wörter «wohlfühlen», «Spaß machen» oder «entspannen» fielen in diesem Zusammenhang nicht. Als ich ihn darauf hinwies, entstand eine kurze Pause, danach bemerkte er: « Alles, was uns nicht tötet, macht uns nur härter.» Auch bei der Reflektion anderer Gesundheitsthemen wie beispielsweise Pausengestaltung, Essgewohnheiten, Entspannungszeiten und soziale Kontakte erkannte Herr D. zunehmend sein Muster, das in seiner «Alles-oder-Nichts-Regel» oder in dem Satz «was uns nicht tötet, macht uns härter» zum Ausdruck kam. Im weiteren Verlauf des Coachings identifizierte der Klient dieses Muster auch in seinem Arbeitsstil sowie in seinem Führungsverhalten.

Der zweite Test, eine **Checkliste zum gesundheitsförderndem Führungsverhalten** (BAuA, 2004) verhalf dem Klienten, eine Reflexion über seinen Arbeitsstil und sein Führungsverhalten in Gang zu setzen. Arbeiten, die ohne Anstrengung zu einem guten Ergebnis führten, seien für ihn nicht erwähnenswert. Wenn er an einer Sache dran sei, dann bleibe er es auch, vermeide Pausen, lasse sich nicht durch Unwichtiges ablenken und mache eben so viele Überstunden, wie notwendig seien, um den Vorgang abzuschließen. Er glaube von sich, dass er ein guter und gewissenhafter Jurist sei und dass seine Arbeitshaltung von seinem Dienstherrn so auch geschätzt werde.

Die Probleme mit seinen Mitarbeitern beschrieb er wie folgt: «Ich vermisse da Disziplin und Biss. Wenn mir etwas wichtig ist, muss ich das selbst machen, um sicher zu sein, dass es fehlerfrei und rechtzeitig fertig ist. Die vielen Krankenstände zwingen mich dazu, die Mitarbeiter voranzutreiben und ihr Arbeitstempo zu erhöhen, was regelmäßig auf Widerstand stößt. Und in vielen Fällen bin ich mit der Qualität der Bearbeitung nicht zufrieden, aber ich habe das Gefühl, dass meine Kritik nicht fruchtet.» Bei der Beschreibung seiner Mitarbeiter fiel auf, dass er kaum etwas aus dem Privatleben der Mitarbeiter kannte und sie lediglich durch ihre Arbeitshaltungen charakterisierte. Auf die Frage, ob es auch Arbeitsbereiche gebe, in denen er mit der Arbeitsweise der Kollegen zufrieden sei, stimmte er zu, das gebe es natürlich auch. Auf die zweite Frage, ob er dies seinen Mitarbeitern auch mitgeteilt habe, erhielt ich keine Antwort. Genauso wie auf die Frage, ob er glaube, dass seine Mitarbeiter sich von ihm auch als Person wahrgenommen fühlten.

Die folgenden Gespräche sensibilisierten Herrn D. kontinuierlich weiter hinsichtlich seiner eigenen Arbeitshaltung und seines Führungsverhaltens. Als **Ergebnis des Coaching** erkannte er allmählich, dass er selbst seinen Arbeitsrhythmus und seinen Perfektionismus nicht mehr durchhalten konnte und wollte, vor allem wollte er diese Haltungen zukünftig nicht mehr auf seine Mitarbeiter übertragen. Damit sei er schließlich auch nie erfolgreich gewesen. Er äußerte den Wunsch, den Mitarbeitern entspannter und offener zu begegnen, auch wenn noch Unsicherheit bestand, in welcher Art er das tun sollte. Er nahm sich vor, achtsamer zu sein für die kleinen Erfolge seiner Kollegen und diese auch angemessen zu würdigen. Mitarbeiterjahresgespräche, Krankenrückkehrgespräche und Teamsitzungen werde er zukünftig gründlicher vorbereiten. Er hat erkannt, dass er seine Rolle als Führungskraft zukünftig mehr mit Personalführungsaufgaben beleben will. Neben Arbeitsprozessen und Arbeitsergebnissen möchte er zukünftig die Person des Mitarbeiters mehr in den Fokus stellen. An dieser Stelle erkannte er eindeutigen Schulungsbedarf, da er das Gefühl hat, dass er noch Handwerkszeug benötigte, um diesen Teil seiner Rolle als Führungskraft angemessen auszufüllen. «Ich werde auch zukünftig kritisieren, wenn es etwas zu kritisieren gibt, aber ich möchte das in konstruktiver und wertschätzender Art tun. Ich merke, das muss ich erst noch lernen.»

Am Ende der Beratung hat Herr D. auch in seinem individuellen Gesundheitsverhalten einiges geändert. Er macht nun regelmäßig Mittagspause und verbringt die Pause nicht mehr wie früher am Arbeitsplatz, sondern er geht einen zehnminütigen Fußweg zu einem kleinen Bistro. Einmal pro Woche geht er morgens vor der Arbeit regelmäßig zu seinem Physiotherapeuten – auch dann, wenn er völlig beschwerdefrei ist. An Tagen, an denen er nach 17 Uhr im Büro bleibt, plant er eine feste Nachmittagspause ein. Außerdem hat er sich angewöhnt, Minipausen zu machen, in denen er mit dem Stresspiloten˚ seine Entspannungsfähigkeit trainiert. Klassische Entspannungsmethoden, wie z. B. Autogenes Training, lehnt er für sich nach wie vor völlig ab, aber am Stresspiloten, diesem neuen digitalen Trainingsverfahren zur Entspannung, findet er großen Gefallen. Vor allem schätzt er daran, dass er seine Fortschritte sofort ablesen und auch dokumentieren kann.

Seinen Kaffeekonsum hat er von sieben auf drei Tassen täglich reduziert. Seine Sekretärin stellt ihm jeden Morgen zusätzlich eine Kanne Tee auf den Schreibtisch, die er im Laufe des Tages trinkt. Er versucht die Regel «five a day» (fünfmal am Tag Obst oder Gemüse) einzuhalten. Hierbei wird er von seiner

> Frau unterstützt, die an den beiden letzten Coachingsitzungen auch teilgenommen hat, um gemeinsame Lösungen für das neue Gesundheitsverhalten im Privatleben zu entwickeln. Der Sonntag ist als Arbeitstag tabu, und der Samstag kann in Ausnahmefällen bis maximal drei Stunden für Vor- oder Nacharbeiten genutzt werden. Außerdem hat das Ehepaar D. zwei alte Hobbys reaktiviert. Sie gehen einmal die Woche gemeinsam zum Tanzen, und einmal im Monat gehen sie sonntags mit alten Freunden wandern. An vier Abenden in der Woche soll der Fernseher ausbleiben, der PC grundsätzlich ab 21 Uhr.
>
> Auf meine Frage, ob Herr D. glaubt, all diese Vorhaben auch langfristig umsetzen zu können, antwortet seine Frau: «Wenn er sich einmal was vorgenommen hat, dann macht er es auch – und das 100 %!» Herr D. nickt und erkennt: «Ja, das ist ja genau mein Problem». Seine innere Grundhaltung hat er erkannt und auch benannt, erste Veränderungsschritte sind gemacht, dennoch bleibt es noch ein längerer und ebenso schwieriger Weg, diese Grundhaltung schrittweise zu ändern, alternative Verhaltensmuster zu entwickeln und diese in verschiedenen Situationen anzuwenden.

---

* Der Stresspilot ist ein modernes und einfach anzuwendendes Biofeedback-System. Biofeedback wird eingesetzt, um einem Menschen eigene Körperprozesse vor Augen zu führen und ihm beizubringen, diese körperlichen, meist unbewussten Reaktionen, zum Beispiel auf Stress, zu verstehen und positiv zu beeinflussen. Der eigene Körper kann also als unmittelbarer Feedback-Geber genutzt werden.

Grundsätzlich kann man verschiedene physiologische Parameter als Biofeedback nutzen, zum Beispiel die Hauttemperatur oder die Muskelspannung. Der Stress Pilot nutzt den sehr sensiblen Parameter «Herzratenvariabilität (HRV)», der sich bequem und einfach über einen Ohrclip ableiten lässt. In belastenden, anstrengenden Situationen, in denen der Mensch sich geistig und körperlich viel abverlangt, reduziert sich die Variabilität seines Herzschlags. So ist gewährleistet, dass das Herz sehr gleichmäßig schlägt, um kontinuierlich Leistung erbringen zu können. In Ruhephasen ist die HRV bei gesunden Menschen dagegen stark ausgeprägt. Sie zeigt an, dass der Körper gerade keine große Leistung erbringen muss und sich regenerieren kann. Ist die HRV auch in vermeintlichen Ruhephasen eingeschränkt, liegt in vielen Fällen eine innere Dysbalance vor. Der Körper kann auch in Ruhe nicht mehr herunterfahren. Dieses Phänomen ist unter anderem bei gestressten Personen bekannt, wenn aus akutem Stress chronischer Stress oder sogar ein Burnout wird.

Mit dem Stresspiloten kann nun sowohl die HRV gemessen als auch auftrainiert werden. Die einminütige Messung der HRV bei tiefer Atmung ist ein Test aus der autonomen Funktionsdiagnostik und zeigt auf, wie gut ein Mensch in innerer Balance ist und sowohl Gas geben (Sympathikus aktivieren) als auch bremsen (Parasympathikus nutzen) kann. Man testet, wie gut jemand auf die kleine Störung «tiefe und sehr langsame Atmung» mit einer Anpassung der Herzrate reagiert. Fällt der Test weniger gut aus (Ergebnis im Vergleich mit Referenzwerten), kann man das HRV-Biofeedback-Training anschließen. Hier trainiert die

Person, die Atmung so zu optimieren und einzusetzen, dass die HRV bei entspannter tiefer Atmung wieder angemessen groß wird. Ziel ist es, dass der Körper diesen entspannten, erholenden Zustand wieder kennenlernt und »abspeichert«, um ihn auch in anstrengenden Situationen abzurufen und nicht bei jeder Gelegenheit in die Stressfalle zu tappen. Der Geübte kann nun mit einer höheren Stresstoleranz in jede Situation gehen, bzw. die erlernte Technik in belastenden Situationen bewusst einsetzen. In regelmäßigen Abständen kann dann mittels der HRV-Messung eine Verlaufskontrolle erfolgen.

Der Stresspilot lässt sich optimal am Arbeitsplatz einsetzen und ist sehr zeitökonomisch. Die Anwendung ist einfach und hat einen spielerischen Charakter. Das Verfahren eignet sich vor allem für Personen, die viel am PC sitzen und die digitale Arbeit oder auch Spiele am PC lieben. Gerade Personen, die eher nicht zu klassischen Entspannungsübungen zu motivieren sind, erleben mit diesem Verfahren Lust am Üben. Ihre Fortschritte können sie direkt am Bildschirm ablesen und sich so selbst gut motivieren, weiter zu machen.

Darüber hinaus bewirkt die Nutzung dieses Instrumentes eine erhöhte Bewusstseinsbildung für das Stresserleben und den Umgang mit Stress, was sich dann auf das Verhalten im Alltag in vielfältigen Formen positiv auswirkt. Dennoch sollte das Verfahren nicht als Einzelmaßnahme, sondern nur im Kontext eines umfassenden Stressbewältigungs- bzw. Gesundheitsprogramms, eingesetzt werden.

Weitere Informationen zum Stresspiloten finden Sie unter www.biocomfort.de.

5 Die Welt hinter den Zahlen erkunden

> Die Statistik ist wie eine Laterne im Hafen.
> Sie dient dem betrunkenen Seemann mehr
> zum Halt als zur Erleuchtung.
> *Hermann Josef Abs*

23 Selbsttötungen von Mitarbeitern der France Telekom innerhalb von 18 Monaten. Mit dieser Botschaft war 2009 die Öffentlichkeit schnell sensibilisiert und alarmiert für das Thema psychischer Belastungen in der Arbeitswelt. In solchen Fällen setzt ein Hauen und Stechen um die Verantwortlichkeiten ein, und die unvermeidbare Frage «Wer ist schuld?» überflutet die Diskussionen zum Thema: die Organisation? die Führungskräfte? die Globalisierung? die Gesellschaft? die Betroffenen selbst, oder alle und alles zusammen? Aber Zahlen können nicht sprechen, sie bilden nur ab und erklären nichts. Oft sind es genau diese nackten Zahlen, die Menschen innehalten lassen, um über die Hintergründe nachzudenken. Die Selbsttötungsraten der France Telekom lieferten und liefern immer noch Gesprächsstoff für die Medien. Sie sind der Stoff, aus dem Leitartikel und Talkshows gemacht werden. Dahinter liegen die vergleichsweise wenig spektakulären Daten zu **Krankheitsartenstatistiken** und Gesundheit am Arbeitsplatz wie ein ungeliebter Mantel in der Ecke und werden nur im Notfall hervorgekramt. Haben aber nicht auch die Toten der France Telekom eine lange Krankheitsgeschichte, die vielleicht mit so unspektakulären Daten wie Arbeitsunfähigkeitszeiten und körperlichen sowie seelischen Diagnosegruppen oder auch nur Befindlichkeitsstörungen begann?

Es lohnt daher, einen Blick auf die allgemeinen Daten zu werfen und sie mit den betriebsinternen Zahlen zu vergleichen. Wo weichen die internen Zahlen von den statistischen Durchschnittswerten ab? Was könnte der Grund sein? Welche Konsequenzen ergeben sich daraus?

Teil 1: Wissen und Verstehen

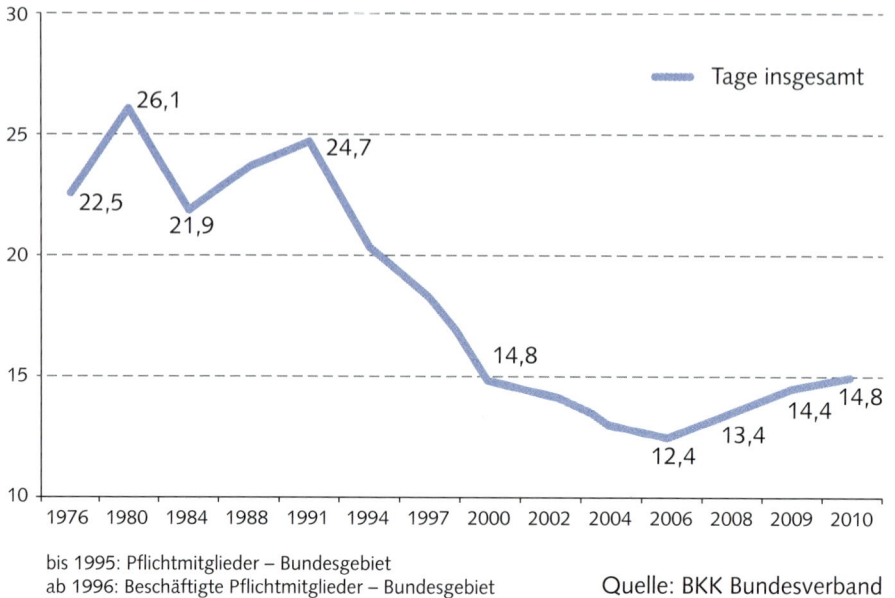

bis 1995: Pflichtmitglieder – Bundesgebiet
ab 1996: Beschäftigte Pflichtmitglieder – Bundesgebiet   Quelle: BKK Bundesverband

Abbildung 3: Entwicklung der Arbeitsunfähigkeitstage je beschäftigtem Pflichtmitglied

Seit Jahren ist die Rangfolge der Krankheitsarten, die zu Arbeitsunfähigkeiten (AU) führen, relativ stabil. Wie Sie in Abbildung 3 sehen, pendeln die AU-Tage insgesamt während der letzten zehn Jahre im Durchschnitt zwischen 14,8 und 12,4 Tagen mit Schwankungen in Abhängigkeit von Region, Branche, Geschlecht, Alter und Betriebsgröße. 2008 lag der Krankenstand aller BKK-Versicherter bei 3,7 %. Die Arbeitsunfähigkeitstage sind seit 2007 zum dritten Mal in Folge etwas angestiegen. Je nach Quelle variieren diese Zahlen leicht – der Trend jedoch ist bei allen Datenerhebungen gleich. Detailliertes Zahlenmaterial dazu finden Sie unter www.bkk.de.

> Die unangefochtene Nummer Eins der Krankheitsartenstatistik sind die Erkrankungen des Bewegungssystems.

Muskel- und Skeletterkrankungen verursachen rund ein Viertel aller AU-Tage. Auf Platz zwei liegen Atemwegserkrankungen, auf Platz drei Verletzungen und Vergiftungen.
Abbildung 4 zeigt, dass **psychische Störungen** mit 12 % an vierter Stelle liegen. Diese Krankheitsgruppe hat die stärksten Zuwächse von allen. Während Herz-Kreislauf-Erkrankungen eine immer geringere Rolle spielen, nehmen die psychischen Störungen dramatisch zu. Auch in der Gruppe der Muskel- und Skeletter-

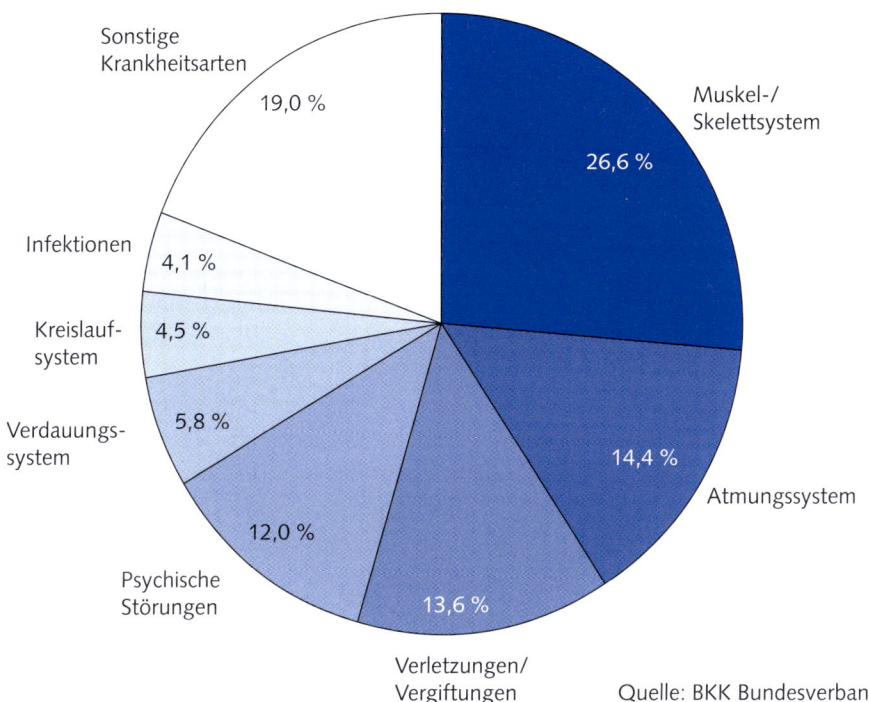

Abbildung 4: Die häufigsten Ursachen für Arbeitsunfähigkeit 2010

krankungen finden sich viele Personen wieder, die ihre psychischen Probleme auf körperlicher Ebene austragen. Ein Rückenschmerz hat gegenüber einer depressiven Verstimmung immer noch einen gesellschaftlichen Vorteil und wird eher als «echte» Krankheit anerkannt. Zugleich suggerieren die Erkrankungen des Bewegungssystems, dass diese Erkrankungsgruppe immer mit harten und damit beweisbaren Daten der Medizin belegt sei. Das ist aber ganz häufig nicht der Fall.

Die Verordnungen für Antidepressiva haben sich seit 2004 teilweise verdoppelt. Vor allem Arbeitslose, aber auch Bankfachleute und viele Beschäftigte in sozialen Berufen nehmen diese Medikamente. In wirtschaftlich schweren Zeiten greifen auch höher qualifizierte Mitarbeiter deutlich mehr zu Psychopharmaka.

Stress und psychische Belastungen differenziert betrachten

Angesichts der dramatischen Zuwachszahlen diskutieren Experten und Betroffene die Ursachen für die Zunahme psychischer Erkrankungen teilweise sehr kontrovers. Arbeitsverdichtung bei gleichzeitigem Personalabbau, Zunahme von Komplexität und Geschwindigkeit in Arbeitsprozessen, gestörte soziale Beziehungen am Arbeitsplatz und mangelnde Arbeitsplatzsicherheit sowie geringe Verlässlichkeit sind **Stressoren**, die den Alltag vieler Beschäftigter kennzeichnen und die zweifellos für viele Mitarbeiter eine hohe Belastung darstellen.

Viele Experten vertreten allerdings die Ansicht, dass die **Enttabuisierung** psychischer Störungen und Erkrankungen es erleichtere, Symptome offener zu benennen und Diagnosen zu kommunizieren, die es schon immer gab, die aber früher gesellschaftlich nicht so akzeptiert wurden wie heute. Mussten psychische Symptome vor wenigen Jahren noch viel mehr hinter körperlichen Erkrankungen wie beispielsweise Rückenschmerzen versteckt werden, so ist es mittlerweile weniger ein Stigma, von psychischer Erschöpfung zu sprechen. Depression, Burnout oder chronisches Erschöpfungssyndrom sind Begriffe der Alltagssprache in Unternehmen und Verwaltungen geworden. Das seelische Erleben, das bis vor wenigen Jahren nicht nur unzureichend thematisiert, sondern in der Arbeitswelt nahezu ausgeblendet wurde, scheint nun mit aller Macht seinen Platz zur beanspruchen. Wie ein Tier, das zu lange zu wenig Bewegungsfreiheit hatte, fordert die Psyche nun ihren Auslauf.

Die Vermutung, dass die kontinuierlich wachsende Anzahl neuer psychischer Diagnosen und therapeutischer Angebote nicht nur den Bedarf decke, sondern manchen Bedarf erst wecke, sollte zumindest berücksichtigt werden, wenn man dieses Phänomen besser verstehen will.

Ein weiterer Erklärungsansatz ist die gestiegene **Erwartungs- und Anspruchshaltung**, die sich wohl durch alle Gesellschaftsschichten zieht. Definierte man in den letzten Generationen Arbeit in aller erster Linie als «reine» Erwerbsarbeit, das heißt, Arbeit hatte vor allem die Funktion, den Lebensunterhalt zu sichern, so sind heute die Wünsche und Ansprüche an den Beruf und die damit verbundene Arbeitsgestaltung deutlich höher. Für die einen muss Arbeit Spaß machen, die anderen möchten ihre Potenziale entwickeln und ausleben, und wieder andere suchen soziale Erfüllung oder gesellschaftliches Prestige. Und dann gibt es noch die Gruppe, die dies alles zusammen wünscht – selbstverständlich auch mit maximaler Entlohnung. Die Medien schüren eine Erwartungshaltung, die nur noch wenige Arbeitgeber befriedigen können. Gleichzeitig hören Jugendliche bei der Berufswahl den gut gemeinten Rat: «Hauptsache, es macht dir Spaß!». Keine Frage, dass die gewählte Arbeit den Neigungen entsprechen soll, aber die Erwartung «Hauptsache immer Spaß» wird wohl kein Arbeitsplatz erfüllen können. Wenn die Ergebnisse der Arbeit zufrieden machen, dann darf der Prozess dahin auch manches Mal mühselig sein. Wenn ich mit Kollegen lachen kann, dann sollte ich auch in der Lage sein, einen längeren Konflikt auszutragen.

Eine **realistische Erwartungshaltung** dazu, welche Bedürfnisse Arbeit befriedigen kann, und eine Erhöhung der Frustrationstoleranz könnten somit wichtige

Aspekte der Prävention von psychischen Belastungen sein. Diese Form der Prävention sollte schon im Elternhaus, in der Schule und in der Ausbildung stattfinden. Eine frühe Vorbereitung auf die möglichen Belastungen des Berufsalltages und eine **Stressimpfung**, bei der junge Arbeitnehmer lernen, mit Belastungsspitzen angemessen umzugehen, schützt nicht nur deren Gesundheit, sondern stärkt auch deren Selbstvertrauen und Leistungsfähigkeit. Ausbilder jeglicher Fachrichtungen tun gut daran, neben fachlichem Wissen auch Techniken des persönlichen Selbstmanagements, der Arbeitsorganisation und der Problembehandlung in ihre Ausbildungsinhalte zu integrieren. Das ist echte Primärprävention und nicht nur Schadensbegrenzung, wie sie im Falle von Stresssymptomen oder auch manifesten Stresserkrankungen in Betrieben angeboten wird.

> Die vereinfachte Darstellung, dass die Belastungen heute höher seien als früher, ist weder hilfreich noch absolut richtig.

Ebenso wenig ist es möglich, allgemein verbindlich zu definieren, in welchem Verhältnis die oben beschriebenen Faktoren zur Zunahme von psychischen Erkrankungen führen. Die Verantwortlichen müssen sich schon die Mühe machen, auf allen drei Ebenen – der persönlichen, der Team- und der Organisationsebene – mögliche Stressoren zu identifizieren. Erst danach können zielorientiert Maßnahmen eingesetzt werden, um entweder die Stressoren zu verändern und/oder die Ressourcen der Mitarbeiter so zu stärken, dass sie diesen Anforderungen besser begegnen können. Die Verantwortung für den Umgang mit psychischen Belastungen liegt sowohl im Betrieb als auch beim Mitarbeiter selbst.

Ihrem Körper ist es egal, ob Ihr Stress beruflich oder privat verursacht ist

Es gehört zu den großen Herausforderungen im modernen Arbeitsleben, den eigenen Stresspegel wahrzunehmen, die Ursachen zu analysieren und angemessen mit den Stressoren umzugehen oder auch die Unveränderbarkeit der Situation zu akzeptieren. Kein Stressbewältigungsseminar kann hierzu Patentlösungen anbieten. Es kann aber helfen zu reflektieren, Grenzen wahrzunehmen und individuelle Möglichkeiten auszuloten. Interessanterweise nehmen sehr viele Menschen ihren Stresspegel ganz gut wahr, häufig aber kennen sie die Faktoren nur ungenügend, die diesen Stress auslösen. So mancher Mitarbeiter fühlt sich am Arbeitsplatz sehr gestresst und psychisch belastet. Er glaubt, dass dieser Stress auch direkt von den Arbeitsverhältnissen abhänge. Erst in der konzentrierten Reflektion erlebt er, dass er seinen Stresspegel schon von zuhause mit an den Arbeitsplatz gebracht hat.

Denn auch im Privatleben haben Komplexität, Anforderungen und Geschwindigkeit enorm zugenommen. Die privaten «Veranstaltungskalender» sind so dicht gefüllt wie nie zuvor. Freizeitaktivitäten, Sport und soziale Kontakte verkommen nicht selten zu aufwendigen «Events», teilweise mit hohem Leistungsanspruch und gesellschaftlichen Eitelkeiten verbunden. Das kostet viele Menschen Zeit und Energie. Statt der erhofften Erholung in der Freizeit kommt es so manchmal nun auch noch zu einer privaten Überforderungssituation. Dann sind manchmal nur noch kleine Reize im Berufsleben notwendig, um das Gefühl auszulösen: «Ich packe es nicht mehr.» Es ist natürlich auch sozial viel akzeptabler, die Stressreaktion mit den großen Herausforderungen der Arbeit zu begründen als mit der selbst veranlassten Überforderung im persönlichen Umfeld.

Daher lohnt ein differenzierter Blick auf die verschiedenen Lebensbereiche und eine Reflexion über die dort erlebte Beanspruchung.

> Für eine kurze Selbstreflexion sind keine betrieblichen Interventionen erforderlich. Sie sollten sie von Zeit zu Zeit als persönliche psychische Hygienemaßnahme anwenden.

Bewerten Sie in **Tabelle 5** Ihre Zufriedenheit für die unterschiedlichen Lebensbereiche. Bitte vergeben Sie für jeden dieser Bereiche Punkte zwischen Null (ich bin maximal unzufrieden / ich habe maximalen Stress) und 10 Punkten (ich bin 100 % zufrieden / ich erlebe keinen Stress). Selbstverständlich sollen Sie die erreichten Zahlenwerte nicht im Sinne einer Diagnose interpretieren. Die Fragen dienen dazu, einen Moment inne zu halten, um sich die eigenen Ressourcen und aktuellen Anforderungen bewusst zu machen. Danach können Sie überlegen, in welchem dieser Lebensbereiche Sie eine Änderung in Angriff nehmen wollen. Das muss nicht zwangsläufig in dem Bereich mit der niedrigsten Punktzahl sein. Sinnvollerweise sollten Sie sich *einen* Bereich aussuchen, in dem Sie möglichst viel **Einfluss zu einer Verbesserung hin** ausüben können. So könnte es beispielsweise sein, dass Sie dem Bereich Arbeitsinhalte aktuell nur wenige Punkte geben und hier auch kaum Gestaltungsmöglichkeiten zu einer Verbesserung hin haben. Gleichzeitig könnten Sie auch unzufrieden mit Ihren sozialen Kontakten sein. Sie haben vielleicht Ihren Freundeskreis vernachlässigt und liegen am Feierabend größtenteils auf dem Sofa vor dem Fernseher. Die Aktivierung Ihrer sozialen Kontakte liegt in Ihrem Einflussbereich, erhöht Ihre Zufriedenheit und kann als gute Ressource für die aktuelle Stressbelastung im Arbeitsleben wirken.

Eine Variante dieser Übung kann darin bestehen, dass Sie *und* ihr Partner oder ein enger Freund – jeder für sich – die Liste ausfüllen. Nachdem Sie beide die Lebensbereiche bepunktet haben, tauschen Sie die Listen aus. Der erste Teil der Übung besteht dann darin, dass Ihr Partner Ihnen erzählt, warum er die Bereiche

Tabelle 5: Selbstreflexion der beruflichen und privaten Stressoren

	Punkte 0-10
Arbeitsmenge: Haben Sie zu viel oder zu wenig Arbeit? Oder erleben Sie die Menge als für Sie genau richtig bemessen?	
Arbeitsinhalte: Entspricht das, was Sie überwiegend tun, genau dem, was Sie gerne tun?	
Arbeitsklima: Verstehen Sie sich mit Kollegen und direkten Vorgesetzten? Freuen Sie sich, ihnen zu begegnen?	
Arbeitsumgebung: Wie sieht Ihr direktes Arbeitsumfeld aus (Räumlichkeiten, Mobiliar, Ergonomie und ästhetische Gestaltung des Arbeitsplatzes)? Gibt es die Möglichkeit, sich für eine Pause zurückzuziehen? Wie zufrieden sind Sie damit?	
Soziale Kontakte: Haben Sie zu viele oder zu wenig soziale Kontakte? Sind es die Kontakte, die Sie sich wünschen und die Ihnen gut tun?	
Partnerschaft: Wie wohl fühlen Sie sich in Ihrer Partnerschaft? Falls Sie in keiner Partnerschaft leben: Wie zufrieden sind Sie damit? (Bitte beachten Sie, dass sie hier nicht Ihren Partner bewerten, sondern die Qualität der Partnerschaft. An dieser sind Sie genauso beteiligt wie Ihr Partner.)	
Familienklima: Wie gut erleben Sie Ihre Beziehungen innerhalb ihrer Familie (Eltern, Geschwister, Kinder und Verwandte)?	
Hobbies und Sport: Haben Sie ein Hobby? Und wie zufrieden sind Sie mit der zeitlichen und inhaltlichen Ausgestaltung?	
Gesundheit: Wie fühlen Sie sich gesundheitlich? Erleben Sie Beeinträchtigungen, die medizinische Versorgung und Therapie erfordern? Müssen Sie regelmäßig Medikamente einnehmen? Gibt es etwas, was Sie wegen gesundheitlicher Beeinträchtigung nicht mehr tun können, was Sie aber gerne täten?	
Entspannung: Gibt es Zeiten, die Sie nur für Ihre ganz persönliche Entspannung reservieren? Reichen Ihnen diese Zeiten aus? Wie zufrieden sind Sie damit?	
Äußere Reize: Haben Sie die richtigen und genügend äußere Reize, wie beispielsweise Reisen oder kulturelle Veranstaltungen?	
Summe	

bewertet hat, wie er sie bewertet hat, ohne dass Sie Ratschläge geben, Einwände formulieren oder gar die Aussagen korrigieren. Sie hören nur zu und versuchen zu verstehen, warum Ihr Partner die Punkte so und nicht anders vergeben hat.

Einen Tag später sind dann Sie dran. Sie erzählen, wie Sie Ihren Stress bzw. Ihre Zufriedenheit in den verschiedenen Bereichen erleben. Auch hier darf Ihr Partner nur Verständnisfragen stellen, keine Erklärungen abgeben oder Ratschläge erteilen. Ihre aktive Beschreibung und laute Formulierung der Bewertung sowie die Verständnisfragen des Partners fördern die Selbstreflexion und innere Klärung. Es fordert viel Disziplin, nur zuzuhören und keinesfalls zu bewerten. Dies ist aber notwendig, damit der Sprechende Zeit und Gelegenheit hat, über seine eigenen Beiträge nachzudenken.

Erst in einem dritten Schritt – am besten mit einer zeitlichen Verzögerung von einigen Tagen – können Sie sich einzelne Lebensbereiche herausnehmen, über die Sie gemeinsam diskutieren können: Welche Verbesserungsmöglichkeiten und Handlungsoptionen haben Sie?

Instandhaltungsmaßnahmen sind bei jeder Maschine im Betrieb oder unserem Auto selbstverständlich. Ebenso stellen wir die jährliche Wartung unserer Zähne nicht in Frage. Wieso glauben wir, dass ein so sensibles und komplexes Gebilde wie unsere Psyche keine regelmäßige Wartung benötige?

Check-up

- Wie vertraut sind uns die Statistiken?
- Kennen wir die betriebsinternen Zahlen?
- Brauchen wir zusätzliches Datenmaterial?
- Wo weichen unsere Zahlen von den Durchschnittswerten ab?
- Was könnte der Grund dafür sein?
- Welche Konsequenzen ergeben sich daraus?
- Führen wir Gefährdungsanalysen zur psychischen Belastung durch? Welche Daten dazu liegen vor?

Teil 2

Beachten und Beleben

6 Vom Wissen zum Tun

> Ich bin nämlich eigentlich ganz anders,
> aber ich komme nur so selten dazu.
> *Ödon von Horvath*

Wer kennt nicht den rauchenden Arzt, den übergewichtigen Physiotherapeuten oder den gestressten Psychologen. Das Wissen um medizinische oder psychologische Fakten der Gesundheitserhaltung ist notwendig, aber keineswegs hinreichend dafür, dass Menschen auch danach leben. Erfolgreiche Verhaltensänderung braucht mehr als einen Ratschlag, denn es geht um die Einleitung und Begleitung komplexer neuropsychologischer und neurobiologischer Prozesse.

Experten wissen seit langem, dass das zentrale Problem in der individuellen wie in der betrieblichen Gesundheitsförderung nicht die Wissensvermittlung ist, sondern die **dauerhafte Veränderung des Verhaltens**.

Um ihre Gesundheit zu erhalten und zu fördern, müssen Menschen bereit sein, ihr Verhalten zu reflektieren, ihr Wissen zu aktualisieren und vor allem ihr Verhalten zu ändern.

Insgesamt betrachtet stellt die **Wissensvermittlung** in der betrieblichen Gesundheitsförderung die kleinste Hürde dar. Sind einmal gute Strukturen gelegt – regelmäßige Gesundheitstage, Informationsveranstaltungen zu bestimmten Themen, Arbeitskreise, Vorträge, Kurse und Seminare – können die Mitarbeiter kontinuierlich ihr Wissen aktualisieren. Der Wissensstand zum individuellen Gesundheitsverhalten hinsichtlich Ernährung und Bewegung ist bei manchen Mitarbeitern sogar außerordentlich hoch. Allerdings besteht – das kann jeder an sich selbst nachvollziehen – eine große Diskrepanz zwischen dem, was Menschen darüber wissen, was für Ihre Gesundheit förderlich wäre, und dem, was sie in ihrem Alltag davon umsetzen. Das gilt für den Laien ebenso wie für den Experten.

Im Gegensatz zum allgemeinen Informationsstand in der individuellen Gesundheitsförderung ist das Wissen um die Strategien innerhalb der betrieblichen Gesundheitsförderung keinesfalls so weit verbreitet oder gar Allgemeingut in Personalabteilungen. Vor allem die Akteure des betrieblichen Gesundheitsmanagements benötigen ein Paket von Faktenwissen und Wissen zur Prozessbegleitung, um Strukturen anzulegen, Analysen sowie Maßnahmen einzuleiten und Evaluationen zielorientiert durchzuführen. Dieses Know-how bietet die Basis für eine erfolgreiche Projektsteuerung. Es ist also keine Frage, dass die Verantwortlichen vor dem Start eines Projektes eine solide Wissensbasis zur Thematik erwerben müssen.

Es wäre hingegen fatal zu glauben, man müsse auch den Mitarbeitern in den Gesundheitsfördermaßnahmen vor allem Sachwissen vermitteln. Verhaltensänderung wird nur selten durch Fakten stimuliert, sie benötigt viel mehr einen starken inneren **Antrieb** und ein persönliches Motiv. Außerdem brauchen Menschen viele **Gelegenheiten**, um neues Verhalten zu erproben und zu üben.

Demnach sollten alle Maßnahmen der betrieblichen Gesundheitsförderung, die das Mitarbeiterverhalten betreffen, vor allem unter dem Aspekt der Verhaltensveränderung und nicht nur der Wissensvermittlung konzipiert werden. Das bedeutet konkret, dass schon in die Planung der Maßnahmen ein Grundkonzept zur Verhaltensänderung einbezogen werden sollte. Das sollte bei jeder Maßnahme (z. B. Umgang mit Stress, Ernährungsverhalten am Arbeitsplatz, Arbeitsorganisation) in drei Schritten geschehen, die im Folgenden näher erklärt werden:

1. Sensibilisierung
2. Selbstreflexion
3. Verhaltensänderung.

Sensibilisierung für das Thema ist immer der erste Schritt

Vor der Verhaltensänderung steht immer die Bewusstseinsbildung und die Überprüfung der Einstellung zum Thema. Zuerst gilt es daher, die Gedanken und Wertvorstellungen der Mitarbeiter zu erreichen. Bei Informationen zur BGF (Flyer, Plakate, Intranetinformationen, Vorträge, Besprechungen …) sollten die Verantwortlichen in möglichst vielen unterschiedlichen und anregend gestalteten Medien das Thema aufgreifen und den Mitarbeitern so die Gelegenheit geben, sich der persönlichen Bedeutung des Themas bewusst zu werden.

Selbstreflexion fördert das Verständnis für die eigene Verhaltenssteuerung

In den Veranstaltungen zur BGF sollte ausreichend Zeit zur Selbstreflexion für das eigene Verhalten eingeplant werden: Wie war mein bisheriges Verhalten? Wie verhalte ich mich in Zeiten hoher Arbeitsbelastung? Was ist daran günstig? Was eher ungünstig? Warum habe ich es bisher nicht geändert? Welche Vorteile würde eine Änderung mit sich bringen? Welche Hürden könnten dabei im Weg stehen? Wie könnte ich sie überwinden? Wer wäre noch von einer Änderung mit betroffen? Was müsste ich anders planen? Was verspreche ich mir von dieser Änderung? usw.

Die Teilnehmer schreiben ihre Gedanken dazu nieder, diskutieren sie mit Kollegen und tauschen sich so darüber aus. Sie erfahren dabei, dass auch Kollegen ähnliche Probleme haben, sie finden u. U. gemeinsame Lösungen, so lernen sie unterschiedliche Perspektiven kennen, und im günstigsten Fall entwickeln sie auch mehr Verständnis für die Position des Kollegen. Einzel- und Gruppenreflexion stellen gerade für Arbeitsteams eine gute Gelegenheit dar, das individuelle Verhalten als auch das Teamverhalten einer kritischen Prüfung zu unterziehen, und danach gemeinsam neue Verhaltensmuster zu entwickeln und zu üben. Diese Art der Gruppenarbeit hat den Vorteil, dass die Mitarbeiter sich auch noch nach der Maßnahme im Berufsalltag an Ihre Vorhaben erinnern und sich gegenseitig in ihren Plänen unterstützen können. Ein Moderator strukturiert und begleitet diesen Prozess, damit am Ende der Arbeit sowohl individuelle als auch teamspezifische Verhaltenspläne stehen und die Diskussionen darüber in konkrete Ergebnisse münden. Oft sind die Ergebnisse auch für die Organisationsebene des Betriebes bedeutsam.

Modelle zur Verhaltensänderung in die BGF als festen Bestandteil integrieren

Die Selbstreflexion ist die Basis der Veränderung, aber häufig noch nicht ausreichend, um das gewünschte Verhalten dauerhaft zu verändern. Die Psychologie hält eine Reihe von Modellen und Theorien vor, mit denen Verhaltensänderung gelingen kann. Zwei dieser Modelle haben sich bei der Veränderung des Gesundheitsverhaltens als besonders hilfreich und vor allem praktikabel in der BGF erwiesen:

- das transtheoretische Modell (TTM)
- das Zürcher Ressourcenmodell (ZRM).

Das transtheoretische Modell nach Prochaska und Di Clemente

> Erfolg bedeutet einmal mehr aufzustehen,
> als man hingefallen ist.
>
> *John F. Kennedy*

Diverse Studien belegen die Wirksamkeit und Praktikabilität dieses Modells. Das TTM wurde insbesondere bei Veränderung von Gesundheitsverhalten untersucht und vielfach bestätigt.

Die Autoren dieses Modells gehen von fünf Stadien der Verhaltensänderung aus:

1. Das Stadium der **Absichtslosigkeit**: «Ich habe nicht vor, irgendetwas zu ändern.» Menschen, die sich in diesem Stadium befinden, haben nicht vor, etwas zu ändern, entweder weil sie kein Problembewusstsein für einen bestimmtes Verhalten haben, oder aber weil sie trotz Problembewusstseins keinen Wunsch nach Veränderung verspüren.

2. Das Stadium der **Absicht**: «Ich möchte in absehbarer Zeit mein Verhalten ändern.» In diesem Stadium ist ein Problem erkannt, und es besteht eine konkrete Absicht, das problematische Verhalten zu verändern, ohne dass jedoch konkrete Maßnahmen eingeleitet werden.

3. Das Stadium der **Vorbereitung**: «Ich plane konkret erste Schritte einer Veränderung und unternehme auch schon erste Schritte in Richtung zu dieser Veränderung.»

4. Das Stadium der **Handlung**: «Ich zeige das gewünschte Verhalten.» In dieser Phase steht das beobachtbare Verhalten im Mittelpunkt, auch wenn dieses Verhalten noch nicht stabil und die Rückfallgefahr noch hoch ist.

5. Das Stadium der **Aufrechterhaltung**: «Ich zeige das gewünschte Verhalten dauerhaft seit mehr als sechs Monaten.»

Diese fünf Stufen gehen, wie in Abbildung 5 dargestellt, spiralartig ineinander über und können sowohl nach oben als auch nach unten verlaufen. Für manche Verhaltensweisen wird noch eine sechste Stufe beschrieben, die sogenannte Stabilisierungsstufe. Sie ist dadurch gekennzeichnet, dass eine hundertprozentige Zuverlässigkeit besteht, das gewünschte Verhalten beizubehalten. Da Experten davon ausgehen, dass in Verhaltensbereichen wie beispielsweise körperlicher Aktivität oder gesunder Ernährung eine lebenslange aktive Auseinandersetzung notwendig

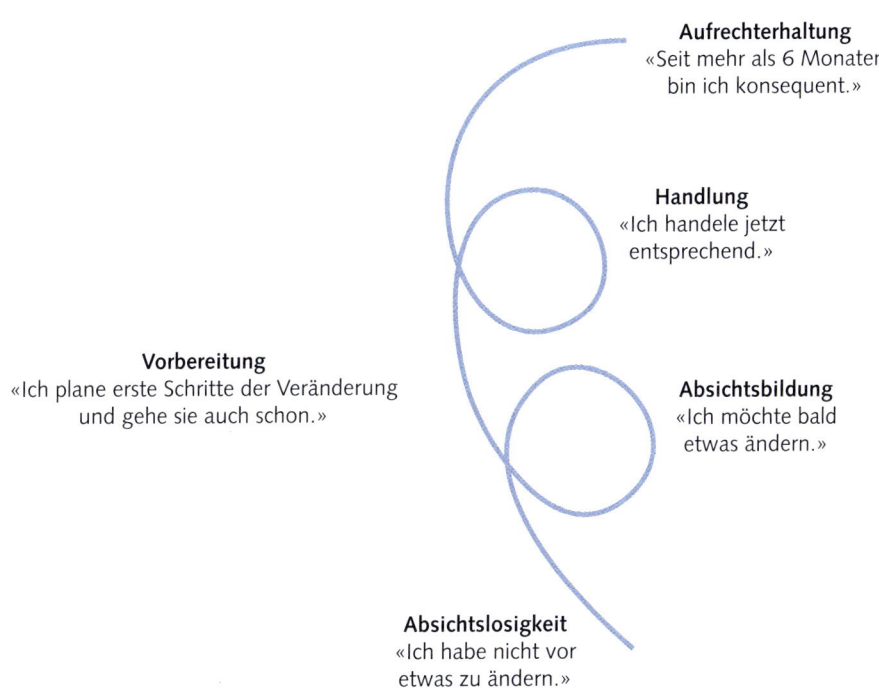

Abbildung 5: Das transtheoretische Modell

sei, um das gewünschte Zielverhalten zu zeigen, ist die Beschreibung dieses sechsten Stadiums eher künstlich.

Der Veränderungsprozess wird im TTM als das zeitliche Durchlaufen dieser unterschiedlichen Stadien beschrieben. Die Zeiträume, während derer Menschen in den einzelnen Stadien verbleiben, können individuell stark variieren. Für eine erfolgreiche Veränderung ist das Durchlaufen der verschiedenen Stufen bedeutsam, da ansonsten ein erhöhtes Risiko für Rückfälle besteht.

Das lineare Durchlaufen der fünf Stufen ist eher eine Ausnahme als die Regel. So wird in diesem Modell das Wechseln in eine niedrigere Stufe als integraler Bestandteil des Veränderungsprozesses beschrieben, daher auch der Name «Spiral- Modell der Verhaltensänderung». Das bedeutet, dass das Verhalten zwischen den einzelnen Stufen nach oben und nach unten wandern kann wie bei einer Spirale.

Insgesamt verhilft die Kenntnis der unterschiedlichen Stufen sowie die Analyse der Frage, in welcher Phase der Mitarbeiter sich mit welchem Verhalten gerade befindet, zur Spezifizierung von Maßnahmen, die in der aktuellen Phase angezeigt sind. Stufenspezifische Maßnahmen führen nachweislich zu einem besseren Ergebnis als rein handlungsorientierte Maßnahmen.

Gerade die Tatsache, dass das Zurückgehen auf eine niedrigere Stufe im Veränderungsprozess normales menschliches Verhalten darstellt, wird von vielen Teilnehmern als große Entlastung erlebt und motiviert viele, an den gesteckten Zielen festzuhalten und Rückfällen zum Trotz nicht vorzeitig aufzugeben.

Viele betriebliche Gesundheitsprogramme starten direkt in der aktivsten Stufe, der 4. Stufe: direkt handeln. Die ersten drei Stufen werden wenig oder gar nicht berücksichtigt, so dass wesentliche Entwicklungsprozesse übergangen werden; damit erhöht sich die Gefahr des Rückfalls in das alte Verhalten drastisch. Befindet sich z. B. eine Führungskraft hinsichtlich ihres Kommunikationsverhaltens den Kollegen gegenüber in Stufe 1 – d. h. sie hat überhaupt keine Absicht, ihr Verhalten zu ändern, weil sie erstens gar kein Problembewusstsein für den eigenen Kommunikationsstil hat und zweitens nicht weiß, dass der Kommunikationsstil ein wichtiger Aspekt von Gesundheitsförderung im Betrieb ist –, dann werden Trainingsprogramme zu diesem Thema keinen langfristigen Effekt zeigen.

Kenntnis und Anwendung des TTM helfen vor allem in der Vorbereitungsphase, die Maßnahmen entsprechend der Bedarfslage besser zu planen und zu organisieren. Experten können durch die Kenntnis der Stufen, in denen sich die Mitarbeiter befinden, die geeigneten Maßnahmen auswählen und in einer zeitlich günstigen Abfolge anbieten. Durch die Vermittlung der verschiedenen Stufen der Veränderung können sich Mitarbeiter besser selbst einschätzen, und sie schützen sich vor Überforderung und den damit verbundenen Frustrationen. Das Selbstmanagement wird verbessert, wenn die Methode parallel mit praktischen Themen der Gesundheitsförderung verzahnt wird. Abbruchquoten in Gesundheitsförderprogrammen können so vermindert werden.

Das Zürcher Ressourcenmodell nach Storch und Krause

> Bewusstsein ist für das Gehirn ein Zustand, der tunlichst zu vermeiden und nur im Notfall einzusetzen ist.
> *Gerhard Roth*

Ähnlich erfolgreich, aber grundsätzlich anders von seinem Theorieverständnis und seiner praktischen Anwendung her, arbeitet das Zürcher Ressourcenmodell (ZRM®). Auch dieses Modell wurde durch wissenschaftliche Studien in seiner Wirksamkeit belegt. Auf www.zrm.ch können Sie unter dem Link «Wirksamkeitsstudien» die Ergebnisse dazu herunterladen.

Das ZRM, das Anfang der Neunziger Jahre von Maja Storch und Frank Krause an der Universität Zürich entwickelt wurde, basiert auf der neurowissenschaftlichen Erkenntnis, dass der überwiegende Teil unserer Handlungen unbewusst gesteuert wird, und dass zum erfolgreichen Lernen sowie für die Verhaltensänderung körperliche, kognitive und vor allem auch emotionale Aspekte eine erhebliche Rolle spielen. Menschliches Verhalten unterliegt zwei unterschiedlichen Bewertungssystemen: dem Verstand (bewusste Steuerung) und den emotionalen Erfahrungen (größtenteils unbewusste Steuerung).

Der überwiegende Teil unseres gesamten Verhaltens unterliegt der **unbewussten Steuerung**. Wir wären heillos überlastet, wollten wir alle unsere Handlungen durch unser Bewusstsein führen. So putzen wir unsere Zähne, schalten im Auto von dem dritten in den vierten Gang, legen unsere Schlüssel immer an dieselbe Stelle (im idealen Fall) und führen viele Alltagstätigkeiten in unbewusster Routine durch. Dasselbe gilt auch für soziale Interaktionen. Die meisten unserer Handlungen sind so automatisiert und werden ohne die Einbeziehung unseres Großhirns durchgeführt, das für die bewussten Handlungen zuständig ist. Dies gilt auch für unser Gesundheitsverhalten. Diese neurobiologisch wertvolle Ökonomie zeigt anderseits ihre Schattenseite, wenn wir ein Verhalten ändern wollen, das wir schon lange Zeit praktizieren.

Untergeordnete Zentren des Gehirns (Mittelhirn, Kleinhirn) initiieren und planen viele unserer Handlungen – ohne dass wir dies bemerken. Das Mittelhirn funktioniert grundsätzlich anders als das Großhirn. Wenn man das Mittelhirn mit einem Computer vergleichen würde, dann würde man von einem riesigen Arbeitsspeicher sprechen, der blitzschnell und sehr komplex agiert. Im Gegensatz zum Großhirn können hier viele Prozesse gleichzeitig ablaufen. Dabei sind die Informationen, die wir von dort erhalten, sehr diffus und detailarm. Alle Erfahrungen eines Menschen werden in Form von Körpergefühlen («somatischen Markern») im Mittelhirn gespeichert, im emotionalen Erfahrungsgedächtnis. Diese somatischen Marker melden sich in Millisekundenschnelle, um eine Situation oder spezifische Anforderung zu bewerten. Beispiel: Sie hören einen Kollegen stöhnen, während er sein Mailprogramm öffnet. Er hat nur einen speziellen Absender gesehen und schon schickt sein Mittelhirn die Botschaft, dass es keine Lust habe, diese Mail zu öffnen.

Das Großhirn dagegen arbeitet sehr langsam (dafür sehr präzise) und öffnet die Mail dann doch. Das Großhirn reagiert mehr auf Wörter und Zahlen, das Mittelhirn auf Bilder, Klänge, Farben und Gerüche. Die emotionalen Zentren, die im Mittelhirn liegen, reagieren nicht auf Sätze wie: «Es wäre jetzt vernünftiger, die zweite Bratwurst nicht zu essen, da dies für deine Gesundheit förderlicher wäre», sondern es lässt sich stimulieren von dem Geruch, der Optik und äußeren Umgebungsfaktoren. Den Kampf zwischen Großhirn (Vernunft) und Mittelhirn (Gefühl) kann wohl jeder Leser an vielen Beispielen seines Alltags nachvollziehen. Es ist überflüssig festzustellen, wer in diesem Kampf meistens der Sieger ist. Das Mittelhirn ist in der Regel der Boss und das Großhirn sein Unternehmensberater.

Im Idealfall sind sie einer Meinung, dann ist die Entscheidung leicht, aber häufig ist das eben nicht der Fall (vgl. Tab. 6).

Es ist also höchste Zeit, sich nicht nur mit der Vernunft, sondern auch mit den Emotionen und unbewussten Automatismen des Mittelhirns zu beschäftigen. Genau das ist der Gegenstand der Arbeit im ZRM. Im Gegensatz zu den bisherigen (meist vergeblichen) Bemühungen, Menschen immer wieder zu ermahnen, sich mehr zu bewegen, vernünftiger zu essen oder achtsamer im Umgang mit Kollegen zu sein, wählt das ZRM den komplexeren Weg der Arbeit mit den unbewussten Mechanismen der Verhaltenssteuerung.

Woher weiß ich, was unbewusst in mir abläuft? Das Mittelhirn sendet seine Informationen über Körpersignale. Sie hören Ihren Kardiologen sagen, dass Sie sich mehr bewegen sollten, am besten dreimal wöchentlich joggen. Ihr Großhirn – Ihre Vernunft – wird dieser Aussage vielleicht zustimmen («Ja, er hat Recht, es wäre gut für meine Gesundheit.»). Ihr Mittelhirn wird diese Information mit alten Erfahrungen abgleichen, die es abgespeichert hat («Das wird anstrengend, du schwitzt und musst dich quälen»); es wird diese Erfahrungen in Form von Körpersignalen weiterleiten: Vielleicht holen Sie tief Luft, wenn Sie daran denken, Sie beißen die Zähne aufeinander, Ihr Nacken wird hart, oder Sie bekommen Druck im Bauch. Diese Körpersignale nennt der Neurowissenschaftler Antonio Damasio «somatische Marker».

Diese somatische Marker fungieren als körpereigenes Bewertungssystem, das als Alarmglocke oder auch als Startsignal wirken kann. Diese Bewertungen laufen häufig unbewusst ab und begründen sich auf individuelle Erfahrungen der Per-

Tabelle 6: Vernunft und Gefühl

Ratio – Vernunft	Emotio – Gefühl
Funktionsweise: bewusst	Funktionsweise: überwiegend unbewusst
Sitz: Großhirn, Hirnrinde	Sitz: Mittelhirn
Arbeitsweise: langsam, nur ein Prozess, wenig Arbeitsspeicher, präzise, detailliert	Arbeitsweise: blitzschnell, komplex, riesiger Arbeitsspeicher, diffus und detailarm
Kommunikation: verbal, schriftlich, elektronisch	Kommunikation: nonverbal, somatische Marker
	Emotionales Erfahrungsgedächtnis: alle Erfahrungen werden hier in Form von Körpergefühlen gespeichert

son. Diese Signale ersetzen nicht das Denken, sondern sie unterstützen Entscheidungsprozesse durch den Abgleich mit möglichen Alternativen.

Über diese somatischen Marker können Menschen eine Verbindung zum Unbewussten aufbauen. Anstatt sich nur zu fragen, ob etwas vernünftig ist (die Antwort kommt aus dem Großhirn), fragen Sie sich: «Wie fühle ich mich körperlich bei dieser Entscheidung?»(die Antwort kommt aus dem Mittelhirn). Was empfinde ich im Rücken, im Bauch? Welche Signale gibt mir mein Körper zu diesem Vorhaben? Leider haben viele Menschen wenig Erfahrung mit der Wahrnehmung solcher Körpersignale. Wir haben mehr Vertrauen in die technische Diagnostik eines Labors als in unser körpereigenes Rückmeldesystem.

Im Idealfall stimmen die Botschaften aus dem Großhirn («es ist vernünftig») und aus dem Mittelhirn («es fühlt sich gut an») überein, und die Wahrscheinlichkeit ist dann hoch, dass dieses Verhalten auch gelebt wird. Ist das aber nicht der Fall, sollte das Ziel so formuliert werden, dass die Bewertungen von Groß- und Mittelhirn synchronisiert werden können. Anstatt also das Ziel «dreimal wöchentlich joggen» zu formulieren, wird nun ein Ziel gesucht, bei dem die somatischen Marker melden: Ja, das fühlt sich gut an, da mache ich mit. Das könnte beispielsweise lauten: Im Büro nehme ich nur noch die Treppen, und ich gehe zweimal wöchentlich schnell spazieren.

Die Haltung bestimmt die Handlung

Verhaltensänderung beginnt mit der Zielformulierung, die völlig individuell an das Erleben der einzelnen Person angepasst werden muss. Wichtig ist die Unterscheidung zwischen Handlungs- und Haltungszielen. Wurde in der Gesundheitsförderung das Augenmerk bisher zu sehr auf die einzelnen Handlungen gelegt (dreimal wöchentlich Sport treiben, weniger Fett essen, Alkohol vermeiden, Rauchen aufgeben), steht im ZRM mehr die **innere Haltung** im Fokus der Aufmerksamkeit. Dabei kann die innere Haltung – es gibt viele innere Haltungen zu vielen verschiedenen Themen – verglichen werden mit einem Computerprogramm, das bei allen Hauptanwendungen des PCs im Hintergrund immer mitläuft. Es filtert beispielsweise Viren aus, ohne dass wir es überhaupt bemerken, es ist immer da und arbeitet ständig mit. So ähnlich kann man sich die Funktion unseres Mittelhirns vorstellen, das bei all unseren Handlungen und Verhalten Bewertungen abgibt, ohne dass wir uns dessen bewusst sein müssen. Es bremst uns, wenn ihm bestimmte Handlungen nicht förderlich erscheinen, oder pusht uns, wenn die Handlung einen Lustgewinn erwarten lässt. Die Befehle des Mittelhirns folgen dem einfachen Prinzip «go» oder «no go». Wenn eine Handlung mit der inneren Haltung übereinstimmt kommt es zum «go».

> Gelingt eine Haltungsveränderung, so folgen die Handlungen dieser Veränderung in vielen Lebensbereichen.

Bei einer geglückten Verhaltensänderung kommt es zu einer Synchronisation von Bewusstem und Unbewussten, von Großhirn und Mittelhirn.

Selbstregulation ist angenehmer als Selbstkontrolle

Die Autoren des ZRM unterscheiden bei der Verhaltensänderung die beiden Formen, die Selbstkontrolle und die Selbstregulation.

Versucht der Mensch, sein Verhalten im Modus der **Selbstkontrolle** zu ändern, dann achtet er ganz bewusst auf sein Verhalten, ist stark konzentriert und kontrolliert. Diese Art der «Arbeit» findet im Denken statt und setzt auf intellektuelle Dauerkontrolle. Dies kostet Kraft und Disziplin. Häufig ist diese Art der Verhaltenssteuerung mit unguten Gefühlen gekoppelt: «Wenn ich nur daran denke, dass ich heute Abend wieder 6 km laufen soll, tun mir schon die Beine weh. Lust habe ich keine, aber ich weiß, dass es für meinen Körper gut ist, also tue ich es.»

Jeder kennt solche Zustände und weiß, dass diese Selbstkontrolle trotz unguter Gefühle gelingen kann – zumindest eine gewisse Zeit. Die Gefahr des Rückfalls ist groß, da menschliche Gehirne nach dem Prinzip funktionieren: «Lust gewinnen und Schmerz vermeiden». Für die Selbstkontrolle ist das Großhirn zuständig, und dieser Teil ist der störanfälligste Bereich des Gehirns. Diese Störanfälligkeit beinhaltet auch, dass es nicht möglich ist, mehrere Prozesse bewusst gleichzeitig durchzuführen. Es gibt also kein Multitasking. Nein, auch Frauen beherrschen das nicht! Das heißt, das bewusste Steuern von Verhalten bedarf unserer vollen Aufmerksamkeit und darf nicht durch andere Gedankenprozesse oder Tätigkeiten gestört werden, die ebenfalls hohe Achtsamkeit benötigen. So werden die besten Verhaltensvorsätze gebrochen, sobald andere Gedanken und Tätigkeiten, die unser Bewusstsein fordern, mit dem noch neu einzuübenden Verhalten konkurrieren. So kann ein Mensch über mehrere Wochen durchaus sein Essverhalten strikt kontrollieren und sich zu einem alternativen Essverhalten zwingen, sobald aber die bewusste Kontrolle fällt – z.B. weil viele neue unvorhergesehene Aufgaben am Arbeitsplatz anstehen, die die Energie in eine andere Richtung kanalisieren –, ist die Gefahr sehr hoch, wieder in das alte Verhaltensmuster zurückzufallen. Selbstverständlich bedarf Verhaltensänderung immer zu einem Teil auch der Selbstkontrolle, die aber bei Überlastung schnell versagt. Faustregel: je höher der Stress, desto problematischer wird die Selbstkontrolle.

Anders sieht es im Modus der **Selbstregulation** aus. Hier fühlt der Mensch keinen Druck und Zwang, sondern angenehme Gefühle begleiten das neu einzuübende Verhalten, und dies gelingt dann auch in stressreichen Situationen. Ob ich in den Modus der Selbstkontrolle oder der Selbstregulierung komme, hängt von dem gewählten und formulierten Ziel ab. Daher ist die personenzentrierte Zielfindung und Formulierung ein zentrales Element im ZRM. Das Ziel bezieht sich dabei weniger auf eine spezifische Handlung als viel mehr auf eine innere Haltung. Um beim oben genannten Beispiel und der Empfehlung des Kardiologen zu bleiben, könnte eine weiterentwickelte Zielformulierung lauten: «Ich bewege mich mit Freude durch den Tag.»

Bilder und Objekte unterstützen den Veränderungsprozess

Stimmen Großhirn und Mittelhirn mit dieser Zielformulierung überein, und die somatischen Marker melden der Person das «Go», dann können sogenannte **Priming-Objekte** die Verhaltensänderung begleiten. Ein Priming-Objekt kann ein Bild oder auch ein Gegenstand sein, mit dem die Person immer wieder konfrontiert wird. Dieses Bild oder das Objekt repräsentiert für die Person in idealer Weise ihr selbst formuliertes Haltungsziel und ist emotional völlig positiv besetzt. Zu der oben genannten Zielformulierung «Ich bewege mich mit Freude durch den Tag» könnte beispielsweise ein Tiermotiv wie das einer springenden Katze dienen. Das Entscheidende bei der Auswahl des Bildes oder des Objektes ist einzig und allein die emotionale Bewertung der Person und die Frage, ob dieses Bild für die Person selbst diese gewünschte innere Haltung voll und ganz symbolisiert.

Wenn dieses Bild gefunden ist, dann wird es vervielfältigt und in möglichst viele Situationen eingebracht: als Desktophintergrund auf dem PC, als Display auf dem Handy, als Bild an der Wand und auf viele andere Darstellungsweisen. Der Phantasie sind hier keine Grenzen gesetzt. Sinn dieser Maßnahme ist die ständige unbewusste Aktivierung der neuronalen Netzwerke, die das Haltungsziel der Person im Mittelhirn festigen. Die visuelle Stimulation durch das selbst gewählte Priming-Objekt geht über das Auge direkt in das Mittelhirn und verursacht auch ohne Beteiligung des Großhirns die Aktivierung des gewünschten Verhaltens.

Die Vermittlung dieses Verfahrens kann sowohl an Einzelpersonen als auch in Gruppen stattfinden. Im Kontext betrieblicher Gesundheitsförderung haben sich Gruppen mit 8–12 Personen bewährt. Das Verfahren kann in Kombination mit bestimmten Gesundheitsthemen, aber auch mit Arbeitsorganisationsmaßnahmen und Führungsthemen sehr unterstützend wirken.

> Kenntnis und Anwendung des ZRM verhelfen den Mitarbeitern zu einem tieferen Verständnis ihres eigenen Veränderungsprozesses und unterstützen oder ermöglichen überhaupt erst ihre Veränderung.

Die Methode ist auf viele Lebens- und Arbeitsbereiche übertragbar und anwendbar. Sie bedarf einer guten theoretischen Einführung und findet dann auch eine hohe Akzeptanz seitens der Mitarbeiter. Allerdings benötigt die Einführung in die Methode sowie die verschieden Arbeitsschritte bis zur nachhaltigen Integration in den Alltag Zeit. Daher sollte sie parallel zu den verschiedenen Gesundheitsthemen dauerhaft als Bildungsmaßnahme für die Mitarbeiter zur Verfügung stehen.

Alle Personengruppen, Mitarbeiter aller Ebenen sowie Führungskräfte profitieren von den Methoden zur Verhaltensänderung. Führungskräfte müssen sich allerdings nicht nur um Verhaltensänderung, sondern auch um Strukturen und Prozesse des BGM kümmern. Die Rolle und das Selbstverständnis der Führungskräfte sind maßgeblich verantwortlich für den Erfolg im BGM und in der BGF.

Check-up

- Wie wichtig ist die Beachtung der Verhaltensänderung für unser aktuelles Projekt?
- Inwieweit wurde das Thema Verhaltensänderung in unsere Überlegungen und Maßnahmen bisher mit einbezogen?
- Welchen Stellenwert wollen wir dem Thema zukünftig geben?
- In welcher Form wollen wir das tun?
- Welcher der innerbetrieblichen Akteure beziehungsweise der externen Experten der betrieblichen Gesundheitsförderung wird zukünftig für dieses Thema zuständig sein?

7 Gesundheit zur Chefsache machen

> Anerkennung ist eine Pflanze, die vorwiegend auf Gräbern wächst.
> *Robert Lembke*

Die **Führungskräfte** sind die erste und wichtigste Zielgruppe im BGM. In der Vielfalt ihrer Aufgaben haben Führungskräfte den Auftrag, wie von einem Leuchtturm herab die unterschiedlichen Handlungsebenen im BGM zu überblicken, zu erkennen, wo welche Ziele zu setzen sind, die richtigen Maßnahmen einzuleiten sowie die Handlungsebenen untereinander zu vernetzen. Sie sind sowohl Mitgestalter von Arbeitsbedingungen als auch Vorbilder für das Verhalten am Arbeitsplatz. Ihr Führungsverhalten hat nachweislich Auswirkungen auf die Gesundheit und Krankheit der Mitarbeiter. Viele Führungskräfte stehen auch selbst unter hohem Druck und handeln häufig auf Kosten ihrer persönlichen Gesundheit. Dabei müssen Leistung und gesundes Alltagsverhalten keine Widersprüche sein.

Führungskräfte können die Gesundheit ihrer Mitarbeiter fördern und ganz gezielt ungenutzte Reserven mobilisieren. Dazu ist es notwendig, dass

- sie gut informiert sind über die Fakten zum Thema
- sie motiviert sind, sich mit den Inhalten und Arbeitsweisen im BGM auseinander zu setzen
- sie sich auch persönlich vom Thema angesprochen fühlen
- sie die Sinnhaftigkeit des Themas und der damit verbundenen Perspektiven in der Arbeitswelt erkennen.

Die Genehmigung eines Budgets, das öffentliche Bekenntnis zur Akzeptanz von Maßnahmen in der betrieblichen Gesundheitsförderung sowie die Freistellung von Mitarbeitern für die Arbeit in einem Gesundheitszirkel sind wichtige Signale, aber keineswegs ausreichend, um die Nachhaltigkeit im BGM zu sichern.

> So lange die Führungskräfte sich nicht mit der Grundidee des BGM absolut identifizieren, so lange laufen alle Einzelmaßnahmen Gefahr, an Fahrt zu verlieren oder mitten im Lauf gestoppt zu werden.

Viele Projekte, die entweder nur mangelhafte Ergebnisse präsentieren konnten oder im Sande verlaufen sind, zeigten eine schwache oder auch gar keine Beteiligung der Führungskräfte. Gerade in der Startphase, in der die Strukturen gelegt und die Ziele definiert werden, ist die Präsenz ausgewählter Führungskräfte unverzichtbar. Dies bedeutet natürlich in diesem Zeitraum einen Mehraufwand für die Betroffenen. Dieser Mehraufwand reduziert sich nach der Implementierungsphase wieder, da viele Aspekte der BGF in alltägliche Abläufe und Entscheidungen integriert werden können. Z. B. werden bei der Neueinrichtung von Arbeitsplätzen, bei der Arbeitszeitregelung, der Neugestaltung der Kantine oder bei der Optimierung von Arbeitsprozessen neben den bisher üblichen Kriterien jetzt auch noch die Kriterien «gesundheitsgerecht» und/oder «altersgerecht» bei Führungsentscheidungen mitberücksichtigt.

Führungskräfte müssen bei der Planung des BGM in vier Rollen angesprochen werden (Abbildung 6):

Die vier Ebenen der Einflussnahme einer Führungskraft

Management. Die Führungskraft integriert Aufgaben des Gesundheitsmanagements und der Gesundheitsförderung in ihre täglichen Arbeitsprozesse und in ihre klassischen Managementaufgaben. Ob bei der strategischen Planung, der Budgetierung, der Organisation von Strukturen und Ressourcen, Mitarbeiterauswahl oder bei der Entwicklung von Zielvereinbarungen – bei allen diesen vielfältigen und komplexen Arbeitsinhalten können Führungskräfte die Ideen und Strategien der mitarbeiterorientierten Gesundheitsförderung integrieren. Langfristig können Führungskräfte dafür sorgen, dass Gesundheitsförderung eine feste Einflussgröße in der Personal- und Organisationsentwicklung wird und als Unternehmenswert grundsätzlich in die strategischen Entscheidungen einbezogen wird.

Vorbildfunktion. Dieser Aspekt wird häufig unterschätzt. Die Vorbildfunktion des Vorgesetzten ist eine wesentliche Einflussgröße für das Gesundheitsverhalten der Mitarbeiter. Gerade die Vorgesetzten, die unmittelbar persönlichen Kontakt zu ihren Mitarbeitern haben und die auch als Vorgesetzte respektiert und geschätzt werden, beeinflussen ihre Mitarbeiter durch eine Vielzahl von Handlungen, Aussagen und häufig sogar durch nonverbale Signale, die sie in unterschiedlichsten Situationen aussenden.

7. Gesundheit zur Chefsache machen

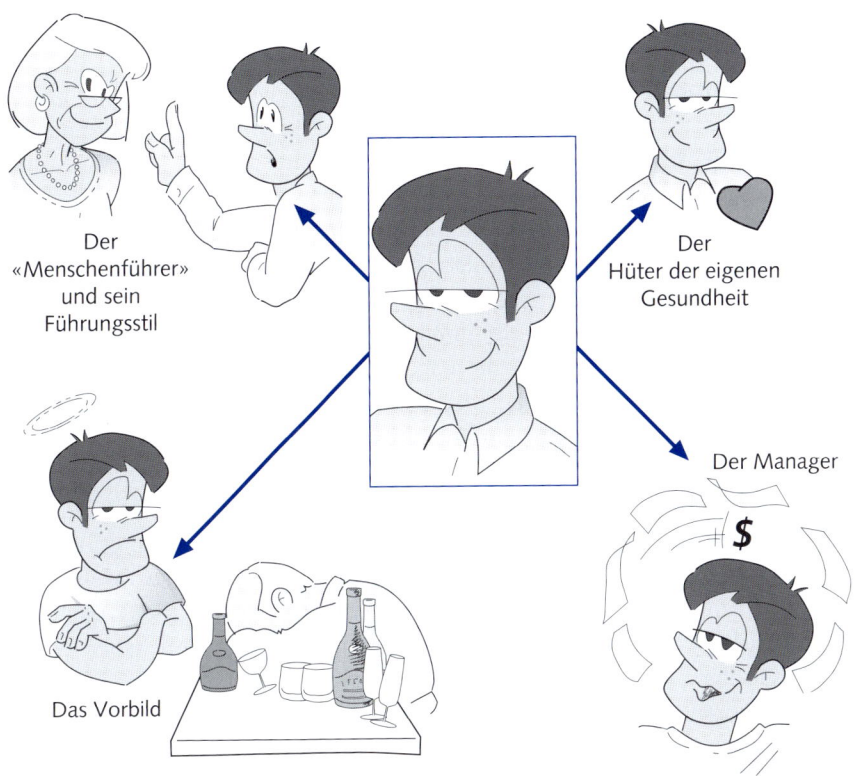

Abbildung 6: Die vier Rollen einer Führungskraft im BGM

Wie weit diese Vorbildfunktion führen kann, zeigt die Geschichte eines jungen Mitarbeiters in der IT-Branche, der mir während eines Stressbewältigungsseminars folgendes erzählte:

> Ich habe einen außergewöhnlichen Vorgesetzten, und ich bewundere ihn sehr. E ist ungeheuer kreativ, fleißig und auch ständig um uns Mitarbeiter bemüht. Er hat immer ein offenes Ohr und findet für jedes unserer Probleme eine Lösung. Allerdings vermittelt er mir schon das Gefühl, niemals mit ihm Schritt halten zu können. Ganz häufig erhalte ich von ihm Mails, die er sogar nachts um zwei Uhr schreibt. Das heißt, dass dieser Mann eigentlich rund um die Uhr im Einsatz ist. Ich bin jetzt auf eine Funktion meines Outlook-Programms gestoßen, mit der ich die Uhrzeit einstellen kann, zu der meine Mails abgeschickt werden. Danach habe ich die Zeit des Versandes für meine Post nach 22:00 Uhr eingestellt, damit mein Chef sieht, dass auch ich maximal belastbar bin. Ich bleibe auch öfter länger am Abend in der Firma, auch wenn nichts ganz Dringendes mehr zu tun ist. Aber wenn ich weiß, dass er noch da ist, habe ich einfach ein schlechtes Gewissen, wenn ich immer vor ihm gehe. Es ist mir natürlich bewusst, dass das völliger Quatsch ist, was ich da tue.

Nicht immer werden die Auswirkungen des Vorgesetzten-Verhaltens so deutlich wie in diesem Fall. Manchmal reicht das Hochziehen der Augenbrauen oder eine ablehnende Körperhaltung beim Beobachten von Ausgleichsübungen der Mitarbeiter am Arbeitsplatz, um ein neu gelerntes Gesundheitsverhalten zu stoppen.

Führungsstil. Arbeitsbeziehungen werden von alleine schlecht – für gute muss man etwas tun. Der Führungsstil ist nachweislich ein zentrales Element des erfolgreichen Gesundheitsmanagements. So gibt es mittlerweile keinen Zweifel mehr daran, dass Führung Gesundheit fördern kann, aber ebenso auch krank machen kann. Letzteres dürfte einfacher sein! Die Tatsache, dass Führungskräfte der mittleren Ebene den Krankenstand ihrer Abteilung im Falle eines Wechsels auch in ihr nächstes Team mitnehmen, zeigt die enge Verbindung zwischen persönlichem Führungsstil und Gesundheit. Das bedeutet, dass der Führungsstil nicht nur unter dem Aspekt der Effizienz der Arbeitsergebnisse, sondern ebenso unter der Perspektive der Gesundheit neu bewertet werden sollte. Der Kommunikationsstil der Vorgesetzten prägt das Arbeitsklima sowie die Unternehmenskultur, und vom Führungsverhalten hängt es maßgeblich ab, ob Arbeitsabläufe reibungslos funktionieren. Gibt es in einem Team klare und eindeutige Aufgabenzuweisungen, erhalten die Mitarbeiter ausreichend Rückmeldungen über die Arbeitsergebnisse, und laufen die Arbeitsvorgänge möglichst störungsfrei ab, dann haben Mitarbeiter vergleichsweise wenig körperliche Beschwerden.

Selbstmanagement. Schließlich wirken Führungskräfte, indem sie sich um ihre eigene Gesundheit kümmern (s. u.).

> Zu Beginn eines jeglichen Projektes der Gesundheitsförderung sollten zunächst die Einstellungen, Handlungen und Zielvorstellungen der Führungskräfte reflektiert, diskutiert und gegebenenfalls neu ausgelotet werden.

Wertschätzung und Biochemie

Eine Arbeitsgruppe des Mannheimer Instituts für Public Health untersuchte stark belastete Menschen hinsichtlich verschiedener Stress- und Gesundheitsfaktoren. Die Forscher analysierten zudem deren Arbeitsbedingungen. Diese Studie (SHAPE-Studie, Frank & Kromm, 2010) belegt, dass alleine die Bewertung folgender Aussage eine zutreffende Prognose über den Gesundheitszustand der Person machen konnte: «Obwohl ich mein Bestes gebe, wird meine Arbeit nicht gewürdigt.» Diese und auch andere Studien belegen, dass **Wertschätzung** im beruflichen Kontext ein Gesundheitsfördermittel ersten Ranges darstellt. So wie das biologische System Wasser zum Überleben braucht, so scheint das psychische System diese Anerkennung und Wertschätzung zum guten Überleben zu benötigen.

Der Kardiologe Siegrist (2005) sieht in mangelnder Wertschätzung ein großes Gesundheitsrisiko. Diese Wertschätzung kann auf den drei Ebenen stattfinden: finanzielle Gratifikation, Möglichkeiten der Weiterentwicklung sowie Lob und Anerkennung. So beschreibt er, dass Mitarbeiter, die sich nicht genügend anerkannt fühlen, deutlich höhere Gesundheitsrisiken tragen. Zum Einen zeigt sich das auf der Verhaltensebene. Sie rauchen mehr, trinken mehr Alkohol, bewegen sich weniger und schlafen schlechter. Zum Anderen lässt sich dies auch bis in die Chemie der Zellen verfolgen. Wenn erwartete Belohnungen ausfallen, dann steigen Stresshormone (Adrenalin, Noradrenalin, Cortisol, CRH) an, und es kommt zu einer veränderten Aktivität im vegetativen Nervensystem. Diese Stresshormone können zu erhöhtem Blutdruck, koronarer Herzerkrankung, langfristig zur Herzmuskelschädigung und im Extremfall sogar zum Untergang von Herzmuskelzellen führen.

Auch die Konzentration des körpereigenen Hormons Dopamin spielt im Stresserleben eine wichtige Rolle. Dopamin ist im Körper u. a. zuständig für den Antrieb, die Energie und die Handlungsbereitschaft. Der Mensch braucht einen bestimmten Dopaminspiegel im Blut, um sich zielorientiert zu bewegen, um sich zu konzentrieren und um sich wohl zu fühlen. Somit könnte man Dopamin auch als Wohlfühl- oder Motivationsdroge bezeichnen. Ist der Dopaminspiegel im Blut dauerhaft niedrig, so erhöht sich das Risiko, dass der Mensch sich «Dopamin-Ersatzstoffe» sucht: Nikotin, Koffein, Alkohol und unter Umständen noch härtere Drogen wie beispielsweise Kokain.

Die biochemischen Zusammenhänge sind äußerst komplex und bisher keineswegs völlig aufgeklärt. Viele Wissenschaftler sind sich aber einig, dass fehlende Wertschätzung im Arbeitsleben ein erhöhtes Risiko für das Auftreten von stressbedingten Erkrankungen birgt. Im Extremfall könnte ein über lange Zeit vorenthaltener sozialer Kontakt zum völligen Kollaps der Motivationssysteme im Gehirn führen. Dies wird beschrieben bei Menschen, die lange Zeit in Einzelhaft oder völliger Isolation verbracht haben. Auch die Zahlen der vorzeitigen Herztode von Raumfahrttechnikern, die plötzlich ihren prestigeträchtigen Job verloren hatten, können ein Hinweis darauf sein, wie eng Emotionen und Herz-Kreislauffunktionen gekoppelt sind.

Der Neurobiologe Joachim Bauer vertritt die These, dass Menschen Beziehungswesen sind, und dass sie sind nicht für ständige Konflikte oder gar Isolation geschaffen sind. Er beschreibt, wie gute Arbeitsbeziehungen und sozialer Rückhalt sich das auf die Produktion der körpereigenen Botenstoffe, körpereigener Opioide und das Hormon Oxytocin auswirken. Diese Substanzen wiederum beeinflussen das Wohlbefinden und die Leistungsfähigkeit. Gute mitmenschliche Beziehungen fördern die Gesundheit und haben sogar Einfluss auf die Lebensdauer (Bauer, 2006).

> Schon Kleinigkeiten wie der Blickkontakt, die Namensnennung, das aufrichtige Lob sowie die gezeigte und vom Mitarbeiter auch wahrgenommene Wertschätzung verändern nicht nur die Befindlichkeit des Mitarbeiters, sondern auch die Biochemie des Körpers. Das ist messbar!

Aus Psychologie wird Biologie, so beschreibt Bauer dieses Phänomen. Aus sozialen und psychischen Einflussfaktoren können handfeste biologische Veränderungen werden, die gesund halten und Menschen motivieren, sich leidenschaftlich für ihre Arbeit zu engagieren. Motivation ist immer auch ein biologischer Prozess, keine psychologische Wunderdroge. Das Belohnungszentrum im Gehirn, das für die Motivationslage verantwortlich ist, reagiert hochsensibel auf Missachtung und kontinuierliche Vernachlässigung von Signalen der persönlichen Akzeptanz und Wertschätzung.

Selbstmanagement – die eigene Gesundheit beachten

> Ein Mensch sagt – und ist stolz darauf – er geh in seinen Pflichten auf.
> Bald aber nicht mehr ganz so munter, geht er in seinen Pflichten unter.
> *Eugen Roth*

Bei allem, was den Führungskräften in diesem Kontext abverlangt wird, darf nicht vergessen werden, dass auch Führungskräfte aktiv ihre Gesundheit schützen und fördern sollten, und dass sie ebenfalls – wie ihre Mitarbeiter – von der psychosozialen Unterstützung durch andere profitieren. Auch die biologischen Motivationssysteme von Führungskräften wünschen sich gute Arbeitsbeziehungen, Anerkennung und soziale Resonanz.

Noch einmal zurück zur SHAPE-Studie: Sie zeigt, dass Führungskräfte aus dem **mittleren Management** sich bei gleicher Arbeitsbelastung gegenüber Vertretern des oberen Managements gestresster fühlten. Die drei stärksten Auslöser für Stress waren Mangel an sozialer Anerkennung, Arbeitsüberlastung und Erfolgsdruck. Die auffälligsten Unterschiede zwischen Persönlichkeitseigenschaften von Führungskräften und Kontrollpersonen waren Tatendrang, verbale Aggressivität und Streben nach Aufmerksamkeit. Niedrige Werte erzielten die Führungskräfte in den Eigenschaften Misstrauen, Nachgiebigkeit und Fröhlichkeit.

Auch die Ergebnisse der sogenannten Whitehall-Studie bestätigen, dass Gesundheit in Abhängigkeit zur Hierarchie steht. Der Name Whitehall steht für einen Bezirk in London, wo besonders viele Behörden angesiedelt sind. Mehr als zehntausend Beamte wurden zur ihrer Arbeitssituation befragt und ärztlich untersucht

(Marmot, 1991). Das Ergebnis: Stressphänomene und gesundheitliche Risiken steigen umso mehr, je niedriger ein Mitarbeiter in der Hierarchie steht. Schon die zweithöchsten Beamten sind in deutlich schlechterer Verfassung als ihre Chefs. Das zeigt sich in der Arbeitsunfähigkeitsquote und sogar in der Sterblichkeitsrate. Die Angestellten der untersten Ebene melden sich dreimal mal häufiger krank als ihre höchsten Chefs, und die Wahrscheinlichkeit, im gleichen Alter zu sterben, ist ebenfalls dreimal so hoch. Die Autoren der Studie ziehen den Schluss, dass nicht die Arbeitsmenge, sondern vielmehr die **Autonomie** der Mitarbeiter eine entscheidende Variable für deren Wohlbefinden und Gesundheit darstellt. Machtlosigkeit, Abhängigkeiten, mangelnde Entscheidungskompetenzen und das Gefühl, nicht Herr der eigenen Zeit zu sein, lassen ein Gefühl von Hilflosigkeit aufkommen und machen krank.

Tabelle 7: Reflexion zum eigenen Gesundheitsverhalten

1. Brauche ich das Wochenende nur noch, um mich zu regenerieren, damit ich in der nächsten Woche meine Leistung wieder erbringen kann?
2. Habe ich das Gefühl, dass meine Leistungs-Belohnungs-Bilanz ausgeglichen ist?
3. Wenn ich krank werde, geschieht dies dann hauptsächlich am Wochenende oder im Urlaub?
4. Wie oft erlebe ich «kleinere» Funktionsstörungen, wie Kopfschmerzen, Nackenbeschwerden, Rückenschmerzen, Magendrücken, Schlafstörungen?
5. Kann es sein, dass ich meine Familie und mein Zuhause nur in Form eines «Boxenstopps» nutze? Schnell auftanken und dann wieder weitermachen?
6. Wie viel Zeit gönne ich mir regelmäßig, um in Ruhe und mit Genuss zu essen?
7. Hat sich mein Konsum an Kaffee, Zigaretten und Alkohol in den letzten Jahren verändert?
8. Wie viele geplante Pausen lege ich an einem normalen Arbeitstag ein? Wie sehen diese Pausen aus?
9. Spreche ich betroffene Personen auf mögliche Konflikte möglichst zeitnah an, und suche ich dann gemeinsam mit ihnen nach einer Lösung?
10. Nehme ich professionelle Unterstützung in Anspruch, wenn ich gesundheitliche oder psychische Belastungen spüre, die ich alleine nicht bewältigen kann?

Welche dieser Fragen hat Sie am meisten nachdenklich gestimmt?
Markieren Sie diese Frage.
Können Sie eine Konsequenz aus der Beantwortung Ihrer Fragen ableiten?

> «Sandwichführungspositionen» (es gibt einen Chef über mir und etliche Mitarbeiter unter mir) bergen hohe Gesundheitsrisiken. Daher sind diese Führungskräfte auch selbst eine wichtige Zielgruppe der betrieblichen Gesundheitsförderung.

Gleichzeitig ist es aber auch diese Gruppe, die an solchen Veranstaltungen nicht immer gerne teilnimmt. Die Gründe sind vielfältig: die hohe zeitliche Belastung, die Angst, mit der Teilnahme eventuell eine Schwäche zu zeigen, nicht leistungsstark zu sein, oder die mangelnde Bereitschaft, sich mit «fachfremden» Inhalten zu beschäftigen.

Vielleicht gehören auch Sie zu dieser Gruppe? Dann beantworten Sie die Fragen in Tabelle7, am besten schriftlich, oder tauschen Sie sich mit einem Kollegen oder Ihrem Lebenspartner darüber aus.

Führungskräfte überzeugen

> Gesagt ist nicht gehört, gehört ist nicht verstanden, verstanden ist nicht einverstanden, einverstanden ist nicht umgesetzt, und umgesetzt ist nicht beibehalten.

Diese Aussage des Verhaltensforschers Konrad Lorenz bestätigt die Erfahrungen in der Vermittlung der Inhalte der betrieblichen Gesundheitsförderung bei vielen Führungskräften. Zwischen der Information zum Thema und der nachhaltigen Umsetzung liegen viele einzelne Schritte, die Sie sorgfältig vorbereiten und begleiten sollten, damit es gelingt, dass Führungskräfte sich mit der erweiterten Rolle und den neuen Aufgaben im betrieblichen Gesundheitsmanagement wirklich identifizieren können.

Die meisten Führungskräfte, insbesondere diejenigen aus dem Personalbereich, sind mit dem Thema betriebliches Gesundheitsmanagement vertraut. Dennoch werden Ihnen manche Führungskräfte mit der Haltung beggenen: «Wozu soll das gut sein?» Nicht alle sind umfassend genug informiert, um genau zu wissen, was sich alles hinter diesem Begriff verbirgt. So verwundert es nicht, wenn nicht alle Führungskräfte und Geschäftsleitungen von Anfang an offen und am BGM interessiert sind. Viele verbinden mit dem Thema – sofern sie sich nicht intensiver damit auseinandergesetzt haben – allgemeine bzw. individuelle Gesundheitsangebote, wie beispielsweise Ernährungsberatung, Stressbewältigung oder auch sportliche Aktivitäten, die dann auch noch während der Arbeitszeit stattfinden sollen. Die Frage, ob diese Art der Gesundheitsförderung nicht eher Privatsache ist und daher eher nicht zu den Verpflichtungen des Arbeitgebers gehört, ist legitim und der Widerstand so mancher Führungskraft dem Thema gegenüber daher verständlich. Die enge Verknüpfung zwischen Gesundheit und Arbeitsorganisation, -prozessen und -beziehungen muss hier ausreichend dargestellt und gewürdigt werden.

Informieren – sensibilisieren – motivieren. Es ist notwendig, in einem ersten Schritt Führungskräfte und Geschäftsleitung über den Sinn, die Ziele und Inhalte der betrieblichen Gesundheitsförderung gut zu informieren ... und sie wieder zu informieren ... und die Information zu wiederholen usw. Es reicht einfach nicht aus, dass Verantwortliche einen Artikel zum Thema lesen oder einen Vortrag zum Thema hören. In der Fülle der Informationen, die Führungskräfte täglich zu verarbeiten haben, in der Fülle der Aufgaben, die sie zu bewältigen haben, bedarf es einer besonders hohen Informationsdichte und vor allem einer hohen Sinnhaftigkeit, um ein neues Thema zu platzieren.

Niedrigschwellige Informationsangebote. Eine gute Gelegenheit zur Information bieten die verschiedenen Meetings von Führungskräften, Personalversammlungen, Zusammenkünfte von Führungskräften und Geschäftsleitung oder auch bestimmte fachspezifischen Tagungen. Hier können Sie BGM als einen Tagesordnungspunkt unter vielen in die Planung mit aufnehmen. Wenn Sie das Thema als eines unter anderen behandeln, ist der Widerstand, etwas Neues aufzunehmen, erfahrungsgemäß relativ gering. Je kürzer der Beitrag, desto sorgfältiger muss er allerdings vorbereitet sein, damit er auch wirklich eine Spur hinterlässt.

Ein Beispiel für eine Präsentation finden Sie in dem Kasten.

Je nach Größe und Struktur eines Unternehmens können Sie ganz unterschiedliche Vorgehensweisen vorschlagen. Idealerweise kann sich nach einer solchen Kurzpräsentation im zweiten Schritt ein **Workshop für die Führungskräfte** anschließen, um die Betroffenen weiter für das Thema zu sensibilisieren. Im Workshop erhalten Führungskräfte differenziertere Informationen und Gelegenheit zur Reflektion: Wie könnte ein BGM unser Rollenverständnis als Führungskraft erweitern? Welche Aufgaben würden sich uns stellen, und wie könnten wir sie bewältigen? Wie viel externe Unterstützung und Beratung benötigen wir? Ich habe es immer wieder als besonders hilfreich erlebt, wenn in solchen Workshops auch die Frage nach dem persönlichen Gesundheitsverhalten der Führungskraft gestellt wurde. Die persönliche Betroffenheit sensibilisiert und stellt einen wirkungsvollen Impulsgeber dar (s. das nachfolgende Fallbeispiel «Gesundheit ist Chefsache»), sowohl in der individuellen Gesundheitsförderung als auch auf betrieblicher Ebene. Die größte Schwierigkeit für die Durchführung eines solchen Workshops ist der enge Zeitplan vieler Führungskräfte. Daher empfehle ich die Zeiteinheit möglichst klein zu wählen, ca. drei bis vier Stunden, mit der Möglichkeit eines Follow-up nach ca. vier bis sechs Wochen.

Um die Führungskräfte in einem dritten Schritt langfristig an das Thema zu binden, bedarf es Best-Practice-Beispielen aus anderen Unternehmen, die belegen,

Beispiel einer Präsentation vor Führungskräften

1. Was beinhaltet BGM und was bedeutet BGF?
2. Warum sollten sich die Führungskräfte mit diesem Thema auseinandersetzen?

Sie können dabei folgende Gründe benennen:
- moralische und ethische Überlegungen (Verantwortung und Fürsorgepflichten des Unternehmens/ Beschäftigungssicherung im Unternehmen)
- Erhalt der Beschäftigungsfähigkeit der älter werdenden Belegschaft
- ökonomische Gründe (Erhalt bzw. Steigerung von Produktivität und Qualität durch leistungsfähige und motivierte Mitarbeiter; mittel- und langfristiges Begrenzen von Lohnnebenkosten)
- Steigerung der Mitarbeiterzufriedenheit und Mitarbeiterbindung
- Verbesserung des Image, Prestigegewinn für das Unternehmen
- die Gesetzeslage.

Eine Reihe von Rechtsvorschriften kann die Argumentation unterstützen, z. B:
- § 20 SGB V: Betriebliche Gesundheitsförderung, Primärprävention und Selbsthilfe durch die gesetzlichen Krankenkassen; Zusammenarbeit mit der gesetzlichen Unfallversicherung
- §§ 1 und 14 SGB VII: Prävention arbeitsbedingter Gesundheitsgefahren durch die gesetzliche Unfallversicherung; Zusammenarbeit mit der gesetzlichen Krankenversicherung. Mit dieser Regelung sowie mit dem Arbeitsschutzgesetz hat der Gesetzgeber 1996 das Verständnis von Arbeitsschutz erweitert.
- Arbeitsschutzgesetz: Gesetz über die Durchführung von Maßnahmen des Arbeitsschutzes zur Verbesserung der Sicherheit und des Gesundheitsschutzes der Beschäftigten bei der Arbeit – regelt die Pflichten der Arbeitgeber sowie Pflichten und Rechte der Arbeitnehmer
- Arbeitssicherheitsgesetz: Gesetz über Betriebsärzte, Sicherheitsingenieure und andere Fachkräfte für Arbeitssicherheit.

3. Was sind die Ziele?
- Förderung von Gesundheit und Wohlbefinden
- Erhalt von Leistungs- und Erwerbsfähigkeit
- Optimierung von Arbeitsprozessen, Produkten und Qualität

4. Wie könnten die ersten Schritte für eine mögliche Umsetzung im Unternehmen aussehen?

wie Maßnahmen im betrieblichen Gesundheitsmanagement erfolgreich und zum Nutzen aller Beteiligten in vergleichbaren Betrieben schon durchgeführt wurden.

Besonders hilfreich ist es, dem Thema Gesundheit einen festen Platz in den unterschiedlichen Besprechungsstrukturen der Führungskräfte zu geben. So wie beispielsweise regelmäßig zum Thema Arbeitssicherheit oder Qualität berichtet wird, so können Sie nun auch das Thema Gesundheit als wichtigen strategischen Ansatz mit in die Tagesordnung aufnehmen.

In dieser Frühphase der Information empfehle ich, einen externen Experten hinzu zu ziehen, der Informationsmedien gut aufbereitet, persönliche Betroffenheit der Führungskräfte erzielen kann, viele Erfahrungsberichte aus anderen Unternehmen mit einbringen kann und damit die Aufmerksamkeit der Führungskräfte besonders binden kann.

Check-up

- Wie wichtig war uns bisher die Einbeziehung der Führungskräfte?
- Inwieweit ist uns das gelungen?
- Welchen Stellenwert wollen wir dem Thema Führung und Gesundheit zukünftig geben? In welcher Form wollen wir das tun?
- Welche Aspekte sollen besonders berücksichtigt werden: a) die Führungskraft als Gestalter von Arbeitsbedingungen, b) die Gesundheit der Führungskraft und ihr Verhalten als Vorbild, c) der Führungsstil als gesundheitsförderndes Element?

Gesundheit ist Chefsache

Die Personalabteilung eines Konzerns der metallverarbeitenden Industrie beabsichtigte, betriebliche Gesundheitsförderung als festen Bestandteil ihrer Personalpolitik einzuführen. Bisher wurden an unterschiedlichen Standorten des Konzerns einzelne Maßnahmen der betrieblichen Gesundheitsförderung angeboten – ohne vorherige Bedarfsanalyse. Diese Angebote wurden von der Belegschaft eher zögerlich angenommen. Kurse, Vorträge und einzelne Gesundheitsaktionen mussten aufgrund mangelnder Nachfrage oder diskontinuierlicher Teilnahme der Mitarbeiter wieder abgesagt werden.

Vor allem die Führungskräfte standen diesen Maßnahmen sehr kritisch bis ablehnend gegenüber. Viele von ihnen bewerteten sie im Sinne von «Nice-to-have-Interventionen». In der Tat konnte in der bisherigen Vorgehensweise und den ausgewählten Gesundheitsprogrammen weder ein Arbeitsplatzbezug noch die Verbindung zur Personalentwicklung gewährleistet werden.

Aufgrund der bisherigen Erfahrungen entschlossen sich die Verantwortlichen der Personalabteilung und die des Bildungswesens gemeinsam, vor der Implementierung eines neu strukturierten Gesundheitsmanagementsystems, vor allem vor den nächsten Angeboten für die Mitarbeiter, zunächst die Führungskräfte aller Ebenen zum Thema umfassend zu informieren. Man wollte gemeinsam mit ihnen über die Chancen und Risiken reflektieren und sie motivieren, sich mit BGM und BGF auseinanderzusetzen.

Aufgrund der hohen zeitlichen Belastung der Führungskräfte und der bis zu diesem Zeitpunkt noch sehr niedrigen Motivation, sich mit dem Thema Gesundheit auseinander zusetzen, plante die Personalabteilung, diese Information und Motivation in zwei Schritten anzugehen.

1. Vortrag: «Die Rolle der Führungskraft im BGM». Dieser Vortrag wurde auf die Tagesordnung schon regelmäßig stattfindender Meetings der verschiedenen Führungsebenen gesetzt. So wurde gewährleistet, dass alle Führungskräfte nach drei Monaten denselben Informationsstand zum Thema hatten. Der Vortrag beinhaltete die wichtigsten Zahlen, Daten und Fakten zum Thema «Arbeit und Gesundheit». Anhand von Best-Practice-Beispielen anderer Firmen wurde der Nutzen für das Unternehmen, für die Mitarbeiter und die Führungskräfte dargestellt. Vor dem Hintergrund des demografischen Wandels in der Arbeitswelt konnten Sinnhaftigkeit und Nutzen eines strukturierten betrieblichen Gesundheitsmanagements verdeutlicht werden. Neben der Vermittlung der harten Zahlen zum Thema war es besonders wichtig, die Führungskräfte auch ganz persönlich mit dem Thema Gesundheit anzusprechen. Nur wenn es gelang, auf persönlicher Ebene der Führungskraft einen Einstellungswandel zu erreichen, würde es möglich sein, das Thema Gesundheit langfristig als festen Bestandteil in die Personal- und Organisationsentwicklung zu integrieren. Daher endete der Vortrag mit ganz persönlichen Reflexionen zum eigenen Gesundheitsverhalten der Führungskräfte. Diese Reflexionen, gekoppelt mit den Informationen, sollten die Führungskräfte dazu veranlassen, sich zur Vertiefung des Themas in einem zweiten Schritt für ein zweitägiges Seminar mit dem Titel «Gesundheit ist Chefsache» anzumelden.

2. Seminar «Gesundheit ist Chefsache». Eine Besonderheit dieses Seminars war es, dass die Geschäftsführung ihre Führungskräfte gemeinsam mit den Ehe- bzw. Lebenspartnern zu einem zweitägigen Seminar außerhalb der Firma einlud. Die Gründe, die Ehe- beziehungsweise Lebenspartner in diese Veranstaltung mit einzubeziehen, lagen auf der Hand: Die Motivation, an einem Seminar teilzunehmen, bei dem es hauptsächlich um die Reflexion des eigenen Gesundheitsverhaltens geht, kann deutlich erhöht werden, wenn die dafür investierte Zeit gleichzeitig einen Nutzen für den Partner mit sich bringt. Gleichzeitig ermöglicht die gemeinsame Teilnahme den Führungskräften, Fortbildung und privates Engagement zu verbinden. Außerdem steht es außer Frage, dass gerade sehr engagierte und zeitlich stark beanspruchte Personen sehr von der Unterstützung durch den Lebenspartner profitieren und mit deren Hilfe ihr Gesundheitsverhalten leichter verändern können. Die gemeinsame Reflektion von Arbeits- und privaten Lebensbedingungen fördert das Verständnis zwischen den Partnern für ihre beruflichen und für ihre ganz persönlichen Bedürfnisse. Gerade dieses verbesserte Verständnis der Partner untereinander kann eine wichtige gesundheitliche Ressource in der Bewältigung eines stressreichen Arbeitslebens von Führungskräften darstellen. Offene und vertrauensvolle Gespräche sowohl der Kollegen untereinander als auch der jeweiligen Partner stellen die gute Basis für eine mögliche Verhaltensänderung dar.

Das Seminar wurde in zwei Blöcken zu jeweils zwei Tagen im Abstand von sechs Monaten durchgeführt. Die Firma wählte einen Tagungsort, der ruhig und mitten in der Natur gelegen war. Ganz bewusst wollte man mit der Wahl der Lokalität Abstand zum Alltagsleben signalisieren. Zudem erschien die Veranstaltung der Firmenleitung als gute Gelegenheit, ihren Führungskräften neben den inhaltlichen Impulsen zum Gesundheitsmanagement auch eine Anerkennung in Form einer kurzen «Auszeit» zu vermitteln. Die Veranstaltungen fanden jeweils freitags und samstags statt. Den Samstag investierten die Führungskräfte aus ihrem privaten Zeitbudget.

Ziele:

- Aktualisierung des Wissens zu den Themen Bewegung, Ernährung und Stress
- vertieftes Verständnis für bio-psycho-soziale Zusammenhänge zur Erhaltung der Gesundheit
- Förderung des Bewusstseins für die Einflussnahme auf das eigene Gesundheitsverhalten und das anderer Menschen, der Kollegen und der Lebenspartner
- Reflektion des eigenen Gesundheitsverhaltens sowohl am Arbeitsplatz als auch im Privatleben
- partnerschaftlicher und kollegialer Austausch über die Möglichkeiten, das Gesundheitsverhalten zu verbessern.

Bei der Konzeption der **Inhalte** stand der Erlebnischarakter im Vordergrund. Dies bedeutete, dass sich die Vermittlung von Wissen zu den Themen Bewegung Entspannung, Ernährung und Stressbewältigung im ersten Teil nur auf die wichtigsten Grundinformationen bezog. Wichtig war es, immer wieder den Bezug zum Arbeitsleben herzustellen und keinesfalls nur allgemeine Gesundheitsempfehlungen zu geben.

Die Teilnehmer hatten viel Gelegenheit, Bewegung und Entspannung am eigenen Leibe zu erfahren und aus verschiedenen Bewegungs- und Entspannungsformen die für sie passenden auszuwählen. Durch geeignete Testverfahren konnten sie ihr eigenes Gesundheitsverhalten einer kritischen Prüfung unterziehen und im Austausch mit ihren Partnern über mögliche Verhaltensänderungen diskutieren.

Bei Bedarf konnten sie schon entscheiden, ob und ggfs. in welcher Form Veränderungen möglich sind. Das Thema Ernährung wurde in Form eines gemeinsamen Kochens in der Hotelküche unter Anleitung einer Ökotrophologin lebendig und lustvoll vermittelt.

Im zweiten Teil der Veranstaltung wurden die Themen theoretisch vertieft. Die Teilnehmer hatten wieder Gelegenheit, weitere praktische Erfahrungen in den Feldern Ernährung, Bewegung und Entspannung zu sammeln. Zusätzliche Selbst-, Paar- und Gruppenreflexionen zu den Themen Arbeitsrhythmen, Regenerationsmöglichkeiten und ihr Bezug zu körperlicher und mentaler Leistungsfähigkeit sowie Ressourcen und Anforderungen im Privatleben unterstützten den weiteren Entwicklungsprozess im Thema.

Ein besonderes Angebot dieses Seminarteiles war die Selbsterfahrung in der Methode der philippinischen Stockkampfkunst «Escrima», als einem Weg zu Klarheit und mehr Gelassenheit. Die Teilnehmer lernten und übten in Paar- und in der Gruppenarbeit mit kurzen Bambusstöcken unterschiedliche vorgegebene Schlagabfolgen. Bei diesen Übungen ging es – wie im Führungsalltag auch – um Rhythmus, Koordination, Klarheit und manchmal auch um «respektvollen» Kampf. In einer dynamischen zweikampfähnlichen Situation mit dem eigenen Partner und auch anderen Partnern mussten die Teilnehmer blitzschnell entscheiden und reagieren. Sie erlebten, wie die Reaktion des Kampfpartners in starkem Maße abhängt von der Klarheit der eigenen Stockführung. Sie mussten stark sein und doch durchlässig, sich abgrenzen und doch flexibel sein, auf Andere zugehen und doch Respekt vor deren und den eigenen Grenzen haben. Ebenso zeigte sich in diesem spielerischen Kampf die Art, mit eigenen Fehlern und denen der Anderen umzugehen.

Die Arbeit mit den Kurzstöcken diente der Entwicklung von Körperbewusstheit, der Achtsamkeit, der Präsenz (Wachheit für den Moment) und der Klarheit. Die Teilnehmer übten sich dabei in Gelassenheit und spürten, dass Gelassenheit zunächst einmal ein körperliches Phänomen ist. Der Sinn der Übung war, sowohl die oben beschriebenen körperlichen Effekte zu spüren, als auch in der anschließenden Reflexion die Parallelen zum Verhalten im Führungsalltag und vielleicht auch in der Partnerschaft deutlich zu machen. Für einige Teilnehmer war die Selbsterfahrung in Escrima in erster Linie ein körperlich stimulierendes und wohltuendes Erlebnis, das Spaß gemacht hat. Für andere Teilnehmer war es ein intensiver Anstoß, sich mit den eigenen Verhaltensweisen im beruflichen und privaten Leben auseinander zu setzen.

Entscheidend für das Gelingen der beiden Seminarteile waren nach Rückmeldung der Teilnehmer:

- der Genuss und die «Lustfreundlichkeit» der angebotenen Aktivitäten
- der klare Abstand von Empfehlungen und stattdessen die Förderung der Autonomie und Selbstreflexion der Teilnehmer durch differenzierte Aufgabenstellungen
- die Förderung der kritischen Reflektion des im Seminar Erlebten und dessen Anwendbarkeit im Arbeitsalltag
- der Unterhaltungswert bei gleichzeitiger Seriosität der Informationen
- der spielerisch- experimentelle Charakter des Angebotes.

Fazit: Der Erfolg aus dem Vortrag und den sich anschließenden beiden Seminarteilen war, dass die Führungskräfte sich einerseits solides Wissen zum Thema Arbeit und Gesundheit angeeignet hatten und somit kompetent den Prozess der Implementierung des BGM begleiten und unterstützen konnten. Ihre Rolle als Führungskraft im Kontext BGM wurde ihnen zunehmend klarer einschließlich der damit verbundenen Aufgaben als Gestalter von Arbeits- und gesundheitlichen Rahmenbedingungen.

Andererseits wurde vielen Führungskräfte auch bewusst, unter welch hohem Druck sie selber stehen und wie häufig sie auf Kosten ihrer persönlichen Gesundheit handeln. Die Rückmeldung einer Führungskraft steht für das Fazit von vielen: «Ich hatte ja schon einiges über betriebliche Gesundheitsförderung gehört und auch gelesen. Ich wusste – rein rational –, wir müssen dieses Thema irgendwie angehen. Aber jetzt weiß ich es nicht nur und kann auf allen Ebenen argumentieren, sondern ich spüre die Sinnhaftigkeit am eigenen Leibe. Es ist auch mein Thema.»

8 Die drei Ebenen der betrieblichen Gesundheitsförderung

> Wer langsam und besonnen geht,
> doch oft zuerst am Ziel steht.
> *Jüdische Spruchweisheit*

Betriebliche Gesundheitsförderung sollte drei Zielebenen umfassen:

- Maßnahmen zur **individuellen** Gesundheitsförderung
- **teamorientierte** Maßnahmen der Gesundheitsförderung
- **organisationsorientierte** Maßnahmen der Gesundheitsförderung.

Wie in Abbildung 7 dargestellt, überschneiden sich die drei Ebenen, wirken wechselseitig aufeinander ein, und gleichzeitig enthält selbstverständlich jede Ebene ebenso Anteile, die nicht in der betrieblichen Gesundheitsförderung enthalten sind.

Das größte und häufigste Missverständnis in der betrieblichen Gesundheitsförderung (BGF) ist die Vorstellung, BGF sei ausschließlich die Anwendung der **individuellen, persönlichen Gesundheitsförderung** im Betrieb. Bei der solchermaßen fehlverstandenen BGF konzentrieren sich die Maßnahmen auf den oberen der drei Kreise. Das bedeutet konkret, dass einzelne Angebote beispielsweise für mehr Bewegung, bessere Ernährung, Raucherentwöhnung oder auch zur Stressbewältigung, gemacht werden. Diese Angebotsform trifft nicht den wahren Kern der BGF. Es ist natürlich begrüßenswert, wenn ein Betrieb solche Maßnahmen anbietet oder auch unterstützt, aber dies alleine reicht keinesfalls aus, um dem Anspruch von BGF gerecht zu werden. Wenn das SAR-Modell (s. Kap. 2:

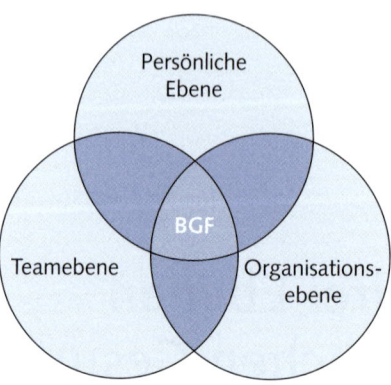

Abbildung 7: Die drei Ebenen der Gesundheitsförderung

Gesundheitsmodelle) als Grundlage des betrieblichen Gesundheitsmanagements genutzt wird, dann man kann Problemen, auch wenn sie sich nur auf individueller Ebene zeigen (beispielsweise erhöhter Blutdruck), nicht nur mit individuellen Verhaltensempfehlungen begegnen. Ist die Verursachung etwa durch chronischen Stress im Team aufgrund schlechter Kommunikationsformen mitbedingt, so werden Empfehlungen für mehr Bewegung oder bessere Ernährung nur wenig oder gar nichts bewirken, zumal Empfehlungen oder gar Belehrungen sowieso zu den schlechtesten Möglichkeiten der Verhaltensbeeinflussung zählen. Liegen Probleme auf der Organisationsebene vor, wie beispielsweise, dass von Mitarbeitern erwartet wird, ihre Arbeiten ständig zu unterbrechen oder «multitaskingfähig» zu sein, so sind Veränderungen der Arbeitsorganisation angezeigt, um den Mitarbeitern Entlastung zu verschaffen. An dieser Stelle wird deutlich, wie wichtig eine Eingangsanalyse für die Bestimmung der Handlungsebene ist, auf der die betriebliche Gesundheitsförderung ansetzen muss, um nachhaltig erfolgreich zu sein. Nur wenn eine messbare Größe der Beeinträchtigung zusammen mit einem Hinweis auf die Verursachungsebene vorliegt, kann man zielorientierte Maßnahmen ergreifen, die langfristig die Gesundheit der Mitarbeiter fördern und stabilisieren.

Andererseits ist ebenso klar, dass es in allen drei Ebenen auch eine Fülle von Maßnahmen gibt, die nicht zwangsläufig der betrieblichen Gesundheitsförderung zuzurechnen sind. So verbleibt ein großer Teil der Selbstverantwortung für die persönliche Gesundheit beim Mitarbeiter – und das sowohl im Privatleben als auch am Arbeitsplatz.

> Im optimalen Fall stärkt betriebliche Gesundheitsförderung sowohl die betriebliche als auch die private Verantwortung.

Dasselbe gilt für die **Team- und Organisationsebene**. Auch hier gibt es eine Reihe von Maßnahmen, die ständig getroffen und auch verantwortet werden müssen, die nicht ausschließlich die Gesundheit der Mitarbeiter im Blick haben können. Es ist aber überaus hilfreich, bei diesen Maßnahmen die gesundheitsfördernde Brille aufzusetzen und die geplanten Entscheidungen auch aus dieser Perspektive mit zu betrachten. So kann beispielsweise die sorgfältig geplante und durchgeführte Umstrukturierung einer Abteilung unter Umständen bessere Arbeitsergebnisse erzielen und gleichzeitig aufgrund verbesserter Arbeitsabläufe den Stress der Mitarbeiter reduzieren. Ein weiteres Beispiel kann eine bauliche Erweiterung oder Neugestaltung von Arbeitsräumen sein. Planen die Verantwortlichen hier frühzeitig unter dem Aspekt Gesundheitsförderung und Arbeitseffizienz, beachten sie Ergonomie, Farbgestaltung, Pausen- und Kommunikationsräume, und berück-

Tabelle 8: Handlungsebenen der BGF: Beispiele für Handlungskonsequenzen nach Ursachenanalyse

Problemfelder	Individuelle Ebene	Teamebene	Organisationsebene
Stress	Entspannungstechniken individuelle Stressbewältigung	Konfliktbewältigung	Arbeitsorganisation optimieren
Rückenbeschwerden	Bewegungstraining	Führungsverhalten optimieren	Ergonomie verbessern Kommunikationskultur optimieren
Übergewicht	Ernährungsumstellung	Stressbewältigungsmethoden im Team	Kantinenverpflegung und Pausengestaltung optimieren
Schlafstörungen	autogenes Training individuelle Empfehlungen zu verbessertem Schlafverhalten	Teamkultur: Arbeits- und Zeitpläne altersgerecht und typenspezifisch gestalten	Schichtmodelle optimieren
Überlastungsgefühle	Methoden des Selbstmanagements, der Selbstorganisation	Teamentwicklungsmaßnahmen zur verbesserten Kooperation im Team	Unternehmenskultur: Bildungsmaßnahmen zum Thema psychosoziale Unterstützung und/oder Verhaltensänderung

sichtigen sie sogar die Bedürfnisse der Mitarbeiter, so müssen die damit verbundenen Kosten nicht zwangsläufig steigen – die Motivation der Mitarbeiter sowie das subjektive Wohlbefinden und die damit verbundene Leistung aber durchaus.

So kann manchmal mit geringem Aufwand ein deutlicher Mehrwert für den Betrieb und den einzelnen Mitarbeiter entstehen. Voraussetzung dafür ist ein Bewusstsein der Führungskräfte und Entscheidungsträger in den Betrieben, das Thema Gesundheit als einen wichtigen Aspekt ihrer Führungsaufgabe zu verstehen. Dies bedeutet, dass erfolgreiches Gesundheitsmanagement stets mit der Information, Bewusstseinsbildung und Motivation der Führungskraft beginnen muss (s. Kap. 7: Gesundheit zur Chefsache machen). Führungskräfte sind die erste und wichtigste Zielgruppe, die ein grundlegendes Verständnis für diese drei Handlungsebenen und deren wechselseitigen Beeinflussung gewinnen muss, damit die richtigen Maßnahmen ergriffen werden und die Nachhaltigkeit gesichert werden kann. Arbeitskreise zum Thema Gesundheit, Gesundheitszirkel oder andere Gremien innerhalb des Betriebes, die Maßnahmen planen und durchführen, sollten diese Ebenen kennen und angemessen berücksichtigen.

> Betriebliche Gesundheitsförderung bedeutet, dass die Verantwortlichen immer die «arbeitsplatzspezifische Brille» aufsetzen, um besser zu verstehen und zu handeln.

In Tabelle 8 finden Sie Beispiele für Maßnahmen in den unterschiedlichen Ebenen.

Die **Eingangsanalyse** entscheidet über die zu wählenden Handlungsebenen. Selbstverständlich können – je nach Ausgangslage – eine, zwei oder auch alle drei Ebenen gleichzeitig ins Visier genommen werden. Diese Ebenen müssen in ihrer gegenseitigen Wechselwirkung verständlich gemacht werden, sie sollten keinesfalls als unabhängige Faktoren bewertet werden.

Sollten in der Eingangsanalyse nur individuelle Werte, wie beispielsweise Blutdruck, Cholesterin oder die Muskelkraft des Rückens eine Rolle spielen, dann würden zwangsläufig die anderen Ebenen ausgeblendet, und es käme zu einer Verzerrung des Auftrages in der BGF. Daher sind auf jeden Fall Analyseinstrumente einzusetzen, die alle drei Verursachungsebenen beleuchten (s. Kap. 13).

Freiwillige oder verbindliche Teilnahme an Maßnahmen der BGF

In vielen Betrieben entbrennt bei der Planung von BGF-Maßnahmen eine heftige Diskussion darüber, ob die Mitarbeiter an diesen Maßnahmen auf freiwilliger Basis teilnehmen können oder aber, ob es eine bindende, ja sogar verpflichtende Teilnahme dafür geben soll. Das häufigste Argument für die ausschließlich freiwillige Teilnahme besteht darin, dass Gesundheit und der Umgang mit der eigenen Gesundheit eine ganz persönliche Angelegenheit sei und der Arbeitgeber daher nicht zur Teilnahme verpflichten dürfe; die Entscheidung für oder gegen BGF-Maßnahmen und damit die Autonomie über den eigenen Körper müssten völlig dem Einzelnen überlassen bleiben. Wie privat Gesundheit beziehungsweise Krankheit ist, sollte in der Tat diskutiert werden. Selbstverständlich haben beide Dimensionen, Gesundheit ebenso wie Krankheit, höchst private und auch intime Anteile. Wenn aber der Arbeitgeber eine Fürsorgepflicht für die Gesundheit des Mitarbeiters hat, die Solidargemeinschaft vor allem finanziell für die Folgen von Krankheit eintritt, darf es dann nicht auch eine Verpflichtung für die Mitarbeiter sein, sich aktiv für ihre Gesundheit einzusetzen?

Diejenigen, die sich für eine verbindliche Teilnahme engagieren, verweisen häufig auf die Anwendung des **Arbeitsschutzes** und dessen bindende Regeln zu Verhalten und Verhältnissen am Arbeitsplatz. Gesundheits- und Arbeitsschutz sowie Gesundheitsförderung bilden in den Augen dieser Gruppe eine Einheit, die nach denselben Regeln in Betrieb gelebt werden soll. Kein Vorgesetzter käme auf die Idee einen Mitarbeiter zu fragen: «Haben Sie Lust, einen Helm anzuziehen? Möchten Sie gerne Sicherheitsschuhe und eine Schutzbrille tragen? Wollen Sie in Ihrer Abteilung einen Feuerlöscher haben?» Der Arbeitsschutz hat eine gesetzliche Grundlage, ganz klare Regeln und Bestimmungen, ist verbindlich für alle Mitarbeiter und wird somit auch nicht infrage gestellt. Auch der **Gesundheitsschutz** ist gesetzlich geregelt. Allerdings lässt er in der Art der Anwendung sehr viel mehr Interpretationsmöglichkeiten und Spielräume zu. Diese Freiheiten sind wichtig und notwendig, bedeuten aber keinesfalls, dass es nur im Ermessen des Einzelnen liegen soll, ob gesundheitsfördernde Arbeitsbedingungen und dazugehörige Maßnahmen genutzt werden.

Das Modell der drei Handlungsebenen kann hier helfen zu differenzieren, wann es angebracht ist, Mitarbeiter in die Pflicht zu nehmen und wann die Beteiligung freigestellt sein sollte.

> Je früher die Mitarbeiter die Unterscheidung zwischen individueller und betrieblicher Gesundheitsförderung und deren gegenseitige Beeinflussungsmöglichkeiten kennen, desto eher wird sich die Diskussion um Freiwilligkeit und Verbindlichkeit abkürzen lassen.

Wie in der Abbildung 7 zu sehen ist, zeigt der Kreis «individuelles Verhalten» eine Schnittmenge mit der Team- und Organisationsebene und ebenso eine freie Fläche, die nicht in Abhängigkeit zur Arbeitswelt steht. Diese Fläche repräsentiert das individuelle Verhalten des Menschen unabhängig von seinem Arbeitsplatz. So muss es ihm selbstverständlich selbst überlassen bleiben, wie viel er sich bewegen möchte, wie er sich ernährt oder ob er in seiner Freizeit raucht und wie er mit privaten Konflikten umgeht. Demzufolge kann (soll?) die Teilnahme an allgemeinen Gesundheitsförderungsmaßnahmen, die nicht arbeitsplatzspezifisch sind, durchaus freigestellt werden. Wenn das individuelle Verhalten des Mitarbeiters allerdings Auswirkungen auf seinen Arbeitsplatz, seine Kollegen oder den gesamten Betrieb hat, dann sollte dieses individuelle Verhalten auch Gegenstand einer verbindlichen Schulung sein. Leiden die Mitarbeiter einer Abteilung beispielsweise unter Stress, und die Analyse deckt als Ursache ungelöste Konflikte im Team auf, so wäre es absurd, eine Schulungsmaßnahme auf freiwilliger Basis anzubieten, bei der nicht die Teilnahme Aller gewährleistet wäre. Hier dient die gesundheitsfördernde Maßnahme sowohl der Gesundheit des Einzelnen als auch der Leistungsfähigkeit der gesamten Abteilung.

Auch die Angebote für Führungskräfte im Kontext Gesundheitsförderung sollten stets verbindlich sein, wenngleich – oder gerade weil – das Thema Mitarbeitergesundheit für sie häufig nicht im Vordergrund steht und immer noch sehr eng mit dem klassischen Unfallschutz verknüpft ist. Gesundheitsorientierte Führung muss neben den Verantwortlichkeiten im Arbeitsschutz zum beruflichen Selbstverständnis einer jeden Führungskraft gehören.

> **Immer dann, wenn die Maßnahme «arbeitsplatzspezifisch» ist, d.h. auf die Verhältnisse oder das Verhalten direkt am Arbeitsplatz zielt, erscheint diese Verbindlichkeit sinnvoll.**

Ein Angebot für Schichtarbeiter zum Thema Schlaf und Regeneration würde sich zwar überwiegend auf individuelles Verhalten im Freizeitbereich konzentrieren, wäre aber insofern arbeitsplatzspezifisch, als es ganz gezielt auf die Anforderungen in der Schichtarbeit und die damit verbundenen Konsequenzen im Freizeitbereich eingeht.

So wie der Arbeitsschutz, bestimmte Informationsveranstaltungen, Weiterbildungen und Schulungen in der Arbeitswelt selbstverständlich zu den Pflichten eines Arbeitnehmers gehören, so sollte dieses Selbstverständnis auch für die Gesundheitsförderung gelten. Wenn es die Pflicht des Arbeitgebers ist, aktiven Gesundheitsschutz zum Nutzen der Belegschaft zu betreiben, dann sollte es ebenso die Pflicht des Arbeitnehmers werden, sich aktiv an diesen Prozessen zu beteiligen.

Besonders gut kann das gelingen, wenn Beschäftigte **so früh wie möglich** in ihrer beruflichen Entwicklung die Verknüpfung zwischen Gesundheits- und Arbeitsverhalten erleben. Wenn Auszubildende schon während ihrer Lehrzeit neben fachlichen Fertigkeiten und betriebsinternen Kenntnissen auch Wissen und Verhaltensstrategien zur Gesundheitsförderung im Betrieb entwickeln, dann werden sie diese in ihrer späteren beruflichen Laufbahn eher als festen Bestandteil ihres Arbeitslebens integrieren können, die auch positive Auswirkungen auf ihr privates Leben haben. Solche «Azubi-Gesundheitsprogramme» müssen natürlich ganz spezifisch auf die jugendliche Zielgruppe zugeschnitten sein und in angemessener Form vermittelt werden.

Check-up

- Wie wichtig ist die Beachtung der drei Handlungsebenen für unser aktuelles Projekt?
- Inwieweit wurden die drei Handlungsebenen in unsere Überlegungen und Maßnahmen bisher miteinbezogen?
- Welchen Stellenwert wollen wir dem Thema zukünftig geben?
- In welcher Form wollen wir das tun?
- Welcher der innerbetrieblichen Akteure, beziehungsweise der externen Experten der betrieblichen Gesundheitsförderung wird zukünftig für dieses Thema zuständig sein?
- Für welche Maßnahmen soll die Teilnahme für welche Zielgruppen verbindlich bzw. freiwillig sein und warum?

Time-out statt Burn-out

Eine Maschinenbaufirma mit verschiedenen Standorten in Deutschland und circa 1200 Mitarbeitern plante in Kooperation mit einer gesetzlichen Krankenkasse ein Projekt zum Thema Mitarbeitergesundheit. Schon während der Vorbereitungs- und der Planungszeit dazu formulierten viele Mitarbeiter immer wieder den Wunsch nach einer Maßnahme, die ihnen helfen soll, sich besser zu organisieren, eine gute Balance zwischen Arbeit und Privatleben zu finden und angemessen mit der zur Verfügung stehenden Zeit umzugehen, um den wachsenden Anforderungen besser begegnen zu können. Die Personalabteilung griff diesen Wunsch auf, und organisierte unabhängig vom Gesamtprojekt eine Maßnahme zum Zeit- und Selbstmanagement. Ganz bewusst hatten sich die Verantwortlichen dazu entschlossen, diese Maßnahme dem Projekt vorzuschalten. Das Bedürfnis der Mitarbeiter wurde so häufig und so klar formuliert, dass keine weiteren Mitarbeiterbefragungen oder andere Analyseinstrumente zur Bedarfserhebung nötig gewesen waren. Außerdem versprach man sich von der schnellen Umsetzung, dass die Sensibilität für das kommende Gesundheitsprojekt und die Thematik Arbeit und Gesundheit erhöht werde.

Bei einem Vorgespräch klärte die Personalleitung mit dem externen Referenten die Ziele der Geschäftsleitung und der Mitarbeiter. Ebenso wurden inhaltliche, didaktische und diverse organisatorische Möglichkeiten der Ausgestaltung im Detail besprochen. Auf der Grundlage dieses Vorgesprächs entwarf der Referent folgenden Ablaufplan einer **Workshopserie «Time-out statt Burn-out»**: ein Workshoptag, danach viermal sechs Stunden im Abstand von jeweils vier Wochen, danach noch einmal einen Tag im Abstand von vier Monaten an allen Standorten der Firma. Die Gruppengröße sollte bei maximal 12 Teilnehmern liegen. Vorzugsweise sollten die Teilnehmer aus einem Team stammen. Diese Organisationsform unterstützt die Auseinandersetzung mit dem Thema ebenso die Verhaltensänderung deutlich besser als die üblichen Blockseminare von zwei oder drei Tagen. Die Teilnehmer erhielten zwischen den einzelnen Workshopblöcken Praxistransferaufgaben, um das neu Erlernte auf seine Alltagstauglichkeit hin zu erproben. Probleme bei der Umsetzung konnten so nachbesprochen und ggfs. im Team gelöst werden. Jeder Teilnehmer erarbeitete sich während der Workshops unter Anleitung ein eigenes Teilnehmermanual, in dem er seine Methoden und Strategien zu einem verbesserten Selbstmanagement entwickelte und beschrieb. Dieses persönliche Handbuch verhalf zur nachhaltigen Integration der Workshopinhalte in den Arbeitsalltag. Die darin enthaltenen Reflexionsaufgaben beinhalteten stets alle drei Handlungsebenen (individuelle Ebene, Team- und Organisationsebene).

Die **Ziele** der Maßnahme waren:

- die Reflexionsfähigkeit der Mitarbeiter hinsichtlich des eigenen Verhaltens zu erhöhen
- Belastungen zu identifizieren und den Einflussbereich zu Reduktion zu nutzen
- Ressourcen zu erkennen, zu nutzen und zu stärken
- alternative Verhaltensmuster zu entwickeln und zu erproben
- ein verbessertes Selbst- und Gesundheitsmanagement.
- die Optimierung von Team- und Organisationsstrukturen hinsichtlich Zeitorganisation und Stressreduktion.

Die **Inhalte** (s. Tabelle 9, S. 108 ff.) unterschieden sich vom konventionellen Zeitmanagement, indem sie einerseits – sehr persönlichkeitsnah – die Fähigkeit der Mitarbeiter förderten, über ihr eigenes Verhalten zu reflektieren, andererseits aber auch die Strukturen auf der Team- und Organisationsebene mit berücksichtigten. Die Wissensvermittlung fand in kleinen interaktiven Lehreinheiten statt, und dafür erhielt die Verhaltensreflexion und -änderung mehr Raum. In jedem Modul gab es intellektuelle Anregungen und Reflexionen zum Thema. Ab Modul zwei kamen jeweils Wiederholungen aus dem vorangegangen Modul und das Feedback zu den «Transfergaben» hinzu. In jedem Baustein gab es zusätzlich Angebote, auch die körperliche Dimensionen von Selbst- und Zeitmanagement zu erfahren: Entspannungsverfahren, motorische Aktivierungsübungen, Selbsterfahrung zur Wechselwirkung zwischen Körperhaltung und Stresserleben sowie zwischen Atmung, Stimme und Stress.

Der **Gewinn für den einzelnen Mitarbeiter und für das Unternehmen** bestand in mehr Gesundheit und Arbeitseffizienz durch Vermeidung von Multitasking. Ein Beispiel von Mitarbeiter H. zeigt, wie individuelle Stressbewältigung, Gesundheitsförderung und Organisationsänderung positiv ineinander greifen können:

Herr H. ist als Entwicklungsingenieur seit vielen Jahren in der Firma tätig. Er ist ein äußerst gewissenhafter Mann mit sehr viel Erfahrung, und er engagiert sich in der Firma insbesondere auch für die Betreuung der Auszubildenden. Er hat sich für die Workshopserie angemeldet, weil er am Ende eines langen Arbeitstages immer häufiger unzufrieden nach Hause kommt. Er glaubt, seiner Arbeit nicht mehr gerecht zu werden, er fühlt sich nervös und angespannt und hat zunehmend auch mit Schlafstörungen zu kämpfen. In Block drei der Workshopserie hört er von den neurobiologischen Fakten zum Thema Multitasking mit dessen katastrophalen Folgen für den Körper und die Arbeitseffizienz. Im Austausch mit seinen Kollegen wird ihm klar, dass sein ganzer Tagesablauf aus einer einzigen Abfolge von Unterbrechungen in seiner eigentlichen Hauptarbeit, der Konstruktion von Maschinen, besteht. Telefongespräche, Anfragen von Auszubildenden und Kollegen, E-Mails, die sich durch ein akustisches Signal bemerkbar machen, unterbrechen ständig seine Arbeit, so dass er am Ende des Arbeitstages sein selbst gestecktes Ziel nicht erreicht hat. Er steht in dem Dauerkonflikt, auf der einen Seite technische Präzisionsarbeit leisten zu wollen, andererseits jederzeit Ansprechpartner für Kollegen und Auszubildende zu sein. Beide Tätigkeiten sind ihm wichtig, und bei beiden Tätigkeiten hat er permanent ein schlechtes Gewissen, seine Aufgaben nicht ausreichend zu erfüllen.

Nach Baustein drei dokumentierte Herr H. einen typischen Vormittag seines Arbeitslebens: Er beginnt seinen Arbeitstag um 8 Uhr mit einer neuen Konstruktionsaufgabe und führt eine Liste mit der Anzahl der Unterbrechungen, die von außen kommen. Insgesamt notiert Herr H. zu seiner Mittagspause um 12 Uhr 17 (!) Unterbrechungen mit zusammengerechnet ca. 90 Minuten Dauer. Er hat aber keineswegs nur die 90 Minuten in die Mitarbeitergespräche und Telefonate investiert, sondern nach jedem Gespräch bedurfte es erneuter Zeit, um sich in den abgebrochenen gedanklichen Prozess wieder einzuarbeiten. Arbeitswissenschaftler bestätigen, dass schon in 15 Sekunden Unterbrechung so viele neue Informationen anfallen, dass die vorhergehenden Informationen nicht ohne weiteres wieder abrufbar sind. Zudem zeigen viele Studien, dass die meisten Menschen 15 Minuten Zeit brauchen, um sich maximal konzentrieren zu können, so wie dies im Falle von Konstruktionsaufgaben sicherlich auch notwendig wäre. Man kann leicht ausrechnen, dass diese dauernden Unterbrechungen Herrn H. nicht nur körperlichen und seelischen Stress bereiten, und somit seine Gesundheit gefährden, sondern dass auch die Firma wertvolle Zeit und damit Geld verliert. Bei allen Unterbrechungen gilt es also, nicht nur die Zeit der Unterbrechung von der Arbeitszeit abzuziehen, sondern auch die Zeit, die notwendig ist, um sich in den vorhergehenden Prozess wieder einzuarbeiten.

Nach eingehender Diskussion des Phänomens «Multitasking» im Kollegenkreis berichteten viele Mitarbeiter von ähnlichen Erfahrungen. In der Gruppenarbeit kamen die Teilnehmer zu folgender Teillösung: Jeder Mitarbeiter erhält pro Tag eine so genannte «Power Hour». In dieser Stunde wird sein Telefon auf einen Kollegen umgestellt, an seinem Schreibtisch steht eine rote Fahne, die allen anderen signalisiert: «Jetzt bitte nicht stören!» Diese Vorgehensweise wurde sowohl mit der Unternehmensleitung als auch im Team diskutiert, die Sinnhaftigkeit und der Nutzen für alle Beteiligten wurde aufgezeigt, mit dem Ergebnis, dass eine Probephase von drei Monaten festgesetzt wird.

Bei Baustein sechs berichtete Herr H., dass diese Lösung eine Teilentlastung bewirkt habe und er sich diese «Power Hour» vor allen Dingen bei schwierigen Aufgaben gönne. Er habe den Effekt dieser Maßnahme noch steigern können, indem er die Uhrzeit dieser ruhigen Stunde auf seinen biologisch optimalen Rhythmus einstellen konnte, morgens zwischen 10 und 11 Uhr. Er fühle sich nicht mehr so gereizt und sei nun mit seinem Arbeitsergebnis zufriedener. Die innere Unruhe sei deutlich vermindert und seine Durchschlafproblem ebenso. Allerdings sei immer noch eine gewisse Disziplin dazu erforderlich, dass alle Vorgesetzten, Kollegen und auch Azubis diese neue Struktur auch akzeptierten und nicht wieder in ihr altes Verhaltensmuster verfielen: «Da frag ich mal nur ganz kurz Herrn H.»

Durch die gedankliche Auseinandersetzung mit der Thematik habe er auch sein Freizeitverhalten teilweise geändert. Er habe alte Rituale wieder aufleben lassen. Dazu habe ihn die Fünf-Punkte Reflexion des letzten Bausteines veranlasst:

1. abgeschlossen: mit der Illusion, dass eine perfekte Tagesplanung möglich sei, und ich meine Kollegen, die Azubis und mich selbst immer gleichermaßen zufrieden stellen könnte

2. wiederbelebt: die wöchentlichen Teambesprechungen. Das erspart uns viel Ärger und unnötige «Flurgespräche».

3. neu begonnen: Ich gehe zweimal pro Woche mit drei Kollegen walken – das tut mir körperlich gut, und ich kann mich dabei mit den Kollegen austauschen.

4. auf Eis gelegt: Ich wollte die Azubi Betreuung abgeben, aber damit warte ich jetzt doch erst einmal ab.

5. projektiert: Ich möchte in den nächsten drei Jahren endlich meinen Traum verwirklichen und Urlaub in Alaska machen.

Fazit: Zeit- und Selbstmanagement kann ein effektives Instrument der betrieblichen Gesundheitsförderung sein. Es darf sich aber nicht auf die Vermittlung von Theorien, Entspannungstechniken und Strategien beschränken, die nicht konkret an die spezifische Arbeitsplatzsituation gekoppelt sind.

Wissensvermittlung sollte nur einen kleinen Teil der Maßnahme ausmachen. Viel bedeutsamer ist es, die Selbstreflexionsfähigkeit der Mitarbeiter zu fördern, die Stressbewältigungsinstrumente im Kontext der aktuellen Arbeitsplatzsituation zu diskutieren und die Mitarbeiter zu befähigen, im gegenseitigen Austausch individuelle, team- und organisationsspezifische Strategien zu entwickeln. Die gegenseitige Unterstützung im Team erleichtert dabei die Verhaltensänderung des Einzelnen. Die Unternehmensleitung hat die Aufgabe, Organisationsformen und Strukturen zu schaffen, die es Mitarbeitern und Teams ermöglichen, geeignete Maßnahmen auch sinnvoll umzusetzen.

So entsteht ein Mehrwert für die Gesundheit des einzelnen Mitarbeiters, aber zugleich ein Mehrwert für die Produktivität des Unternehmens.

Tabelle 9: Workshopserie «Time-out statt Burn-out»

Teil 1

- Einführung: Was ist «Selbst- bzw. Zeitmanagement» und worin unterscheidet sich das Eine vom Anderen?
- Zeit- und Persönlichkeitstypen: Welcher Persönlichkeitstyp bin ich, und welche Methoden der Organisation passen zu mir?
- Reflexionen zu den Themen: Zeit, Werte, Gesundheit.
- die klassischen Methoden und der systemische Ansatz.
- technikzentrierter Ansatz vs. persönlichkeitszentrierter Ansatz: Brauche ich neue «Zeittechniken», oder möchte ich mein Erleben und Verhalten verändern?
- das Systemische Anforderungs- und Ressourcenmodell für ein besseres Verständnis von Selbst- und Gesundheitsmanagement
- individuelle Zeit- bzw. Stressanalyse: Wo liegen meine individuellen Stressoren?
- Körpererfahrung
- Möglichkeiten der Verhaltensänderung
- Praxistransferaufgabe

Teil 2

- Wiederholung von Teil 1 und Reflexion des Praxistransfers
- die klassischen Instrumente des Zeitmanagements und ihre Chancen, ihre Risken
- die individuell passenden Instrumente finden, die im Team passenden finden
- Stresswarnsignale erkennen (individuell und im Team)
- Stressbewältigungsmethoden im Überblick
- Körpererfahrung
- Möglichkeiten der Verhaltensänderung, Follow-up
- Praxistransferaufgaben

Teil 3

- Wiederholung von Teil 2 und Reflexion des Praxistransfers
- der Mythos «Multitasking», neurobiologische Fakten
- bessere Ergebnisse in kürzerer Zeit erzielen?

- von Pausen, Rhythmen und Ritualen: arbeitsbezogener und persönlicher Mehrwert
- persönliche Biorhythmen erkennen und nutzen
- Körpererfahrung
- Möglichkeiten der Verhaltensänderung, Follow-up
- Praxistransferaufgaben

Teil 4

- Wiederholung von Teil 3 und Reflexion des Praxistransfers
- Kommunikation und Stress
- Kommunikation im Team: entspannter kommunizieren
- unterschiedliche Kommunikationskanäle und daraus resultierende Stressphänomene: verbale, nonverbale, schriftliche und elektronische Kommunikation und deren Fallstricke
- Lösungsansätze
- Körpererfahrung
- Praxistransferaufgaben

Teil 5

- Wiederholung und Reflexion des Praxistransfers
- die Rolle des Körpers in der Stressbewältigung
- körperliche und mentale Strategien der Stressbewältigung
- Entspannungstechniken am Arbeitsplatz
- Stress als Motor und als Ressource
- Körpererfahrung
- Möglichkeiten der Verhaltensänderung – follow up
- Praxistransferaufgaben

Teil 6

nach weiteren vier Monaten:

- Wiederholung und Reflexion des Praxistransfers
- welche meiner/unserer Ideen und Vorhaben sind seit dem letzten Workshop abgeschlossen, wiederbelebt, neu begonnen, auf Eis gelegt, projektiert worden?

- Konsequenzen der bisherigen Veränderungen auf individueller Ebene, auf Team- und Organisationsebene
- was sind die weiteren Ziele, welche weiteren Veränderungen streben wir an: individuell – auf Teamebene – auf Organisationsebene?
- der Zeitplan und die Verantwortlichen
- der «Elchtest»: was könnte mein Vorhaben stören und wie kann ich dem entgegen wirken?
- Abschlussvereinbarung

9 Interne und externe Experten auf Herz und Nieren prüfen

> Experte: ein Spezialist, der über etwas alles weiß und über alles andere nichts.
> *Ambrose Bierce*

Je nach Handlungsebene und Zielsetzung können die anstehenden Aufgaben entweder betriebsintern oder auch mithilfe externer Experten bewältigt werden. Als Grundsatz kann hier gelten: so viel interne Unterstützung wie möglich und so wenig externe Beratung wie nötig.

Sowohl im BGM als auch in der BGF ist Expertenwissen gefragt. Die beiden Handlungsfelder sind jung und nicht immer eindeutig bestimmten Professionen zu zuordnen. Bisher gibt es keine Ausbildung oder ein Studium, das sich speziell auf Prävention, BGM und BGF fokussiert. Die Professionsbezeichnung Gesundheitsmanagement kann durch eine Zusatzqualifikation (Master of Public Health, Master of Science, Master of Business Administration), an Institutionen postgradualer Weiterbildung, an Fachhochschulen oder Universitäten erworben werden. Gesundheitsförderung im betrieblichen Kontext wird für medizinische und pädagogische Berufe immer häufiger als Weiterbildung angeboten. Bis heute gibt es aber keine allgemein verbindlich festgeschriebenen Standards oder Abschlüsse, die einen transparenten Qualitätsstandard garantierten, und an dem Betriebe sich orientieren könnten. Die Weiterqualifizierung reicht von eintägigen Veranstaltungen bis hin zu Angeboten, die über ein Jahr berufsbegleitend durchgeführt werden und durchaus seriöse Curricula als Basis haben. Teilweise treibt der Weiterbildungsmarkt im Gesundheitswesen aber auch seltsame Blüten: ganzheitliche Gesundheitsberater, betriebliche Gesundheitscoaches, Gesundheitsmanager oder «Work and Health Consultants». Hinterfragt man diese neuen «Berufsbezeichnungen», so findet man nicht selten dubiose Kurzausbildungen oder auch selbstkreierte Strategien zweifelhaften Zuschnitts.

Bisher lag der Schwerpunkt in medizinischen Studiengängen und in der Ausbildung medizinischer Assistenzberufe noch immer in der Therapie, und die Prävention war eher ein Stiefkind. Insbesondere die betriebliche Gesundheitsförderung mit ihren ganz besonderen Herausforderungen wurde bisher kaum thematisiert. Das macht die Suche nach geeigneter Beratung nicht leicht.

Viele Anbieter aus den klassischen Gesundheitsberufen – manchmal auch Krankenkassen – übertragen einfach die Strategien der individuellen Gesundheitsförderung auf Betriebe und benennen ihre Dienstleistungen dann «betrieblich», weil sie im Auftrag von Betrieben durchgeführt werden. Das kann natürlich dem Anspruch von BGF nicht gerecht werden.

Anbieter von BGM- und BGF-Maßnahmen

Unterschiedliche Professionen und Institutionen können einen wichtigen Beitrag im BGM und in der BGF leisten, wenn vorher geklärt ist, was genau von ihnen erwartet wird.

Der **Arbeitsmediziner** ist zumeist biomedizinisch aus- und weitergebildet. Er ist versiert in Fragen des Arbeitsschutzes, der Hygiene, in Ergonomie, Technik, Wirtschaft, Recht und Fragen des sozialen Versicherungswesens. Selbstverständlich ist er ausgewiesener Experte in der Diagnostik und Behandlung arbeitsplatzbezogener Erkrankungen. In der Regel hat er eher weniger Erfahrung in Fragen der biopsychosozialen Vorgehensweise der Prävention und ebenso in psychosozialen Fragestellungen. Unabhängig von der Ausbildung lassen die täglichen Arbeitsanforderungen und -belastungen eines Betriebsmediziners häufig wenig Zeit und Raum für zusätzliche Aufgaben der Prävention. Er ist auf jeden Fall ein wichtiges Mitglied im interdisziplinären Team des BGM, und er ergänzt mit seiner Perspektive die Sicht- und Handlungsweisen der übrigen Akteure.

Die **Fachkraft für Arbeitssicherheit** (FAS, SiFa oder FASi) ist ebenso wie der Arbeitsmediziner ein wichtiges Mitglied in Arbeitskreisen, Gesundheitszirkeln oder anderen Organisationsstrukturen des BGM. Der Grundsatz «TOP» steht für die Reihenfolge in der Prävention: zunächst muss die Technik stimmen, dann die Organisationsstruktur, und als drittes steht die Person mit ihrem individuellen Verhalten im Mittelpunkt. Arbeitssicherheit und Arbeitsschutz stellen die Vorrausetzung auf technischer/ergonomischer Ebene sicher, damit Maßnahmen auf Verhaltensebene und Organisationsebene überhaupt sinnvoll aufgelegt werden können.

Viele **Krankenkassen** bieten in unterschiedlicher Form Unterstützung im BGM und in der BGF an. Sie sollten hier kritisch nachfragen, was der Hintergrund dieser Angebote ist. So ist der Vertrieb einer Krankenkasse häufig an der Ausgestaltung von Gesundheitstagen beteiligt und bietet zumeist kostenfrei seine Dienste an. Das Ziel dieser Dienstleistungen ist die Bindung und Neugewinnung von Versicherten. Die Mitarbeiter des Außendienstes oder des Vertriebs sind keine Experten der betrieblichen Gesundheitsförderung. Das merkt man vielen Angeboten auch deutlich an. So habe ich oft erlebt, dass wir von Krankenkassen angefragt wurden, in ihrem Auftrage Leistungen für Firmen zu erbringen, und das einzige Qualitätskriterium, das angesprochen wurde, war der Preis – keine Nachfrage zu den Inhalten, keine Nachfrage zur Qualifikation der Referenten oder gar zur Didaktik.

Ganz anders sieht das Angebot der Krankenkassen aus, die spezielle Fachabteilungen für BGM und BGF führen. Das Gefälle in der Qualität der verschiedenen gesetzlichen Krankenkassen in diesem Angebotspektrum ist enorm. Von hoch qualifizierten Mitarbeitern und ausgefeilten Strukturprogrammen bis hin zu langweiligen, nicht bedarfsorientierten Angeboten finden Sie hier alles.

> Je einfacher und unproblematischer Ihnen die Zusammenarbeit mit einer Krankenkasse am Anfang erscheint, desto größer ist das Risiko, dass das Projekt scheitert. Je komplexer und mühevoller der Anfang, desto größer die Chance für ein nachhaltiges Projekt.

Die **Berufsgenossenschaften** bieten umfangreiche Informationsmaterialien und teilweise auch Schulungen zum Thema an. Das Qualitätsgefälle ist ähnlich groß wie bei den Krankenkassen, aber die Fachinformationen zum jeweiligen Berufsfeld sind hier besonders gut gebündelt und schnell abzurufen. Viele Schulungen sind für die Versicherten kostenfrei. Die Themen sind zumeist auf dem aktuellen Wissenstand und gut angepasst an die jeweilige Berufsgruppe. Die Kooperation mit der eigenen BG ist auf jeden Fall lohnend, um sich geeignete Informationen zu beschaffen oder auch um fachliche Unterstützung zu erhalten. Der Gesetzgeber hat aktuell die verstärkte Zusammenarbeit von Krankenkassen und Berufsgenossenschaften gefordert. Deren unterschiedliche Perspektiven auf die Verhütung arbeitsbedingter Krankheiten können sich hervorragend ergänzen.

Folgende weitere Berufe kommen als Kooperationspartner im BGM und in der BGF in Frage:

- Unternehmensberater
- Sportwissenschaftler
- Physiotherapeuten
- Ergotherapeuten

- Trainer der verschiedensten Bereiche
- Ernährungsberater, Ökotrophologen
- Psychologen
- Pädagogen.

Diese Aufzählung ist weder komplett, noch ist sie entsprechend ihrer Bedeutung aufgelistet. Diese Berufsgruppen können wichtige Beiträge leisten, und doch ist keiner dieser Experten alleine durch seine Berufsausbildung für die das Themenfeld qualifiziert. Weder die Berufsausbildung, ein akademisches Studium noch ein Doktortitel können Ihnen einen Hinweis auf die Qualifizierung in diesem speziellen Arbeitsfeld geben. Ein Studium der **Gesundheitswissenschaften** oder ein Masterabschluss in Public Health können eine gute Grundlage sein, stehen aber noch lange nicht als Erfolgsgarantie.

So ist es durchaus hilfreich, die Experten kritisch nach der Form ihrer Zusatzqualifikation zu befragen (vgl. Tabelle 10). Ein Physiotherapeut beispielsweise, der 25 Jahre Erfahrung in der Behandlung von Patienten mit chronischen Rückenschmerzen hat, eine Ausbildung zum orthopädischen Rückenschullehrer absolviert hat und an Volkshochschulen auch schon diverse Kurse gegeben hat, kann unter Umständen in der betrieblichen Gesundheitsförderung völlig fehl am Platze sein. Sollte er dagegen eine Zusatzausbildung zum physiotherapeutischen Arbeitsplatzberater (ErgoPhysConsult®) nachweisen können, so können Sie davon ausgehen, dass dieser Experte das Wissen der Physiotherapie mit denen der Ergonomie und speziellen Arbeitsabläufen koppeln kann. Er kann somit gut in der BGF arbeiten, ist aber nicht geeignet, im BGM Strukturen anzulegen und sie zu begleiten.

Die Beratung durch Experten aus Medizin, Physiotherapie und Psychologie kann problematisch sein, wenn sich deren Erfahrung und Spezialwissen ausschließlich auf Therapien und Krankheiten beziehen. Sie konzentrieren sich in ihrem Denken und Handeln auf kranke Menschen oder manchmal sogar nur auf deren Krankheiten. Die erste Zielgruppe in der BGF sind aber die «noch» gesunden Menschen in ihren jeweiligen Arbeitswelten. Es handelt sich in der BGF nicht um «Therapie» am Arbeitsplatz. Kranke Menschen zu heilen bedarf grundsätzlich anderer Vorgehensweisen als gesunde Menschen gesund zu erhalten. Daher kann der Einsatz von «reinen» Therapeuten in der BGF ohne Zusatzqualifikation eine Fehlbesetzung sein. Der Opernstar taugt auch nicht unbedingt zum Erfolg auf Popbühnen.

Fatal ist auch die Entwicklung mancher «Unternehmensberater», die BGM und BGF als neue Spielwiesen ausgemacht haben. Mit einem Minimal-, um nicht zu sagen Trivialwissen zum Thema Gesundheitsförderung, einem versierten und kommunikativ geschickten Auftreten und großem Selbstbewusstsein werden Plattitüden über Gesundheit schön verpackt und für viel Geld verkauft. Begriffe wie Ganzheitlichkeit und Nachhaltigkeit verkommen zur Worthülse, und keiner fragt danach, was wirklich dahinter steht. Führungskräfte, die das Thema aus Überzeugung besetzen möchten, selbst aber unter hohem Zeitdruck und hoher Arbeitsbe-

Tabelle 10: Expertencheck

Themen	Fragen, die Sie stellen sollten
Grundausbildung (Gesundheitswissenschaftler, Mediziner, Psychologe, Ökotrophologe, Physiotherapeut, Betriebswirt …)	In welchem Themenbereich haben Sie beruflich mit was die größte Erfahrung? Beruht Ihre Erfahrung mehr auf Therapie oder Prävention? Nach welchem Krankheits- bzw. Gesundheitsmodell arbeiten Sie? Was unterscheidet für Sie die individuelle Prävention von der betrieblichen Prävention?
Zusatzqualifikation BGM oder BGF	Woher beziehen Sie Ihr Wissen im BGM und BGF? Wo sehen Sie Ihre Aufgabe mehr im BGM oder in der BGF? Was qualifiziert Sie dazu?
Didaktische Kompetenzen	Welche didaktischen Konzepte setzen Sie ein? Mit welchen Modellen der Verhaltensänderung arbeiten Sie? Welche Modelle kennen Sie?
Qualität von Materialien (technische Hilfsmittel, Vortragfolien, Arbeitsmaterialien)	Welche Arbeitmaterialien (z. B. im gewerblichen Bereich) bieten Sie an? Wie gewährleisten Sie den Praxistransfer? Beispiele? Wie sehen die Skripte aus? Zielgruppenspezifisch? Lesefreundlich und gut verständlich? Wie sehen die Vortragsfolien aus? Gutes Bildmaterial? Übersichtlich und einfach?
Referenzen zu Projekten	In welcher Firma haben Sie bisher gearbeitet? Welche Art Projekt haben Sie durchgeführt? Was war Ihre Rolle dabei? Wurden die Maßnahmen evaluiert? Wie und mit welchem Ergebnis?
Nachhaltigkeit	Wie sichern Sie die Nachhaltigkeit? Methoden?

lastung stehen, laufen somit Gefahr, etwas in die Hände dieser selbst ernannten Experten abzugeben. Problematisch daran ist nicht nur, dass hier viel Geld für nichts ausgegeben wird, sondern die Glaubwürdigkeit des Themas in der Belegschaft nachhaltigen Schaden nimmt. Dies ist häufig nur schwer wieder gut zu machen.

Eigene Experten ausbilden

> Langfristig sollten vor allem größere Unternehmen oder Verwaltungen dafür sorgen, dass sie selbst interne Experten ausbilden oder ausbilden lassen, um sich zunehmend unabhängiger von externer Beratung zu machen.

Auch wenn spezielle Dienstleistungen der BGF dauerhaft in den Händen externer Anbieter bleiben werden, so sind interne Experten nicht nur aus ökonomischen Gründen, sondern vor allem auch unter qualitätssichernden Aspekten empfehlenswert. Die internen Experten kennen und verstehen ihr Unternehmen, die Arbeitsbedingungen, die Kollegen und die Rahmenbedingungen am besten. Werden diese internen Kenntnisse mit dem Wissen zum BGM und der BGF gekoppelt, dann können ganz betriebsspezifische Lösungen und Angebote geschaffen werden, die von externer Seite häufig nicht zu leisten sind.

Ausbildungen für solche «betriebsinternen Gesundheitsmanager» bieten die verschiedene Berufsgenossenschaften, manche IHKen und private Institute an.

Das interdisziplinäre Team setzt sich dann idealerweise sowohl aus internen als auch externen Experten zusammen. Unverzichtbar im Team sind neben diesen Fachleuten auch die Vertreter der Belegschaft. Die Kombination zwischen betriebsinternen Erfahrungen und dem wissenschaftlichen sowie praktischen Know-how von außen verhilft am ehesten zu guten Lösungen. Je nach Ausgangslage können interne und externe Fachleute gemeinsam Maßnahmen der betrieblichen Gesundheitsförderung mit anderen wichtigen Themen vernetzen und aufbereiten.

Ein wichtiges Beispiel dafür ist der demografische Wandel in der Arbeitswelt. Dieses drängende Problem der Personalentwicklung kann ein kraftvoller Antrieb für die betriebliche Gesundheitsförderung werden.

10 Den demografischen Wandel berücksichtigen

> Die meisten Menschen benutzen ihre Jugend, um ihr Alter zu ruinieren.
> *Jean de la Bruyère*

Der demografische Wandel ist für viele Betriebe ein starkes Motiv, sich mit der betrieblichen Gesundheitsförderung zu beschäftigen. Umgekehrt sensibilisieren Maßnahmen der betrieblichen Gesundheitsförderung auch für die verschiedenen Aspekte des demografischen Wandels. Beide Themen sind eng miteinander verwoben und sind dennoch jedes für sich auch eigenständige Herausforderungen.

Der rasante Anstieg des Altersdurchschnitts in der deutschen Gesellschaft stellt nicht nur eine zukünftige, sondern auch eine gegenwärtige Herausforderung dar, denn wir befinden uns schon jetzt mitten in diesem gewaltigen gesellschaftlichen Wandel, der fast alle Lebensbereiche umfasst. Diese Entwicklung wird sich während der nächsten 50 Jahre nicht umkehren lassen. Wir werden älter, unsere Lebenserwartung steigt weiter kontinuierlich an; gleichzeitig wurden in den letzten dreißig Jahren immer weniger Kinder geboren. Die Auswirkungen spüren wir bereits jetzt in vielen Betrieben. 2010 ist in Deutschland jeder dritte Arbeitnehmer über 50 Jahre alt. Das Durchschnittsalter wird in den nächsten Jahren kontinuierlich weiter steigen, und unsere Arbeitswelt wird sich anpassen müssen. Zurzeit stellen die 50- bis 64-Jährigen etwa 30 % der Bevölkerung im erwerbstätigen Alter, 2020 wird sich dieser Anteil auf fast 40 % erhöhen. Was sich nach nüchterner Statistik anhört, hat auf individueller, betrieblicher und gesellschaftspolitischer Ebene Konsequenzen, die sowohl Anforderungen als auch Chancen darstellen.

> **Die Auseinandersetzung mit dem Prozess des Alterns ist die Voraussetzung für eine gelingende Bewältigung der anstehenden Veränderungen.**

Nutzen wir also den Gestaltungsspielraum, den wir haben und hören wir auf, Katastrophenszenarien der alternden Gesellschaft und deren Folgen für die Arbeitswelt zu beklagen. Das wurde schon an anderen Stellen mehr als ausgiebig getan.

Alt werden wollen alle, aber niemand will alt sein

Auch wenn Alter bestenfalls bei Käse oder Wein ein Qualitätsmerkmal zu sein scheint, ist doch die Alternative zum Älterwerden wenig verlockend.

Das Älterwerden per se unterliegt nicht unserem Einfluss, wohl aber die Gestaltung dieses Prozesses und des Gesundheitszustandes, in dem wir ihn durchlaufen. Betriebe und Organisationen haben ebenfalls erheblichen Einfluss auf die Begleitumstände des Älterwerdens ihrer Mitarbeiter, wie z.B. deren Gesundheit, Leistungsfähigkeit, persönlichen Entwicklung und Lebensqualität. Und die Betriebe werden gesunde, leistungsstarke ältere Mitarbeiter brauchen, wenn sie zukünftig weiterhin wettbewerbsfähig sein wollen. Den Arbeitslosenzahlen von heute steht der Fachkräftemangel von morgen als noch konturenloses Monster gegenüber.

> **Das Risiko der Betriebe liegt weniger in der Veränderung der Gesellschaftsstruktur als im Verharren in alten Denkstrukturen.**

Bis vor wenigen Jahren bestand bei vielen Firmen kluge Personalpolitik im Personalabbau bei älteren Mitarbeitern, in Frühverrentungsprogrammen und Vorruhestandregelungen. Nur junge Teams galten als dynamisch, leistungsfähig und innovationsfreudig. Ist das vielleicht in den Köpfen mancher Personalverantwortlicher heute immer noch so?

Ich erinnere mich an eine Gesprächssituation mit einem Personalreferenten. Es ging um die Konzeption eines Weiterbildungsprogramms zum Thema Gesundheit und Arbeit. Der Personalreferent war Mitte dreißig, und ich war damals Anfang vierzig. Nachdem inhaltliche Fragen im Gespräch geklärt waren, konzentrierten sich die weiteren Fragen auf meine Person als mögliche Referentin für diese Themen. Die Fragen gipfelten in folgender Aussage des Personalreferenten: «Inhaltlich sind wir uns ja einig, organisatorisch ebenso. Es gibt da nur ein Problem … Sie wissen ja, in Ihrem Alter liegt Ihr Verfallsdatum schon recht nahe.» Abgesehen von der mehr als unglücklichen Formulierung dieser Aussage, entlarvte sie die Grundeinstellung dieses Mannes zum Thema Alter, für den jenseits der 40 Jahre der Verfall schon begonnen hat.

Gerade solche Einstellungen prägen Entscheidungen und Handlungen häufig und unbewusst sehr viel mehr als Fakten und Wissen zum Thema. Bevor wir uns also Handlungsstrategien im Kontext demografischer Entwicklung zuwenden, gilt es zunächst, die Einstellung zu älteren Mitarbeitern zu beleuchten und gegebenenfalls auch zu korrigieren. Vielleicht ist unser Personalreferent gar nicht so alleine mit seiner Einstellung (übrigens habe ich den Auftrag trotz des nahe liegenden Verfallsdatums erhalten).

Ab wann ist ein Arbeitnehmer ein älterer Arbeitnehmer – nicht auf dem Papier, sondern in den Köpfen der Kollegen, der Vorgesetzten und der Personalverantwortlichen? Alter ist sicherlich eine Frage der Perspektive und nicht nur des Geburtsjahres. Es ist schwierig, in einer Gesellschaft ein positives Altersbild aufzubauen, in der Jugend an sich als hoher Wert gehandelt und der Alterungsprozess zumeist nur negativ bewertet wird – zumindest optisch möglichst vertuscht werden soll. Jugend steht für Dynamik, Schönheit, Aktivität, Lernbereitschaft, Belastbarkeit und Gesundheit. Alter ist in unserer Gesellschaft häufig assoziiert mit Krankheit, gesunkener Leistungsfähigkeit, geringer Attraktivität, schlechter Lernfähigkeit und mangelnder Innovationsfreude.

Ein **positives Altersbild** ist die Voraussetzung dafür, dass wir mit älteren Belegschaften produktiv und gesund arbeiten können. Das Thema Gesundheit wird im Erleben der Menschen mit steigendem Alter immer wichtiger. Älterwerden bedeutet aber keineswegs auch kränker werden – sofern man natürliche Alterungsprozesse nicht als Krankheit etikettiert. Die Häufigkeit bestimmter Diagnosen steigt zwar im Laufe der Lebensspanne. Ob dies alleine dem Alterungsprozess zuzurechnen ist, bezweifle ich. Ist es nicht vielmehr so, dass wir mit jedem Jahr, das wir länger leben, auch mehr Möglichkeiten bekommen, unsere Gesundheit durch unsere Lebensweise zu schädigen? Ein Herzinfarkt oder ein Bandscheibenvorfall entsteht nicht über Nacht. Beide Erkrankungen bekommen Sie nicht geschenkt – Sie müssen sie sich schon verdienen, richtig etwas dafür tun oder auch vieles unterlassen. Die Entwicklung solcher Krankheiten erstreckt sich über Jahre, und je mehr Jahre Sie leben, umso mehr Zeit haben Sie, Krankheiten gründlich vorzubereiten. Die Methoden dazu sind bekannt: Ignoranz dem eigenen Körper gegenüber, Vernachlässigung der psychischen und physischen Signale, Bagatellisierung erster Symptome mit der darauf folgenden Auslieferung des Körpers an unsere Medizinmaschinerie, die es dann wieder richten soll.

Selbstverständlich gibt es neben den vielen verhaltensbedingten Erkrankungen auch solche schicksalhafter Art, die alleine durch den Lebens- und Arbeitsstil nicht zu beeinflussen sind.

Interessanterweise melden sich 18- bis 25-Jährige häufiger krank als die Gruppe der 60- bis 65-Jährigen. Wenn die älteren Mitarbeiter sich aber krank melden, dann sind sie deutlich länger krank als die Jungen.

Das Bild von den älteren Mitarbeitern verändert sich nur langsam

Auch wenn die Medien allmählich beginnen ein neues Bild des älteren Menschen zu zeichnen, des so genannten «Silver Surfers», so handelt es sich nicht wirklich um eine neue Bewertung des Alterns. Viel mehr wird suggeriert, der ältere Mensch müsse sich nur verhalten wie ein junger und möglichst auch so aussehen, dann sei das Älter werden schon nicht so schlimm. In einer stark visuell geprägten Welt konzentriert sich eine Gesellschaft auf die äußerlich beobachtbaren Merkmale des Älterwerdens. So kommt es zu einer **Überbetonung des biologischen Alterungsprozesses**, der in der Tat nicht nur erfreulich ist:

Ab 30 Jahren vermindern sich Muskelmasse, Muskelkraft, Feinmotorik, Geschicklichkeit, Gleichgewicht, die Ausdauergrenze, die Beweglichkeit und die Fähigkeit zur Sauerstoffaufnahme. Hören, Sehen, Tasten und auch die Reaktionsgeschwindigkeit reduzieren sich ebenfalls – wenn auch individuell unterschiedlich – kontinuierlich im Laufe der Lebensspanne. Betrachtet man die Reduzierung der Sinnesleistungen genauer, so fällt auf, dass sich die Werte gerade im mittleren Lebensalter nur ganz geringfügig nach unten entwickeln. Daher dürfte der Verlust dieser Funktionen vor allem für Jetpiloten, Astronauten oder auch Formel-1-Fahrer im Berufsleben bedeutsam sein.

Die Körperfunktionen verändern sich um 0,5 bis 1,3 % pro Jahr ab dem 30. Lebensjahr. Die körperliche Leistungsfähigkeit beträgt mit 50 Jahren noch zwei Drittel, mit 60 Jahren noch die Hälfte der ursprünglichen Fähigkeiten. Die

Tabelle 11: Defizit- und Kompensationsmodell des Alterns

Defizitmodell (bis ca. 1990)	Kompensationsmodell (Perspektivenwechsel ab 1990)
• Einseitig negative Betrachtungsweise	• Differenzierte Betrachtungsweise
• Fokussiert vor allem biologische Abbauprozesse	• Wandel von Fähigkeiten im Alter: Lernen und Verhaltensänderung
• Alle Menschen altern in der gleichen Art und Weise	• Biographie verdient besondere Berücksichtigung
• Alter ist Abbau	• Große interindividuelle Variabilität, jeder altert anders
	• Die Unterschiede innerhalb bestimmter Altersgruppen sind größer als die zwischen den Gruppen

biologischen Abbauprozesse können durch gezieltes Training deutlich verlangsamt, aber nicht grundsätzlich aufgehalten werden.

Wenn Gesundheitsförderung sich nur auf diese Aspekte konzentrierte, würden wichtige Wachstumspotentiale des Alterns vernachlässigt. Die Mitarbeiter würden mit einer längst überholten defizitorientierten Sichtweise des Älterwerdens konfrontiert, die im Sinne einer sich selbst erfüllenden Prophezeiung fatale Folgen haben könnte.

Hilfreich sind dagegen Programme die sowohl biologische Aspekte berücksichtigen, als auch **psychosoziale Entwicklungsmöglichkeiten** des mittleren und höheren Alters aufzeigen und trainieren. Dies entspricht der neueren kompensationsorientierten Sichtweise, die Mediziner und Psychologen seit den neunziger Jahren lehren (Tab. 11).

Individuelles Expertenwissen besteht vor allem aus Erfahrungsdaten

Der amerikanische Psychologe Gary Klein berichtet in diesem Zusammenhang von einer bemerkenswert erfolgreichen Entscheidung eines älteren Feuerwehrhauptmannes: Eine Feuerwehrmannschaft wird wegen eines Brandes in ein Privathaus gerufen. Alle Anzeichen deuten darauf hin, dass der Brandherd sich in der Küche befinde. Es sieht alles nach einem Routineeinsatz aus. Die Feuerwehrmänner stürzen in die Küche und pumpen massenweise Wasser in die Flammen. Doch das Feuer ist nicht zu bändigen. Plötzlich schreit der Feuerwehrhauptmann: «Alle sofort hier raus!» Bei der Feuerwehr funktioniert noch, was im normalen Arbeitsleben nicht mehr selbstverständlich ist: Alle Feuerwehrleute hören auf das Kommando ihres Vorgesetzten und rennen aus der Küche hinaus ins Freie. Sekunden später bricht der Fußboden, auf dem die Feuerwehrleute eben noch standen, krachend in die Tiefe. Der Feuerwehrhauptmann hatte mit seiner spontanen Entscheidung seinen Leuten das Leben gerettet. Natürlich wollte man von ihm wissen, wie er das voraussehen konnte. Er aber begründete seine Entscheidung mit einer Art siebten Sinns, einer **Intuition**. Erst in verschiedenen Gesprächen konnte Klein rekonstruieren, was den Mann zu dieser spontanen lebensrettenden Entscheidung bewogen hatte. Nach und nach erinnerte sich der Feuerwehrhauptmann, dass das Feuer ungewöhnlich heiß gewesen sei, die Rauchentwicklung nicht zum Brandherd gepasst habe, dass es kaum Geräusche entwickelt habe, dass es nicht auf das Wasser reagiert habe usw. Letztendlich kam die Entscheidung aus dem Unbewussten und war in dem Moment des Befehls der bewussten Verarbeitung nicht zugänglich. In Blitzeseile verarbeitete der Feuerwehrhauptmann aktuelle Sinneswahrnehmungen und verglich sie mit vielfältigen **Erfahrungen**, die über ein ganzes Berufsleben in bestimmten Strukturen des Gehirns unbewusst abgespeichert worden waren.

Ein solcher Entschluss kann aber nur gefasst werden, wenn der Entscheider in genügend ähnliche Situationen Erfahrungen gesammelt und abgespeichert hat. Ein junger Kollege, der diese Fakten von der Ausbildung wohl kennt, hätte unter Umständen zu lange gebraucht, um die lebensrettende Entscheidung zu treffen.

Glücklicherweise geht es im Arbeitsleben nicht immer um Leben und Tod, aber dennoch bedarf es vieler Entscheidungen, die mit Lehrbuchwissen alleine nicht zu treffen sind. Berufs- und Lebenserfahrung können in vielen Situationen einen entscheidenden Wettbewerbsvorteil darstellen.

> Ältere Mitarbeiter zeichnen sich nicht nur durch größeres Erfahrungswissen, sondern auch durch mehr Einfühlungsvermögen, höhere Gelassenheit und insgesamt höhere soziale Kompetenzen aus.

Empathie und Kommunikationsfähigkeiten können helfen, Konflikte entweder in einem Frühstadium zu erkennen oder sie erfolgreich zu bewältigen.

Natürlich entwickeln sich gerade soziale Fähigkeiten nicht alleine mit dem fortschreitenden Alter, sondern durch vielfältige Erfahrungen und Konfrontationen, insbesondere in schwierigen Situationen. Gerade die Mitarbeiter, die frühzeitig beginnen, diese Kompetenzen zu entwickeln und sie gezielt trainieren, werden im fortgeschrittenen Alter einen deutlichen Gewinn für sich selbst und ihre Kollegen erleben.

Es kommt im Laufe der Jahre zu einer differenzierteren Selbst- und Fremdwahrnehmung sowie einer verbesserten Fähigkeit, negative Gefühlszustände selbst zu regulieren. Die Ansammlung betriebsspezifischen Wissens, die zunehmende Ausdifferenzierung beruflicher Netzwerke sowie die intellektuelle Leistungsfähigkeit auf einem Spezialgebiet erhöhen den Wert des älteren Mitarbeiters für den Betrieb und für die Kollegen.

Im Gegensatz zu den biologischen Parametern, die sich im Laufe des Lebens mit Defiziten bemerkbar machen, können diese psychosozialen Fähigkeiten kontinuierlich mit den Jahren wachsen. Hier kann man dann mit Recht sagen: «Ich werde älter, und ich werde besser»

> Es gibt keine signifikanten Unterschiede zwischen der Leistungsfähigkeit älterer und jüngerer Arbeitnehmer. Leistungsdifferenzen innerhalb einer Altersgruppe sind durchweg weitaus höher als jene zwischen den Altersgruppen.

Handlungsfelder für alterssensible Gesundheitsförderung

Insgesamt müssen vier Handlungsfelder im Kontext der demografischen Entwicklung in Betrieben bearbeitet werden. Die erste Hürde, die es zu nehmen gilt, ist die Vorstellung, Maßnahmen zur demografischen Entwicklung sollten sich auf die Zielgruppe «Ältere Mitarbeiter» konzentrieren. Demografische Entwicklung geht alle an und betrifft alle. Die Sensibilisierung für das Thema muss alle Altersklassen und alle Hierarchieebenen erreichen.

Gesundheit. Ältere Mitarbeiter melden sich seltener krank als jüngere. Aber wenn sie krank sind, dann ist die Abwesenheitszeit deutlich länger als bei jüngeren Mitarbeitern. Die häufigsten Arbeitsunfähigkeitsmeldungen gibt es in der Gruppe der 18- bis 24-Jährigen. Krankheit älterer Mitarbeiter entsteht nicht über Nacht, sondern es handelt sich häufig um die Folgen langjähriger Fehl- oder Überbeanspruchung oder schlecht angepassten Verhaltens in verschiedenen Lebensbereichen. Daher sollten Gesundheitsfördermaßnahmen nicht erst für die Mitarbeitergruppen 50plus angeboten werden, sondern im Idealfall schon in der Ausbildungszeit, im frühen Erwachsenenalter und in Intervallen immer wieder während der gesamten Erwerbsperiode.

Arbeitsgestaltung und Arbeitsorganisation. Schon immer haben sich Betriebe unter dem Aspekt der Effizienz mit der Arbeitsgestaltung und der Arbeitsorganisation beschäftigt – auch ohne den älteren Mitarbeiter dabei im Blick zu haben. Ebenso hat der Arbeitsschutz einen wesentlichen Beitrag zur Verbesserung der Arbeitsbedingungen geleistet. Jetzt sollten noch die Kriterien der Demografie und der Gesundheit in die Überlegungen zur Optimierung der Gestaltung und Organisation der Arbeit einbezogen werden. Je nach Branche betrifft das die Ergonomie, konkrete Arbeitsmittel, Arbeitszeitmodelle, besondere Arbeitsabläufe und auch Kommunikationsstrukturen. So kann man beispielsweise bei der Planung einer Produktionslinie zur der Betrachtung der klassischen ergonomischen und arbeitsschutzrechtlichen Aspekte nun auch die «demografische Brille» aufsetzen: Wie müssen Arbeitsabläufe, Zeittakte und ergonomische Bedingungen gestaltet werden, damit 25-Jährige und 50-Jährige gleichzeitig in der Produktionslinie effektiv und gesundheitsgerecht arbeiten können? Welche Formen der Gruppenarbeit bieten sich in altersgemischten Teams besonders an? Veränderungen in diesem Feld sollen in enger Absprache und Kooperation mit den Mitarbeitern erarbeitet und durchgeführt werden. Das erhöht nicht nur die Akzeptanz für die notwendigen Änderungen, sondern auch den Blick für die realen Bedürfnisse und Anforderungen an den jeweiligen Arbeitsplätzen.

Lebenslanges Lernen. Der Wissenschaftsjournalist David Precht hat zu Recht formuliert, dass Lernen und Genießen zu einem erfüllten Leben gehören. Weiter behauptet er, lernen ohne zu genießen verhärme, und genießen ohne zu lernen verblöde. Aus diesen Formulierungen kann man wichtige Schlussfolgerungen zum lebenslangen Lernen ziehen. Leider hat das Lernen ähnlich wie das Altern vielfach immer noch ein schlechtes Image: Assoziationen wie anstrengend, mühselig, langweilig, und lustfeindlich stammen aus Schulzeit und Ausbildung und werden häufig in die berufliche Bildung übertragen. Unsinnige Volksweisheiten wie «was Hänschen nicht lernt, lernt Hans nimmermehr» zementieren die Vorstellung, dass Lernen im – vor allem fortgeschrittenen – Erwachsenenalter mühselig oder gar unmöglich sei. Moderne neurobiologische Forschungen belegen das Gegenteil. Zukünftig wird eine erste Ausbildung alleine wohl nicht mehr ausreichen können, und beruflicher Erfolg sowie Zufriedenheit werden stark abhängig sein von den Möglichkeiten und den Lernfähigkeiten. Im demografischen Kontext bedeutet dies, Lernmöglichkeiten für alle Altersstufen zu beleuchten und die Lernfähigkeiten als Schlüsselqualifikation gesondert zu schulen.

Der Zusammenhang zwischen Bildung und Gesundheit ist gesichert. Das bedeutet, dass erfolgreiche Gesundheitsförderung auch immer als erfolgreicher Lernprozess definiert werden muss. Weiterbildungsmaßnahmen, die Mitarbeitern zeigen, wie sie besser lernen, können mit Inhalten zur Gesundheitsförderung bestens verknüpft werden.

Führung. Die Zufriedenheit mit der Führungsqualität des Vorgesetzten steigert die Arbeitsleistung um den Faktor 3,6. Finnischen Studien zufolge ist für den Erhalt und die Verbesserung der Leistung nichts so wichtig wie das Führungsverhalten des unmittelbar Vorgesetzten. Kein Zweifel, dass sich auch jüngere Mitarbeiter gute und einfühlsame Führung wünschen. In der Altersklasse der 51- bis 62-jährigen Mitarbeiter wirkt sich der Führungsstil jedoch deutlich mehr auf das Verhalten aus als in den Jahren zuvor. Die Einstellung der Führungskraft zum Alter hat unmittelbare Auswirkungen auf die Leistungsfähigkeit der Mitarbeiter. Folgt ein Vorgesetzter dem Defizitmodell und sieht den Alterungsprozess als kontinuierlichen Abbau von Leistung an, so wird sich das im Sinne einer sich selbst erfüllenden Prophezeiung durch seine Mitarbeiter bestätigen. Förderung, Unterstützung und Anerkennung bleiben aus, der Mitarbeiter wird sich entmutigt, demotiviert und weniger leistungsfähig fühlen. Der Teufelskreis beginnt und lässt sich nur schwer unterbrechen.

Ebenso darf die Rolle der Führungskraft in ihrer Vorbildfunktion hinsichtlich des Alters und Gesundheitsverhaltens nicht unterschätzt werden. So ist mir ein Unternehmen in besonderer Erinnerung geblieben, in dem die Führungskraft ihre Mitarbeiter morgens immer mit einer Zahl begrüßte. Die Mitarbeiter grüßten ebenfalls mit einer Zahl zurück. Statt eines «Guten Morgen» wurde die Zahl der noch verbleibenden Arbeitstage bis zur Berentung genannt. Was für manche wie ein Scherz klingen mag, dürfte in den Köpfen dieser Mitarbeiter enormen Schaden angerichtet haben.

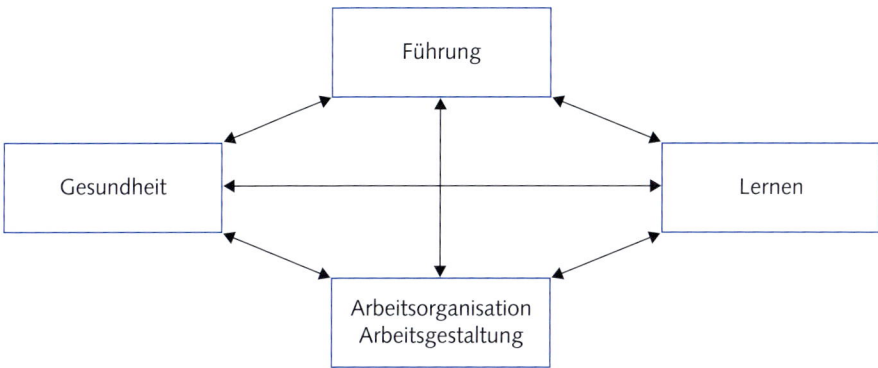

Abbildung 8: Systemische Wechselwirkung der vier Handlungsfelder im demografischen Wandel.

Ältere Arbeitnehmer – alles Einstellungssache!

Die Akzeptanz und Nachhaltigkeit einzelner Maßnahmen in den vier Feldern hängt davon ab, welche Einstellung Führungskräfte und Mitarbeiter sowohl zu ihrem eigenen Alterungsprozess als auch dem Alterungsprozess der Kollegen haben.

Daher sollte in einem ersten Schritt zunächst eine «Einstellungsrevision» angeboten werden. Neben Fakten und Zahlen zum Thema sollten Führungskräfte und Mitarbeiter Gelegenheit haben, sich mit überkommenen Vorstellungen und Gefühlen zu den Themen Älterwerden, Arbeit und Gesundheit auseinanderzusetzen.

Wie in Abbildung 8 dargestellt, stehen die vier Handlungsfelder in enger Wechselwirkung und sollten daher systemisch betrachtet werden. Eine Verbesserung sowie eine Verschlechterung in einem der Handlungsfelder hat immer auch Auswirkungen auf die anderen Handlungsfelder.

Check-up

- Ist der demografische Wandel Gegenstand unserer Personalpolitik?
- Gibt es betriebinterne Zahlen zur demografischen Entwicklung?
- Falls ja, welche Konsequenzen wurden bisher daraus gezogen?
- Mit welchem Ergebnis?
- Welche vorhandenen Bildungsangebote könnten mit dem Thema demografischer Wandel verknüpft werden?
- Welches der vier Handlungsfelder bietet in unserem Betrieb den besten «Einstieg» ins Thema?

Zukunft gestalten

Ein führender Automobilzulieferkonzern in der Antriebs- und Fahrwerktechnik mit verschiedenen Standorten in Deutschland hatte neben dem Gesundheitsmanagement auch das Thema der demografischen Entwicklung als wichtiges Handlungsfeld identifiziert. Die Bemühungen um die Implementierung eines nachhaltigen Systems zur Gesundheitsförderung gestalteten sich schwierig und zogen sich in die Länge. Parallel zu diesen Bemühungen erstellte das Bildungswesen eines Standortes ein Konzept zur Bewältigung der sich abzeichnenden demografischen Veränderungen im Betrieb.

Ein **Steuerkreis Demografie**, bestehend aus dem Personalchef, dem Chef des Bildungswesens, Vertretern der Arbeitssicherheit, Führungskräften und weiteren Mitarbeitern, hatte die Aufgabe, das Projekt zu gestalten, zu begleiten und gegebenenfalls weiterzuentwickeln. Eine Stelle im Bildungswesen wurde mit einer Psychologin besetzt, die schwerpunktmäßig dieses Projekt betreuen sollte.

Der Steuerkreis entschied sich in einem ersten Schritt für folgenden Ablauf:

1. Tagesworkshops für alle Führungskräfte
2. Tagesworkshops für alle angehenden Führungskräfte
3. Zwei-Tagesworkshops für alle Meister.

Die Workshops für die Führungskräfte hatten zum Ziel, über den demografischen Wandel zu informieren und die Teilnehmer für das Thema zu sensibilisieren. Bei der Veranstaltung für die Meister sollten neben den grundlegenden Informationen und der Sensibilisierung auch ganz praktische Aspekte, wie zum Beispiel Ergonomie am Arbeitsplatz, erlebbar gemacht werden. Der Steuerkreis entschied sich, für die Durchführung der Workshops externe Experten hinzuzuziehen. Inhalte und Methodik stimmten die Verantwortlichen des Bildungswesens mit den externen Referenten in verschiedenen Vorgesprächen ab.

Eine **Änderung der Einstellung zum Alter** ist Voraussetzung für den Erfolg. Man war sich darüber einig, dass für den Erfolg im ersten Schritt die Einstellungsänderung der Mitarbeiter zum Thema «ältere Mitarbeiter, altersgemischte Teams und demografischer Wandel» entscheidend sein würde. Besonders wichtig war es daher, nicht nur Wissen zum Thema zu vermitteln, sondern vor allem sowohl bei den Führungskräften als auch bei den Meistern persönliches Engagement und persönliche Betroffenheit zu erzeugen. Nachhaltiges Handeln ist immer abhängig von der eigenen Einstellung und der emotionalen Bewertung der Sachlage. Daher konzentrierte man sich bei der didaktischen Aufbereitung auf eine interaktive Gestaltung der Workshopinhalte und auf einzelne Tools, die die Mitarbeiter nicht nur in ihren jeweiligen professionellen Rollen ansprechen, sondern ihnen auch Gelegenheit geben sollten, sich ebenso ganz persönlich mit dem eigenen Älterwerden zu beschäftigen.

Folgende didaktische Besonderheiten sollten den Lernprozess beleben:

1. Lernen durch Spielen. Die Wissensvermittlung zum Thema erfolgte teilweise in Quizform mit Hilfe des Power-Rating-Systems. Dieses System ist ein infrarot-gesteuertes Verfahren zur Teilnehmeraktivierung im Lehr- und Lernprozess – ähnlich der technischen Verfahrensweise bei der Fernsehsendung «Wer wird Millionär?». Die gestellten Fragen und vier Antwortmöglichkeiten werden mit Hilfe von Powerpoint visualisiert, die Teilnehmer geben mit einer Fernbedienung ihre Antworten ab. Die Antwortergebnisse werden ebenfalls visualisiert, so dass die Gruppe die Verteilung der richtigen und falschen Antworten in Grafiken und Zahlen direkt ablesen können. Dieses Verfahren bindet die Aufmerksamkeit der Teilnehmer, erhöht die Motivation, sich aktiv mit den dargestellten Inhalten auseinander zu setzen und eine eigene Positionen zu formulieren. Darüber hinaus haben die Teilnehmer eine Gelegenheit, in anonymisierter Form ihren Wissens- und Könnensstand mit ihren Kollegen bzw. einer Expertenmeinung zu vergleichen.

2. Ein Altersanzug lässt fühlen und verstehen. Die Teilnehmer hatten im Workshop die Möglichkeit, Alter am «eigenen Leibe» zu erfahren. Ein «Altersanzug» simulierte den Mitarbeitern, wie sich das Alter im schlimmsten Falle anfühlen könnte. Dieser Anzug (ein Overall) ist so konzipiert, dass die Teilnehmer die möglichen Einschränkungen im Alter unmittelbar an sich selbst erfahren können. In dem Anzug befinden sich Gewichte im Schulter- und Beinbereich, Vorrichtungen, die die Beweglichkeit der Knie, des Nackens und der Schultern einschränken. Speziell ausgestattete Handschuhe verringern die Sensibilität der Fingerspitzen, ein spezieller Gehörschutz simuliert die nachlassende Hörfähigkeit, und eine Altersbrille zeigt die Altersichtigkeit sowie mögliche Veränderungen im Farbensehen durch die Trübung der Linse auf. In diesen Altersanzug gekleidet (besser gesagt: «geschnürt»), durchliefen die Teilnehmer einen realen Arbeitsprozess in der Konstruktion mit allen seinen Herausforderungen an fein- und grobmotorischen sowie sensorischen Leistungen.

Diese Art der Selbsterfahrung führte im Anschluss an die Übung zu anregenden Diskussionen darüber, was es bedeuten kann, älter zu werden und weiter körperlich anstrengende Arbeiten zu verrichten. Das Interesse der Teilnehmer daran, wie sie möglichen Einschränkungen durch den Alterungsprozess vorbeugen können, war nach der Erfahrung im Alterssimulator erwartungsgemäß hoch.

3. Reflexionen und Diskussionen erhöhen die Sensibilität. Mit verschiedenen Aufgabenstellungen wurden die Teilnehmer aufgefordert, in Kleingruppen über mögliche Lösungen im Problemfeld nachzudenken und zu diskutieren. Hier ein Beispiel dazu:

> Ihnen fällt seit einiger Zeit auf, dass Ihr Mitarbeiter Maier (58 Jahre) sich kaum mehr an Gesprächen seiner Kollegen beteiligt, sich sofort nach Arbeitsende auf den Weg macht und sich immer mehr zurückzieht. Sie bitten ihn zu einem persönlichen Gespräch, bei dem Sie erfahren, dass seine Partnerin schwer erkrankt ist. Er selbst fühle sich im Moment völlig erschöpft und energielos und sagt von sich selbst: «Ich funktioniere nur noch.»

Anhand dieses Textes sollten die Mitarbeiter folgende Fragen diskutieren:

- Wie fühlen Sie sich in Ihrer Rolle als Führungskraft in einer solchen Situation?
- Worin sehen Sie jetzt Ihre Aufgabe?
- Welche Reaktion auf diese Aussage des Mitarbeiters erscheint Ihnen sinnvoll?
- Welche Reaktion sollten Sie vermeiden?
- Wo sehen Sie Ihre Grenzen?

Weitere Reflexionsübungen sollten die Teilnehmer ganz persönlich ansprechen und ihnen Anlass geben, über verschiedene Lebensphasen nachzudenken. Ein Beispiel dazu finden Sie in Tabelle 12. Anhand dieser Tabelle sollten die Teilnehmer über folgende Fragen nachdenken und sich anschließend in der Gruppe über die Ergebnisse und deren Konsequenzen austauschen:

- zu Spalte 1: Welches waren Ihre besonders guten Erlebnisse, Ihre «Highlights», Entscheidungen, Erfolge in diesem Lebensjahrzehnt? Welche Highlights könnten Sie für die zukünftigen Dekaden planen?
- zu Spalte 2: Was haben Sie in den einzelnen Lebensjahrzehnten körperlich für sich getan? Wie haben Sie sich dabei gefühlt? Wie bedeutsam war Ihnen «Körperlichkeit»? Was möchten Sie in der aktuellen bzw. in der nächsten Dekade für Ihren Körper tun?
- zu Spalte 3: Beurteilen Sie ihre psychosoziale Kompetenz (Umgang mit eigenen und den Gefühlen anderer, Kommunikations- und Konfliktlösefähigkeit, Menschenführung, etc.) auf einer Skala zwischen null (völlig inkompetent) und zehn (völlig kompetent).

- zu Spalte 4: beurteilen Sie a) Ihre Fachkompetenz auf einer Skala zwischen null (völlig inkompetent) und zehn (völlig kompetent), b) Ihre intellektuelle Kompetenz (Auffassungsgabe, Fähigkeit, sich in neue Sachlagen hinein zu denken, komplexe Zusammenhänge zu verstehen).

4. Körperübungen aktivieren und machen Spaß. Alle Workshops wurden nicht nur mit theoretischen sondern auch mit vielen praktischen Elementen der BGF angereichert. So förderten kurze Bewegungspausen und Entspannungselemente nicht nur die Aufmerksamkeit der Teilnehmer für die Lerninhalte, sondern auch deren Verständnis für die Rolle des Körpers im Kontext «Arbeit, Gesundheit und demografische Entwicklung». Die Unterstützung durch Musik bei solchen Übungsfrequenzen stößt manches Mal – vor allem in reinen Männergruppen – auf Zurückhaltung, bringt aber meistens schon nach wenigen Minuten eine lockere Atmosphäre und gute Stimmung. Es ist immer wieder interessant zu erleben, wie nach anfänglicher Unsicherheit im Umgang mit Körperübungen sich schon in kurzer Zeit das Blatt wendet, die Teilnehmer

Tabelle 12: Reflexion zu verschiedenen Lebensphasen

	«Highlights»	Körperlichkeit	psychosoziale Kompetenz	intellektuelle Kompetenz/ Fach-kompetenz
20–30 Jahre				
30–40 Jahre				
40–50 Jahre				
50–60 Jahre				
60–70 Jahre				

richtig Spaß daran haben, und auch die Sinnhaftigkeit dieser Übungen für den Lernprozess sowie für ihre persönliche Gesundheit annehmen können. Die Akzeptanz solcher Übungen kann schnell gesteigert werden, wenn im Vorfeld auf die neurobiologischen Erkenntnisse zum Lernen und die Verknüpfung zur Körperaktivität hingewiesen wird.

Weitere theoretische Inhalte waren unter anderem:

- persönliche Entwicklung über die Lebensspanne
- biologische, emotionale und mentale Ressourcen in verschiedenen Lebensabschnitten: erkennen und nutzen
- Gesundheit: biologische, psychische und soziale Veränderungen über die Lebensspanne
- alterskritische Anforderungen im Berufsleben, wie z. B. körperlich anstrengende Arbeiten, einseitig belastende Tätigkeiten, Hitze, Lärm, schlechte Beleuchtung oder Arbeiten unter Zeitdruck
- die vier wichtigsten Handlungsfelder im Hinblick auf ältere Beschäftige: Gesundheit, Qualifikation und lebensbegleitendes Lernen, Führungsstrategien, Arbeitsorganisation und Arbeitsgestaltung.
- der Work-Ability-Index (WAI) zur Vorhersage von Leistungsfähigkeit im Beruf
- die Rolle der Führungskraft im Kontext der demografischen Entwicklung.

Eine Evaluation der Workshops ergab eine signifikante Veränderung der Einstellung nach den Workshops (die Messungen fanden vor und direkt nach den Workshops sowie drei Monate später statt):

- Die Teilnehmer bewerten ihren Wissenstand zum Thema Demografie höher.
- Sie schätzen die Bedeutsamkeit der im Seminar dargestellten Handlungsfelder höher ein: Gesundheit, Arbeitsorganisation, Führung und Lernen.
- Ihre Einschätzung der eigenen Einflussmöglichkeiten auf den eigenen Alterungsprozess hatte sich verbessert.
- Ebenso verbesserte sich die Einschätzung zur Einflussnahme und zu den Handlungsmöglichkeiten in Bezug auf die Mitarbeiter.
- Die persönliche Betroffenheit und die Bedeutsamkeit des Themas für den Betrieb wurden höher bewertet.

5. Das «Demografie-Cockpit» hilft Handlungsbedarf zu erkennen. Da es in dieser großen Firma aufgrund zeitlicher, personeller, arbeitsorganisatorischer und finanzieller Ressourcen nicht möglich ist, ein Projekt für alle Mitarbeiter gleichzeitig durchzuführen, entwickelten die Verantwortlichen ein Auswahlinstrument, um den aktuellen Handlungsbedarf in den verschiedenen Abteilungen zu identifizieren: das «Demografie-Cockpit». Es identifiziert anhand bestimmter Kennzahlen den Handlungsbedarf nach dem Ampelsystem: Rot, Gelb, Grün. Die Kennzahlen betreffen den Krankenstand und den Altersdurchschnitt der jeweiligen Abteilung. Die Kategorie «rot» und somit dringender Handlungsbedarf wird dann definiert, wenn der Krankenstand und/oder der Altersdurchschnitt einer Abteilung eine kritische Marke erreicht. Ist diese kritische Zahl erreicht, startet die Firma mit so genannten «Demografie-Werkstätten».

6. In der Demografie-Werkstatt erarbeiten die Mitarbeiter ihre eigenen Lösungen. Diese Organisationsform beinhaltet einen Workshop mit verschiedenen Vertretern der mit «rot» klassifizierten Abteilungen. In einem moderierten und strukturierten Verfahren setzten sich die Teilnehmer mit den Themen Gesundheit, Arbeitszeit, Vereinbarkeit von Familie und Beruf, Führung, lebenslanges Lernen und Arbeitsorganisation auseinander. Sie identifizieren speziell für ihre Abteilung den Problembereich und entwickeln konkrete Verbesserungsvorschläge, die auf ihre Arbeitsplatzsituation und ihre Kollegen zugeschnitten sind.

7. Ergonomische Analysen und Ergonomieschulungen für die Meister. Ein externer Experte analysierte exemplarisch die ergonomischen Bedingungen ausgewählter Arbeitsplätze. In Ergänzung zu den konkreten Verbesserungsvorschlägen zur Ergonomie wurden die Meister zusätzlich geschult, kritische ergonomische Bedingungen zu erkennen (Verhältnisprävention). Gleichzeitig verbesserten die Meister ihre Beobachtungsgabe hinsichtlich des Verhaltens der Mitarbeiter, so dass sie ebenfalls Unterstützung zum Bewegungsverhalten am Arbeitsplatz geben können (Verhaltensprävention).

Das Projekt ist offen. Das bedeutet, dass an den vorhandenen Bausteinen kontinuierlich weitergearbeitet wird. So denken die Verantwortlichen zurzeit darüber nach, wie die übrigen Mitarbeiter des Unternehmens über das Thema informiert und wie sie motiviert werden könnten, sich in den Prozess der Veränderung einzubringen. Neben den Demografiewerkstätten werden auch andere Analyseverfahren geprüft, die es ermöglichen könnten, in kürzerer Zeit den Handlungsbedarf in den verschiedenen Abteilungen zu konkretisieren.

11 Humor hilft (fast) immer

> Ein sechzigjähriger Mann fragt seinem Arzt: «Herr Doktor, was muss ich tun, um 100 Jahre alt zu werden?» Daraufhin fragt ihn der Arzt: «Rauchen Sie?» Der Mann: «Nein, um Himmels willen!» Der Arzt: «Trinken Sie Alkohol?» Die Antwort: «Nein, niemals, ich weiß doch, wie schädlich das ist.» Der Arzt: «Haben Sie wenigstens Spaß an Frauen?» Der Patient: «Nein, nein, wo denken Sie hin, schon lange nicht mehr.» Daraufhin der Arzt: «Können Sie mir dann sagen, warum Sie 100 Jahre alt werden wollen?»

Gesundheitsförderung und demografischer Wandel sind gesellschaftspolitisch und firmenspezifisch zweifellos seriöse und bedeutungsvolle Themen. Das bedeutet aber keinesfalls, dass die Auseinandersetzung damit nicht auch unterhaltsam und humorvoll sein kann.

Auch wenn die meisten Menschen den Zustand «gesund sein» zwar mit positiven Vorstellungen verknüpfen, tun sie dies nicht bei den Handlungen, die zu diesem Zustand führen sollen. Gesundheit muss man sich «erlaufen», «erschwitzen» oder gar «erhungern». Viele glauben den Volksweisheiten, die diese Einstellung stützen: «alles, was gesund ist, schmeckt nicht oder ist anstrengend» bzw. «alles, was Spaß macht, ist entweder ungesund oder verboten». So wird in den Köpfen vieler Menschen eine gesunde Lebensweise eher mit Disziplin oder im schlimmsten Fall sogar mit Askese verbunden als mit einem lustvollen Lebensstil. Beim Thema Gesundheit hört irgendwie der Spaß auf. Diese Gedanken, auf die man in vielen Köpfen wie auf ein altes Mienenfeld trifft, haben weit reichende Folgen: Manche lassen sich davon abschrecken und setzen sich mit dem Thema Gesundheit erst gar nicht auseinander, da sie lustvoll im Hier und Jetzt leben möchten. Andere opfern ihre Genussfähigkeit und Lebensfreude auf dem Altar der Gesundheit. Alle Tätigkeiten, Mahlzeiten, Einstellungen werden nur noch nach den Kategorien gesund und ungesund sortiert, und dementsprechend sind sie erlaubt oder verboten.

Beide Grundhaltungen haben nichts, aber auch gar nichts mit dem Gesundheitsverständnis zu tun, das die moderne Medizin und die Psychologie heute lehren.

Eine Fülle von wissenschaftlichen Studien belegen die positive Wirkung von Humor, Lebenslust, Genussfähigkeit und Freude im Alltag auf alle Systeme des Menschen.

Lachen ist als gesundheitsfördernde Maßnahme jedem Nahrungsergänzungsmittel überlegen. Ein Arbeitsplatz, an dem viel gemeinsam gelacht wird und Humor als Wert an sich verstanden wird, ist auf jeden Fall einem Arbeitsplatz vorzuziehen, der ergonomisch bestens ausgestattet, aber «humorfrei» ist.

Hier kurz einige Ergebnisse der Gelotologie (Wissenschaft der körperlichen und seelischen Auswirkungen des Lachens) und der Psychoneuroimmunologie (ein besonderer Forschungszweig, der sich mit den engen Wechselwirkungen zwischen Denken, Fühlen und biologischen Prozessen des Immunsystems beschäftigt):

- Beim Lachen wird die Skelettmuskulatur gefordert, und als Reaktion auf das Lachen entspannen sich die Muskeln.

- Durch die hohe Aktivität des Zwerchfells (Hauptatemmuskel im Inneren des Körpers) werden die inneren Organe aktiviert und rhythmisch bewegt. Das Zwerchfell ist auch wesentlich an der Körperhaltung beteiligt. Ist das Zwerchfell nach dem Lachen entspannt, sind Drehbeweglichkeit und Streckung der Wirbelsäule leichter und besser. Die Körperhaltung verbessert sich.

- Das Immunsystem profitiert: Es kommt zu einer gesteigerten Produktion natürlicher Killerzellen und einer erhöhten Aktivität von T-Zellen. Die Abwehrlage des Körpers verbessert sich.

- Bei ausgiebigem Lachen vermindern sich die Stresshormone Cortisol und Adrenalin.

- Die Atemfunktionen werden angeregt, der Gasaustausch verbessert, und die Bronchien werden erweitert.

- Bei einer Untersuchung mit Schlaganfallpatienten konnte der Blutdruck durch ein vier-wöchiges «Lachtraining» signifikant gesenkt werden.

Lachen und Humor haben aber nicht nur auf körperliche, sondern auch auf emotionale und mentale Funktionen Auswirkungen. So kann Lachen die Leistungs- und Konzentrationsfähigkeit steigern und emotionale Zustände wie Ängstlichkeit und depressive Stimmungslagen positiv beeinflussen.

Humor als Bestanteil der BGF

Wir müssen das Lachen und den Humor auch in der BGF endlich ernst nehmen.

> Die Akteure in der BGF können alle ihre Maßnahmen anreichern, indem sie humorvolle Interventionen ebenso sorgfältig planen und einsetzen wie arbeitspsychologische oder medizinische Beiträge.

Sammeln Sie humorvolle Karikaturen, lustige Geschichten, Videos und Übungen zum Lachen. Kultivieren Sie einen Stil, der neben der Seriosität der Information ebenso Raum lässt für Spielerisches, Leichtes und Lustiges.

Das kann auf vielfältige Art und Weise geschehen. Jede Maßnahme im Betrieb, sei es ein Workshop, ein Seminar oder auch ein Gesundheitscoaching, kann das Thema Humor und Lust mitberücksichtigen. So kann ein Stressbewältigungsseminar ergänzt werden mit einem Genusstraining und spielerischen Bewegungsübungen, eine Maßnahme zur Selbstorganisation im Büro mit humorvollen Ideen der Neuorganisation. Vor allem Gesundheitstage, die zur Bewusstseinsbildung und zur Motivation der Mitarbeiter beitragen sollen, bieten eine hervorragende Gelegenheit, das Thema leicht und humorvoll anzugehen.

Weiterhin können Sie bei allen Maßnahmen der Gesundheitsförderung als Qualitätskriterium durchaus auch den Spaß und Unterhaltungswert neben anderen Kriterien als Maßstab zur Bewertung mit heranziehen.

Wo viel gelacht wird, kann auch besser gelernt werden. Und Verhaltensänderung gelingt äußerst selten alleine, weil etwas vernünftig ist, sondern viel eher, weil es mit positiven Emotionen verknüpft ist oder einfach Spaß macht.

Vielleicht möchten Sie mit Ihrer Sammlung zum Thema Humor direkt beginnen?

Witze zur Gesundheitsförderung am Arbeitsplatz

> Ein Mitarbeiter im Gesundheitszirkel zum Thema Witz und Humor: «Wir brauchen keine Witze am Arbeitsplatz. Unser Chef ist schon selber einer.»

> Mitarbeiter: «Wenn ich mal ein neues Herz transplantiert bekommen müsste, würde ich mir das Herz unseres Chefs wünschen.» Kollege: «Wieso ausgerechnet das Herz unseres Chefs?» – «Na ja, das ist ziemlich neuwertig. Er gebraucht es ja so selten.»

> Mitarbeiter aus Firma A: «Bei uns gibt viele Gesundheitsförderprogramme, z. B. auch Stressbewältigungsseminare.» Mitarbeiter aus Firma B: «Wir brauchen so etwas nicht. Wir arbeiten seit vielen Jahren schon nach der Robinson-Methode der Stressbewältigung.» – «Die kenne ich gar nicht, was ist denn das?» – «Warten, bis Freitag kommt.»

Ein neuer Mitarbeiter fragt seinen Kollegen: «Und seit wann arbeiten Sie hier?» Darauf der Kollege: «Seit man mir mit Kündigung gedroht hat.»

Was ist eine Mitarbeiterbefragung? Eine kostspielige Methode, durch betriebsfremde Fachleute das ermitteln zu lassen, was man im Betrieb seit 20 Jahren weiß.

Ein Finanzbeamter zu seinem Kollegen: «Du …, was hältst du davon, wenn wir uns ein Aquarium ins Büro stellen?» Nach einer längeren Pause antwortet der Kollegen ganz langsam: «Ach …, ich weiß nicht …, das bringt so viel Unruhe ins Büro.»

Drei Jungs unterhalten sich über die Leistungen ihrer Väter. Sagt der Erste: «Mein Vater ist Testfahrer bei BMW. Der fährt von 0 auf 100 in 5 Sekunden.» «Da ist mein Vater aber besser», antwortet der zweite, «der ist Pilot, und der schafft das in 3 Sekunden.» «Das ist alles nichts», kontert der Dritte, «mein Vater ist Beamter. Der hat um 16.00 Dienstschluss und ist schon um 15.30 zu Hause.»

Begegnen sich zwei Beamte auf dem Flur. Sagt der eine zum anderen: «Kannst du auch nicht schlafen?»

Check-up

- Wie wichtig ist das Thema Humor für uns?
- An welcher Stelle und in welchem Zusammenhang gab es bereits humorvolle Ansätze?
- Welchen Stellenwert wollen wir dem Thema zukünftig geben?
- Welche Risiken und Chancen können sich daraus ergeben?
- Bei welchen Maßnahmen können wir Humor als Gestaltungsmittel einsetzen: a) Öffentlichkeitsarbeit/Informationsmaterialien in Form von Flyern, Plakaten etc., b) Gesundheitstage, c) Workshops und Seminare, d) anderes …?
- Wann haben wir im Team das letzte Mal richtig miteinander gelacht?

Gesundheitstheater

Eine Versicherung hat seit Jahren ein gut funktionierendes Gesundheitsmanagementsystem. Alle achtzehn Monate organisiert eine «Arbeitsgruppe Gesundheit» einen **Gesundheitstag**. Nach vielfältigen Erfahrungen in der klassischen Angebotsform der Krankenkassen und Berufsgenossenschaften, mit Informationsständen und Vorträgen wollten die Verantwortlichen dem

Gesundheitstag ein neues Gesicht geben, da die Rückmeldungen der Mitarbeiter gezeigt hatten, dass das Interesse und die Motivation zur Teilnahme an dieser Veranstaltung sinkt. Sie wünschten sich humorvolle Beiträge und eine neue Organisationsform für diesen Tag. Die folgenden drei Beispiele zeigen die erfolgreiche Umsetzung dieses Wunsches:

Aktion «Engel und Teufel». Obwohl alle Mitarbeiter schriftlich oder per E-Mail zu dem Gesundheitstag eingeladen wurden, kamen immer weniger der Kollegen zu dieser Veranstaltung. Um die Kollegen wieder mehr zur Teilnahme zu motivieren, wurde die Einladung interaktiv gestaltet. Zwei Mitarbeiterinnen einer externen Beratungsfirma gingen als Engel und Teufel verkleidet durch die Büros und machen in lebendiger Art und Weise auf den Gesundheitstag aufmerksam. Die Kostüme waren auffällig gestaltet, und das Auftreten der beiden Figuren alleine sorgte für einen hohen Aufmerksamkeitsgrad sowie eine ungewöhnliche Stimmung in den Büros. Der Engel lud jeden einzelnen Mitarbeiter ein und erzählte über die Vorteile des Gesundheitstages, beziehungsweise über die Vorteile einer gesundheitsorientierten Lebensweise. Der Teufel riet ab, empfahl Passivität und Blockademaßnahmen. Dabei aktivierten beide die Mitarbeiter in kurzen, witzigen Dialogen zum Thema Gesundheitsförderung. Engel und Teufel diskutierten kontrovers Themen wie z. B. Rauchen am Arbeitsplatz, Pausengestaltung, Konfliktbewältigung und Stressbewältigung. Am Ende des Kurzbesuches überreichte der Engel jedem Mitarbeiter eine Wasserflasche mit einem Etikett, auf dem die Einladung zum Gesundheitstag aufgedruckt war.

Der Erfolg von Engel und Teufel hängt von der sorgfältigen Vorbereitung der Dialoge und dem professionellen Auftritt der beiden Darsteller ab. Kostüme, Dialoge, Stimme und Körpersprache müssen sorgfältig aufeinander abgestimmt sein. Ebenso brauchen die Darsteller genügend Flexibilität und Spontaneität, um auf Beiträge der Mitarbeiter in angemessener Weise zu reagieren. Diese Professionalität gilt selbstverständlich für alle humorvollen Einlagen.

Gesundheitstheater. Bisher waren die Gesundheitstage so organisiert, dass die Teilnehmer ohne zeitliche Festlegung kommen und gehen konnten. So waren die Mitarbeiter mehr in der Rolle der Besucher und Konsumenten, weniger in der Rolle der aktiv Beteiligten. Um dies zu verändern und um dem Tag mehr Struktur zu geben, wurde die Veranstaltung nach einem kleinen Stehfrühstück durch die Geschäftsführung offiziell eröffnet. Engel und Teufel hatten bei ihrer Einladung eindringlich darauf hingewiesen, dass sich die Teilnahme an der Eröffnung auf jeden Fall lohnen werde – in diesem einen Punkt waren die beiden sich einig.

Die Geschäftsleitung begrüßte die Mitarbeiter, informierte in wenigen Worten über die Aktivitäten der Versicherung zum Thema Gesundheitsmanagement sowie Gesundheitsförderung und erläuterte den Sinn der Veranstaltung. Während der Redner über die Vorteile einer gesundheitsorientierten Lebens- und Arbeitsweise sprach, kam eine bis dahin unbekannte, auffällig ganz in weiß gekleidete Person in den Raum und unterbrach den Redner (das lieben die Mitarbeiter, wenn jemand dem Chef ins Wort fällt und ihm heftig widerspricht). Sie provozierte, indem sie das bisher Gesagte in Frage stellt:

> Darf ich mich kurz vorstellen. Ich bin der Genuss. Das steht für **G**emütlich **E**infach **N**ichtstun **U**nd **S**orglos **S**ündigen. Ich habe gelesen: Sportler leben nicht länger, sie sterben nur gesünder. Und auch wer gesund stirbt, ist definitiv tot. Dieses ganze Bla Bla Bla mit der Gesundheit …

Kurz danach erschien eine zweite Person, ebenso auffällig, aber ganz in schwarz gekleidet, und unterbrach den Genuss:

> Auch ich möchte mich vorstellen: Mein Name ist Ratio: **R** für radikal, **A** für anstrengend, **T** für Training, **I** für Innovativ und **O** für Ordnungsliebend. So kann ich das nicht stehen lassen, und Sie sollten bei einer solchen Veranstaltung auch nicht sitzen, denn das ist völlig ungesund …

Die Ratio aktivierte die Zuhörer zu rhythmischer Musik, und danach setzten Ratio und Genuss ihr Streitgespräch fort, bis eine dritte Person, in Grau gekleidet, auftrat, dazwischen ging und sich als «Balance» vorstellte.

In den folgenden zehn Minuten führten der Genuss und die Ratio ihr Streitgespräch zu den Themen Bewegung, Ernährung und seelisches Erleben in provokanter und humorvoller Weise weiter. Die Balance vermittelte und räumte mit den Vorurteilen zum Thema Gesundheit auf. Zum Schluss einigen sich Ratio und Genuss und teilen zum Musikstück «I feel good» Schokolade und Äpfel an die Zuhörer aus.

Wilma Wirbelsäule. Nach der Eröffnung fanden verschiedene Workshops statt. Je nach Thema präsentierten die Workshopleiter humorvolle Einlagen wie beispielsweise «Wilma Wirbelsäule» als Auftakt zum Workshop mit dem Titel «Sitzlust statt Sitzfrust». Hier erzählte eine personifizierte Wirbelsäule Lustiges und Besinnliches aus dem Leben eines Mitarbeiters sowie seinen Umgang mit Stress und dessen Folgen[*]:

> Guten Tag, mein Name ist Wilma. Sie werden sich fragen, wer ich bin?
> Ich bin die Wirbelsäule von Hans-Günther, ich heiße Wilma Wirbelsäule. Normalerweise kann ich natürlich nicht reden, aber ich habe mir ausnahmsweise für diese Veranstaltung mal die Stimme geliehen, weil ich dachte, ich müsse mal was erzählen von Hans-Günther und mir. Der restliche Körper hat sich für diese Leihgabe ausgesprochen. Üblicherweise

---

[*] Text modifiziert nach Hildegard Schmidt

erwartet man von mir, dass ich die Klappe halte und funktioniere, d. h. man nimmt mich überhaupt nicht wahr. Erst, wenn ich fast am kaputt gehen bin, darf ich mich äußern. Dann aber nur mit Schmerzen – ganz schön blöd, nicht?

Also heute ist das für zehn Minuten einmal anders, und ich erzähle Ihnen von Hans-Günther und mir. Hans-Günther ist eine Führungskraft in einem Betrieb. Und ich bin seine Stütze, sein Halt ... Daher bin ich natürlich weiblich – was sonst?

Also wir beide sind natürlich untrennbar verbunden – wir können nicht ohne einander, manchmal aber auch ganz schwer miteinander. Hans-Günter und ich, wir sind ein Team; er – der Hans-Günther und ich. 51 gemeinsame Jahre haben wir jetzt auf dem Buckel. Allerdings war der Teamgeist nicht immer so, wie ich es mir gewünscht hätte. Er hat mich ganz schön belastet, der Hans-Günther! Als wir beide noch ganz jung waren, hab ich alles mit gemacht. Keine Last war mir zu schwer, keine Verrenkung hat mich geschafft.

Als wir so Mitte zwanzig waren, bekam ich bereits das Gefühl, dass es nicht ewig so weiter gehen kann. Das war die erste Ahnung, dass auch ich irgendwann in die Jahre kommen würde ...

Aber Hans-Günter kümmerte das nicht. Er machte weiter wie bisher, und ich machte mit ... Ich konnte ja nichts sagen. Bis er mit 35 Jahren den Job wechselte. Er war jetzt bei einer großen Autofirma, «die Kohle stimmte», wie ich's aus seinem Munde reden hörte. Aber mit mir stimmte nichts mehr. Überstunden waren die Regel – stundenlang musste ich unbeweglich in derselben Position verharren. Dabei habe ich doch eine so gute Figur, niemals gab er mir Gelegenheit, sie richtig zu zeigen ... Entweder ich saß am PC oder bei Sitzungen – ich saß und saß und saß. Dazu hatte Hans-Günter viel Ärger und Stress. Und anstatt seine Problem mit den Kollegen zu lösen, gab er seinen seelischen Druck an meine Nachbarn, die Muskeln weiter. Die wurden hart und härter und gaben den Druck, den Hans-Günter auf sie ausübte, gnadenlos an mich weiter.

Sie können sich vorstellen, wie´s mir ging? Das war die Hölle, und jetzt wurd´s mir zu bunt. Nachdem ich nicht reden kann, produzierte ich Schmerzen. Als er darauf nur mit Schmerzmitteln reagierte, fuhr ich schwerere Geschütze auf: einen Hexenschuss. Ich dachte mir, jetzt wird er wohl was ändern in seinem Umgang mit sich und mir ... von wegen! Ein bisschen Ruhe, eine Spritze, wieder Tabletten! Und der Stress und das ewige Sitzen gingen weiter. Übrigens ging es nicht nur mir schlecht. Hans-Günthers Frau war auch mit den Nerven fertig und machte sich Sorgen um seine Gesundheit, aber mit ihm war nicht zu reden. Ich hörte nur, als er zu ihr sagte, dass das alles nicht zu ändern sei. Der Hans-Günter hatte nur noch schlechte Laune, und seine Kollegen waren auch nicht gut auf ihn zu sprechen. Also zog ich jetzt alle Register: Einen Bandscheibenvorfall! Jetzt passierte endlich was: nach einer ordentlichen medizinischen Behandlung und drei Monaten Krankenschein gingen wir beide in Kur.

Ich kann ihnen sagen, das war die schönste Zeit in meinem Leben – alles drehte sich nur um mich. Ich wurde bewegt, gedehnt, gestreckt, massiert, und ich ging mit Hans-Günter in die Schule, die Rückenschule. Hier lernte er, mit mir umzugehen, wie es sich mit einer Dame gehört: liebevoll, aufmerksam, fürsorglich und zuweilen richtig phantasievoll. So manche Ehefrau hätte mich darum beneidet. Die haben auch dauernd nur von mir geredet – ich war auf einmal richtig wichtig. Kurz und gut: es war eine klasse Zeit, mit morgens Fango und abends Tango.

Kaum waren wir zwei wieder im Betrieb, ging alles wieder von vorne los. Nach nur einem halben Jahr hatte ich schon wieder keine Möglichkeit, außer Hans-Günter mit Schmerzen kalt zu stellen. Zuhause wie im Betrieb wurde der Ton auch immer rauer. Der Hans-Günter war so richtig schlecht beieinander – auch seelisch und so. Tat mir schon leid, dass ich ihm weiterhin Druck machen musste. Aber freiwillig würde der ja doch nichts ändern.

Dann haben die in der Firma auf einmal so komische Sachen gefaselt: Gesundheitsmanagement, ergonomische Analysen, arbeitsplatzbezogene Rückenschulen, da haben die doch tatsächlich die Übungen genau auf den Arbeitsplatz von Hans-Günter abgestimmt! Und dann noch der Stressbewältigungskurs – das war´ ne Sache kann ich Ihnen sagen. Ich glaube, der hat mehr in Gang gesetzt als mein Hexenschuss. Der Hans-Günter hat doch tatsächlich angefangen zu überlegen, wie er so sein Leben gestaltet und wie er mit seinem Körper umgeht. Ich glaube, dort hat er zum ersten Mal gemerkt, dass er verantwortlich ist für seine Krankheit, aber auch für seine Gesundheit, und er hat einiges geändert: einen richtig ergonomischen Stuhl, gut genutzte Pausen, er hat mehr getrunken – Wasser natürlich –, sich mehr bewegt und auf einmal mehr mit seinen Kollegen gesprochen und sogar seiner Frau zugehört.

Der letzte Kick für uns zwei war dann noch das Coaching. Der Coach war weiblich wie ich – ist auch so ´ne Art Stütze –, hat sehr unbequeme Fragen gestellt. Diese Fragen haben den Hans- Günther erst ganz schön verunsichert, aber allmählich hat ihn das gestärkt. So sind wir in den letzten zwei Jahren ganz schön gewachsen, die Seele vom Hans Günther, seine Rückenmuskeln und auch ich. Unsere Haltung hat sich gewaltig verändert – unsere äußere und unsere innere!

Das bisschen Gesundheit, das wir beide brauchen, haben wir uns entschlossen, das machen wir uns jetzt selbst, ohne Schmerzmittel und Probleme unter den Teppich kehren. Die Firma hat uns den Weg dazu gezeigt, und wir gehen ihn gemeinsam.

Also vielleicht haben Sie ja auch mal Lust, mit Ihrer WS oder sonstigen Körperteilen in Dialog zu treten. Ist schon interessant, was dabei rauskommen kann – ist so´ ne Art innere Teamentwicklung. Wie sagt der Hans-Günter jetzt immer: «Die besten Lösungen liegen in dir selbst.» Grüßen Sie bitte meine Kolleginnen in Ihnen, und Tschüss.

Fazit: Humor in die BGF zu integrieren, stößt anfangs häufig auf Skepsis der Verantwortlichen. Ist das notwendig? Machen wir uns nicht lächerlich? Verlieren wir nicht an Seriosität? Diesen Bedenken am Anfang stehen zumeist die hohe Akzeptanz und das positive Feedback der Mitarbeiter am Ende solcher Veranstaltungen gegenüber – vorausgesetzt, die Beiträge sind genau auf die Zielgruppe und stimmig auf das Gesamtthema angepasst, erreichen die Mitarbeiter in ihrer Sprache und werden professionell vorgetragen.

Teil 3
Strukturieren und Organisieren

Erfolgreiche Gesundheitsförderung ist – wie ein gutes Menü – abhängig von erstklassigen Zutaten und der richtigen Zubereitungsart. Im Folgenden erhalten Sie ein «Grundrezept», das Sie entsprechend den Möglichkeiten und aktuellen Bedingungen verändern, anreichern, verfeinern oder auch einkochen können. Auch wenn Wissenschaftler die strikte Einhaltung der verschiedenen Planungs- und Durchführungsphasen fordern, so können im Praxisalltag Änderungen notwendig und hilfreich sein. Obwohl dieses Grundrezept aus dem Projektmanagement sowie aus dem Funktionszyklus der systematischen Personalentwicklung Führungskräften vertraut ist, so ist die Anwendung dieses Grundgedankens auf die betriebliche Gesundheitsförderung in vielen Organisationen noch keineswegs Standard.

In Abbildung 9 sehen Sie die vier Grundzutaten dieses Rezeptes. Sie bestehen aus der Analyse der Situation, der Planung der Maßnahmen, der Durchführung der Maßnahmen und der Bewertung der Ergebnisse.

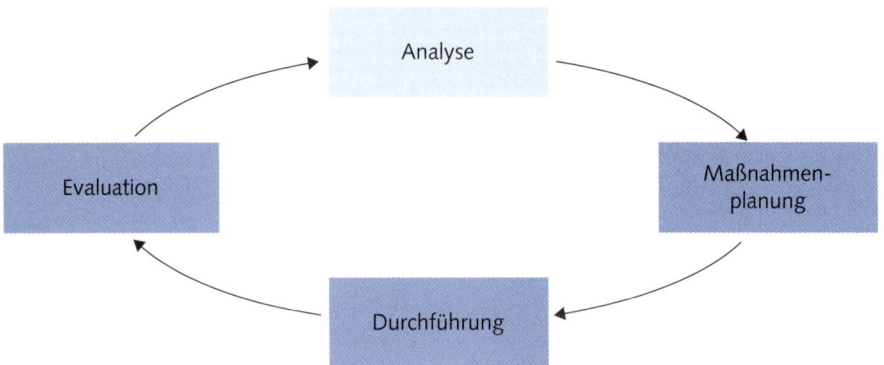

Abbildung 9: Funktionszyklus der betrieblichen Gesundheitsförderung

12 Vorab die Finanzierung sichern

> Wenn du einen Dollar in dein Unternehmen investierst,
> halte einen weiteren bereit, um das bekannt zu machen.
> *Henry Ford*

BGM und BGF kosten Geld. Die Frage, wie dies finanziert werden soll, sollten Sie möglichst früh klären. Das Budget beinhaltet im Idealfall dabei einerseits Mittel für die Planung, die Maßnahmen, die Evaluation und anderseits auch die Mittel für das interne Marketing.

Das oben genannte Zitat von Henry Ford unterstreicht zu Recht die Bedeutung der Kommunikation, um Innovationen nicht nur in den Betrieben, sondern auch in den Köpfen der Menschen gut zu verankern. Bei mangelnder Finanzplanung besteht die Gefahr, dass Projekte im vollen Lauf gestoppt werden müssen und schon getätigte gute Investitionen versickern, ohne dass sie Spuren hinterlassen. Neben dem Verlust des schon investierten Geldes ist auch die Enttäuschung und Frustration der Mitarbeiter über begonnene und nicht konsequent zu Ende geführte Maßnahmen ein Risikofaktor für alle zukünftigen Neuauflagen von Maßnahmen.

Die folgenden Finanzierungsmöglichkeiten sollten Sie je nach Betriebsstruktur und -größe sowie der geplanten Arbeitsweise im BGM diskutieren:

Ein Budget für BGM und BGF im Jahresplan einstellen

Dieser Schritt gehört für viele Betriebe zu den ersten Hemmschwellen, die es zu überwinden gilt. Die Tatsache, dass mittlerweile eine Fülle von **Kosten-Nutzen-Analysen** gibt, die die Wirtschaftlichkeit von BGM und BGF belegen, dürfte diese

Entscheidung deutlich erleichtern (Fritz, 2005; Püringer, 2009). Da solche ökonomischen Analysen natürlich immer auch die Strategien und Maßnahmen sehr genau beleuchten, lohnt eine theoretische Auseinandersetzung mit diesen Studien. Durch das Sichten des Materials erfährt man eben nicht nur etwas über den ökonomischen Nutzen, sondern auch darüber, wie Maßnahmen gestaltet sein müssen, damit sich ein messbarer Nutzen überhaupt einstellt.

Die Fördermöglichkeiten durch Krankenkassen nutzen

Die gesetzlichen Krankenkassen bieten unterschiedliche Möglichkeiten der Unterstützung an. Diese reichen von kleinen Beiträgen, die ggf. im Etat der Krankenkasse für Öffentlichkeitsarbeit vorgesehen sind, z.B. dem Sponsoring eines Gesundheitstages, und ohne Prüfung von irgendwelchen Qualitätsstandards angeboten werden, bis hin zur umgangreichen und kontrollierten sowie **prozessorientierten Projektunterstützung**.

Beispielhaft soll hier kurz das Beratungs- und Bonusmodell der Techniker Krankenkasse (TK) skizziert werden. Vorraussetzung für die Inanspruchnahme ist, dass eine bestimmte Anzahl der Mitarbeiter Mitglieder der TK sind. Je höher der Anteil der Versicherten umso höher die möglichen Fördermittel. Dazu wird eine Rahmenvereinbarung mit einer regulären Laufzeit von ca. eineinhalb Jahren abgeschlossen. Beide Parteien legen sich gemeinsam auf eine feste Abfolge von Projektschritten fest und dokumentieren sie in einem Projektplan. Die TK unterstützt die Umsetzung des Projektes mit Beratertagen und/oder finanziellen Mitteln für BGM-Analyseinstrumente und/oder BGM- Maßnahmen (BGM-Tools). Die Höhe der Finanzierungsbeteiligung kann je nach Betriebsgröße und Anzahl der Versicherten variieren. Der Betrieb erhält diese finanziellen Mittel und den Bonus nur für projektgebundene Leistungen auf Basis der bestehenden Rahmenvereinbarung und unter Einhaltung gemeinsamer Qualitätsrichtlinien. Ein zusätzliche Vorteil besteht darin, dass außer Geld viel fachliches Know how in BGM und BGF mit geliefert wird.

Mit den Unfallversicherungsträgern kooperieren

Die Aufgaben der Unfallversicherungsträger (Berufsgenossenschaften und Unfallkassen) sind im Sozialgesetzbuch geregelt. Dort heißt es, dass «die Unfallversicherungsträger ... mit allen geeigneten Mitteln für die Verhütung von Arbeitsunfällen, Berufskrankheiten und arbeitsbedingten Gesundheitsgefahren ... sorgen». Sie sollen dabei auch «Ursachen von arbeitsbedingten Gefahren für Leben und Gesundheit nachgehen». Die Unfallversicherungsträger unterstützen im Rahmen ihres Präventionsauftrages dabei unentgeltlich mit Beratungen, Schulungen,

Informationsmaterialien und branchenspezifischen Maßnahmen bei speziellen Gefährdungen, z. B. bei der Einführung von **Gefährdungsanalysen** zur psychischen Belastung. Eine rein finanzielle Unterstützung ist nicht vorgesehen. Dennoch gibt es immer wieder Einzelfälle, in denen sich Unfallversicherungsträger an Projekten sowohl mit Sachinformationen als auch finanziell beteiligen. Es ist auf jeden Fall sinnvoll, mit der zuständigen BG beziehungsweise der Unfallkasse im Vorfeld mögliche Leistungen abzuklären, die Sie von dort erhalten können.

Vorhandene Budgets nutzen

Verschiedene Maßnahmen der BGF können und sollten Sie sinnvollerweise mit vorhandenen Strukturen und so auch mit schon vorhandenem Budgets verknüpfen. Es ist nur konsequent, beispielsweise die Führungskräfte-Weiterbildung mit Inhalten des BGM und der BGF zu erweitern. Dazu können Sie die vorhandenen Bildungsbudgets nutzen. Ebenso können Sie darüber nachdenken, Budgets für Betriebsausflüge oder andere Personalevents zu verwenden, indem Sie diese Personalmaßnahmen mit Gesundheitsförderungsmaßnahmen neu kombinieren.

So ermöglicht z. B. ein Erlass des saarländischen Innenministeriums den Mitarbeitern der Landesverwaltung, pro Woche eine Stunde ihrer Arbeitszeit in gesundheitsfördernde Maßnahmen zu investieren. Diese Stunden können auch angesammelt und dann auch en bloc für Seminare und Workshops genutzt werden. Solche **Zeitbudgets** haben die Mitarbeiter der saarländischen Staatskanzlei genutzt, um an einem Mehrfachkomponentenprogramm Gesundheit (Bewegung, Ernährung, Ergonomie am Arbeitsplatz und Stressbewältigung) teilzunehmen. Das Programm wurde von der saarländischen Unfallkasse finanziell unterstützt.

Steuerliche Vorteile mitnehmen

Pro sozialversichertem Mitarbeiter können Sie jährlich 500 € steuerlich geltend machen, die für Maßnahmen der BGF eingesetzt werden. Diese 500 € muss der Mitarbeiter nicht als geldwerten Vorteil versteuern.

Fördermöglichkeiten aus Landes- und Bundesmitteln prüfen

Länder, Bund und Europäische Union bieten eine Fülle von Förderprogrammen für Unternehmen. Ziel dieser Fördermittel ist die Verbesserung der Wettbewerbsfähigkeit. Hier lohnt die Recherche zur Förderfähigkeit von BGF und vor allem von Maßnahmen im Kontext demografische Entwicklung. So existiert zur Zeit die

Möglichkeit, sich in einem **Ideenwettbewerb** um Fördergelder beim Bundesministerium für Arbeit und Soziales (BMAS) zu bewerben. Gefördert werden können Projekte aus Klein- und Mittelständischen Unternehmen, die einen nachhaltigen Beitrag dazu leisten, dass Mitarbeiter ihre Arbeits- und Beschäftigungsfähigkeit erhalten und fördern.

Je nach Projektvorhaben kommen ganz unterschiedlichen Anlaufstellen für die Antragstellung in Frage. Und in jedem Bundesland können unterschiedliche Fördermöglichkeiten existieren. Diese sind dann auch häufig zeitlich begrenzt. Daher ist es sinnvoll, sich bei den Wirtschafts-, Arbeits-, Forschungs- oder Sozialministerien zu erkundigen. Da die Fördergelder immer auf ganz spezifische Rahmenbedingungen zugeschnitten sind, lohnt die Recherche erst, wenn das geplante Projekt klar definiert ist.

Kooperationen mit Hochschulen und anderen öffentlichen Institutionen

Eine andere Möglichkeit bietet die Zusammenarbeit mit den verschiedenen Fakultäten der **Hochschulen**. Der Einsatz von studentischen Praktikanten, z. B. der Gesundheitswissenschaften, Psychologie oder Sportwissenschaft, als Hilfskräften sowie die Evaluation oder auch Begleitung von Projekten durch Bachelor-, Master- oder Diplomarbeiten stellen zwar keine Finanzierungshilfe dar, sind aber durchaus eine Chance, die eigenen Personalressourcen zu schonen und Synergien für Betriebe und Hochschulen zu nutzen.

In den Bundesländern agieren die **Landesvereinigungen für Gesundheit** als nichtstaatliche Organisationen (NGOs). Sie verstehen sich in ihrem jeweiligen Bundesland als Fachverbände für Prävention und Gesundheitsförderung. Viele von ihnen beraten öffentliche Verwaltungen und Unternehmen auch zu Fragen der BGF und des BGM. Im Rahmen bestimmter Projekte bieten diese Organisationen solche Beratungs- oder Vermittlungsdienstleistungen unter bestimmten Voraussetzungen auch kostenfrei an. Eine Übersicht der Landesvereinigungen für Gesundheit finden Sie unter http://www.lags.de/

> Eine gründliche Recherche zu Fördermitteln und kostenfreien Beratungsleistungen ist zwar auf den ersten Blick mühsam, lohnt aber in vielen Fällen durchaus.

Die meisten Förderstellen erteilen natürlich Auflagen dazu, wie das Geld genau zu verwenden ist, und wie die der Projektablauf aussehen soll. Wer die teilweise sehr bürokratischen Verfahren nicht scheut, muss nicht alle Leistungen aus dem betriebsinternen Budgets erbringen.

Ist der Finanzplan erstellt, kann die Arbeit richtig losgehen.

13 Die Analyse ist die Grundlage für die Zielformulierung

> Alles was anfangs leicht ist, wird später schwer.
> Alles was anfangs schwer ist, wird später leicht.

Mithilfe verschiedener Analyseinstrumente können Sie potentielle und reale Gesundheitsrisiken und vor allem auch deren Ursache diagnostizieren. Ebenso können Sie Wohlbefinden, Zufriedenheit und Bedürfnisse der Mitarbeiter damit erfassen. Erst auf Grundlage dieser Daten können Personal, Zeit und Geld für das Gesundheitsmanagement sinnvoll eingesetzt werden.

So wie in der Medizin ein Patient mit Rückenschmerzen nicht gleich geröntgt oder gar in einen Computertomografen gelegt wird, sollten Sie im betrieblichen Kontext die Analyseinstrumente sorgfältig und angemessen auswählen.

Kriterien für die Auswahl sind die Größe des Betriebes sowie die Praktikabilität der Durchführung.

Aus der Fülle der Diagnosemöglichkeiten stelle ich Ihnen im Folgenden eine Auswahl der meistgenutzten und bewährten Handwerkszeuge vor.

Die einfachste – wenn auch nicht immer zuverlässigste – Art, sich einen Überblick zu verschaffen, sind **Gespräche mit den Mitarbeitern** vor Ort und **Arbeitsplatzbegehungen.** Da Begehungen ohnehin schon fester Bestandteil des Arbeitsschutzes sind und in vielen Betrieben routinemäßig durchgeführt werden, bietet es sich an, den Arbeitsschutz mit dem Gesundheitsschutz zu koppeln. So kann die klassische (technische) Gefährdungsanalyse um Aspekte der Gesundheitserhaltung oder einer Gefährdungsanalyse zu psychischen Belastungen erweitert werden.

Manche gesundheitlichen Risiken sind so offensichtlich schon mit gutem Menschenverstand erfassbar, dass es keiner technischer oder anderer aufwändiger Verfahren bedarf. Ebenso kann man mit einem offenen Ohr für die Mitarbeiter viele bedeutsame Informationen über Belastungen und Beanspruchungen erhalten. Wenn beispielsweise das Schichtsystem oder bestimmte ergonomische Bedingungen und die damit verbundenen Belastungen ein Dauerthema bei den Mitarbeitern sind, dann bedarf es keiner ausgefeilten Diagnoseinstrumente, um sich diesem Thema zuzuwenden.

> Beginnen Sie immer mit dem Offensichtlichen, mit den im Betrieb am meisten diskutierten Themen.

Nicht immer können oder wollen Mitarbeiter die Themen, die Sie belasten, konkret ansprechen. Die Ursachen dafür können vielfältig sein: Angst vor der Reaktion der Vorgesetzten, hohe Frustration oder Hoffnungslosigkeit, irgendetwas ändern zu können. Manchmal fällt es Mitarbeitern einfach schwer, ihre Belastungen zu konkretisieren, sie zu verbalisieren.

Mitarbeiterbefragungen

Häufig sind die Belastungen alleine durch eine Arbeitsplatzbegehung nicht sichtbar. In solchen Fällen können standardisierte Mitarbeiterbefragungen in Form von Fragebögen sehr hilfreich sein. Die Bundesanstalt für Arbeitsschutz und Arbeitsmedizin bietet auf ihrer Homepage (www.baua.de) eine Fülle von unterschiedlichen Fragebögen an, die Sie hierzu nutzen können.

Ein praktikables Beispiel aus diesem Angebot ist der **BASA II** (psychologisches Bewertungsverfahren von Arbeitsplatzbedingungen/Screening für Arbeitsplatzinhaber). Die Fragen zielen auf die Arbeitsplatzbedingungen, sowohl auf physische als auch auf psychische Aspekte. Die Ergebnisse des BASA II zeigen auf, ob in bestimmten Bereichen Maßnahmen indiziert sind, ob Diskussionsbedarf besteht, oder auch ob Ressourcen vorhanden sind. Der BASA II wurde in zwei Studien nach ISO 10075 validiert und liegt auch in einer Online-Fassung vor, die die Auswertung erheblich vereinfacht. Neben der Online-Version empfehle ich für diesen Fragebogen eine Durchführung in Gruppen mit circa 15 Mitarbeitern mit einem externen Begleiter. Dies hat verschiedene Vorteile: Der externe Begleiter klärt auf über den Sinn und die Handhabung des Fragebogens. Die Fehlerwahrscheinlichkeit beim Ausfüllen wird so drastisch reduziert. Er kann je nach Bedarf einige halbstrukturierte Fragen zusätzlich zur Diskussion stellen, die ganz betriebsspezifisch ausgestaltet sind. Nach Bearbeitung des Fragebogens und bei Gewährleistung der Anonymität erhält der Leiter häufig sehr wertvolle Hinweise der Mitarbeiter auf betriebsspezifische Besonderheiten, die die Mitarbeiter einem Fremden anonym eher mitteilen als einem Vertreter der Personalabteilung. Außerdem erzielen Sie so einen nahezu 100 %-igen Rücklauf der Fragebögen. Eine solche kombinierte Befragung (Fragebogen und halbstrukturiertes Interview) in einer Gruppe mit 15 Personen erfordert maximal eine Stunde Zeit.

Der **WAI** (Work-Ability-Index) ist ein von finnischen Arbeitswissenschaftlern entwickelter Fragebogen, der die Arbeitsfähigkeit von Mitarbeitern bewertet. Sein Einsatz bietet sich an bei Projekten zum demografischer Wandel. Die Ergebnisse des WAI können aufzeigen, ob, erstens präventiver Handlungsbedarf hinsichtlich Gesundheitsförderung, Arbeitsgestaltung oder Mitarbeiterführung besteht, und zweitens können die Ergebnisse dieses Test – langfristig betrachtet – belegen, ob Präventionsmaßnahmen erfolgreich waren. Der WAI ist kostengünstig, einfach und schnell anzuwenden. Bei der Validierung des Verfahrens zeigte sich u. a., dass Mitarbeiter mit einem niedrigen WAI-Wert ein höheres Risiko für einen vorzeitigen Berufsausstieg hatten als Personen mit einem hohen WAI-Wert.

In einem WAI-Netzwerk tauschen sich Anwender und Wissenschaftler zu ihren Erfahrungen in der Arbeit mit dem WAI aus. Nähere Informationen dazu finden Sie auf www.arbeitsfähigkeit.uni-wuppertal.de.

Formen der Gruppenarbeit

Der **Gesundheitszirkel** gehört zu den bekanntesten Analyseinstrumenten des betrieblichen Gesundheitsmanagements. Der Grundgedanke des Gesundheitszirkels ist es, Betroffene zu Beteiligten zu machen sowie deren Erfahrungswissen und Potenziale zu nutzen.

Die wesentlichen formalen Merkmale eines Gesundheitszirkels sind die Gruppenstärke von 8 bis 12 Teilnehmern und der begrenzte Zeitraum von circa zehn Sitzungen mit einer jeweils zwei- bis dreistündigen Dauer in einem Intervall von zwei bis drei Wochen. Die Leitung des Gesundheitszirkels übernimmt ein geschulter (externer) Moderator.

Das Ziel des Gesundheitszirkels ist die Analyse der gesundheitsbelastenden Faktoren und die Entwicklung von Lösungsvorschlägen. Die Arbeitsweise sowie bestimmte formale Kriterien legt die Gruppe zu Beginn selbst fest. Im Idealfall verfügt der Moderator neben seiner Moderationskompetenz auch ausgewiesenes Fachwissen in der Gesundheitsförderung. Die Ergebnisse der Zirkelarbeit werden entweder der Unternehmensleitung oder – soweit vorhanden – dem Arbeitskreis Gesundheit vorgestellt. Nach der Umsetzungsphase und Evaluation der Maßnahme beginnt der Zyklus von neuem.

Obwohl dieses Instrument zu den bekanntesten zählt, unterliegt es in der Praxis vielen Modifikationen. Manchmal sind es nur Kleinigkeiten, die anders als oben beschrieben organisiert werden, manchmal ist der Grundgedanke nicht wiederzuerkennen. Der Klarheit zu liebe sollten Verantwortliche darauf achten, dass dort, wo Gesundheitszirkel drauf steht auch wirklich Gesundheitszirkel drin ist. Eine eher lose zusammen gewürfelte Arbeitsgruppe, ohne feste Strukturen und Abläufe, und dennoch das Thema Arbeit und Gesundheit behandelt, tut auf jeden Fall gut daran, sich klare Ziele zu setzen und Abläufe zu regeln. Diese Formalien müssen für den Betrieb und für die dort arbeitenden Menschen passen. Wie das Kind dann heißt, bleibt wohl eher eine Geschmacksfrage.

Eine gute und zeitlich interessante Alternative zum Gesundheitszirkel ist die **Gesundheitswerkstatt.** Sie ist eine Sonderform eines moderierten Workshops und gilt als qualitatives Befragungsinstrument. Unter Anleitung eines externen Moderators analysieren 12 freiwillige Vertreter des Betriebes, beziehungsweise einer zu definierenden Abteilung aus einer Hierarchieebene ihre Arbeitssituation hinsichtlich:

- Umgebung des Arbeitsplatzes
- Art und Inhalt der Tätigkeit
- Arbeitsorganisation
- Vorgesetzten
- Team/Kollegen

Im Fokus steht hier die subjektive Sicht der Mitarbeiter und ihre Bewertung der spezifischen Belastungen, aber auch der zur Verfügung stehenden Ressourcen. Im Laufe des Workshops erarbeiten die Teilnehmer konkrete Verbesserungsvorschläge, priorisieren deren Dringlichkeit und diskutieren die Machbarkeit sowie Finanzierbarkeit der potentiellen Veränderungen. Zukunftsvisionen sind dabei ausdrücklich erwünscht, werden aber immer auf Machbarkeit und Sinnhaftigkeit geprüft. Am Ende des Tagesworkshops steht ein konkreter Maßnahmenplan, den die Teilnehmer den Entscheidungsträgern des Betriebes präsentieren. Nach Genehmigung und einer Umsetzungsphase, die je nach Maßnahme zwischen zwei und sechs Monaten liegen kann, werden in einem Feed-back-Gespräch mit allen Beteiligten die Ergebnisse der Maßnahme beurteilt.

Weitere Ressourcen

Selbstverständlich stellt eine **Gesundheitsberichterstattung** durch die Krankenkassen eine wertvolle Ergänzung zu den oben beschriebenen Verfahren dar. Die gesetzlichen Krankenkassen dokumentieren Arbeitsunfähigkeitszeiten sowohl innerhalb des Betriebes sowie branchenübergreifend. Auch die Krankheitsartenstatistiken können dezente Hinweise darauf geben, in welche Richtung in der BGF die Gedanken führen sollen. Aber Vorsicht: Zahlen bilden nur ab, sie können nichts erklären. So kann ein hoher Prozentsatz an Mitarbeitern, die wegen Rückenschmerzen arbeitsunfähig waren, auf schlechte ergonomische Bedingungen hinweisen wie ebenso auf mangelnde psychosoziale Unterstützung durch den Vorgesetzten oder auch auf beides.

Medizinische Screenings, die im Rahmen der betriebsärztlichen Untersuchungen durchgeführt werden, beschränken sich auf biomedizinische Aspekte der Gesundheit in der jeweiligen Arbeitssituation. Diese Daten sollten Sie in Kombination mit den oben genannten Analyseinstrumenten in der betrieblichen Gesundheitsförderung nutzen. Zusätzlich können Einzelaktionen, z.B. die Messung von Blutdruckwerten oder anderer medizinischer Parameter, die Mitarbeiter für ihre individuelle Gesundheit sensibilisieren. Die erfassten Daten können mit den Ergebnissen aus anderen Analysen kombiniert dann in die Maßnahmenplanung einfließen.

Für Kleinunternehmen sind vor allem die Gesundheitswerkstatt oder auch das direkte Gespräch im Kollegenkreis empfehlenswert (s. Kap. 20). Hier sind weder Gesundheitsberichte, noch Gesundheitszirkel oder groß angelegte Mitarbeiterbefragungen sinnvoll.

> Grundsätzlich sollten Sie die Instrumente an die Gegebenheiten anpassen und nicht umgekehrt.

Beim Einsatz aller Instrumente ist es wichtig, dass sich die Verantwortlichen bewusst sind, dass sie durch deren Anwendung auch eine Erwartungshaltung bei den Mitarbeitern wecken. So sollten Sie die beschriebenen Vorgehensweisen grundsätzlich nur dann wählen, wenn Sie sicherstellen können, dass bei Bedarf konkrete Maßnahmen zur Verbesserung der Arbeitsbedingungen folgen oder die Mitarbeiter Hilfestellung zur Verhaltensänderung erhalten. Andenfalls sind Analysen kontraindiziert, da sie mehr Unruhe anrichten, als dass sie nutzen. Ebenso sollten Sie darauf achten, dass die Maßnahmen zeitnah zur Analyse beginnen, damit die Mitarbeiter den Zusammenhang erkennen können.

14 Eine sorgfältige Maßnahmenplanung erspart Enttäuschungen

Gut eingeseift ist halb rasiert.
Französisches Sprichwort

Die Planung der Maßnahmen gründet sich auf die Ziele und Teilziele, die anhand der Analyseergebnisse formuliert wurden. Die Zielformulierungen sollten dabei so konkret wie möglich und am besten auch messbar sein. Ebenso müssen die Ziele ganz eng am tatsächlichen Bedarf festgemacht werden, sie müssen in einem guten Kosten-Nutzen-Verhältnis stehen, und die Akzeptanz aller Betroffenen sollte möglichst hoch sein.

> Für jedes Teilziel benötigen die Verantwortlichen ein finanzielles Budget, einen realisierbaren Zeitrahmen, die genaue Beschreibung der Inhalte und eine gezielte Auswahl an internen und externen Experten, die für die Durchführung verantwortlich sein werden.

So kann beispielsweise in einer frühen Phase des Gesamtprojektes ein erstes Teilziel darin bestehen, Mitarbeiter und Führungskräfte über den Sinn und die Inhalte der betrieblichen Gesundheitsförderung umfassend zu informieren und für die Thematik zu sensibilisieren.

Die Planung dazu könnte folgendermaßen aussehen: nach der Festlegung des finanziellen Budgets durch die Firmenleitung wird ein Zeitrahmen von sechs Monaten bestimmt. Innerhalb dieser sechs Monate sollen die Mitarbeiter und Führungskräfte in der Betriebsversammlung informiert werden, die Führungskräfte erhalten im Rahmen der regelmäßig stattfindenden Führungsgesprächsrunden vertiefende Informationen zum Thema. Referenten für diese Informations- und Diskussionsrunden werden ausgesucht und die Inhalte werden mit ihnen vereinbart. Gleichzeitig kann eine Plakataktion auf dem Firmengelände diese Informationen nochmals bildhaft und ansprechend darstellen. Die Mitarbeiter erhalten mit ihrer Lohnabrechnung einen Flyer, der den neu gebildeten «Arbeitskreis Gesundheit» mit seinen Aufgaben und Ansprechpartnern vorstellt. Ein Gesundheitstag für die Mitarbeiter und ihre Angehörigen soll am Ende der Sechs-Monats-Planung stattfinden. Die inhaltliche Gestaltung und Durchführung dieses Gesundheitstages übernimmt eine Fremdfirma in Kooperation mit der Betriebskrankenkasse. Die detaillierte Planung wird an dieser Stelle nicht weiter erläutert. Die Gestaltung der Plakate und des Flyers übernimmt die Marketingabteilung im eigenen Haus. Die Mitglieder des Arbeitskreises Gesundheit dokumentieren alle Planungsschritte, die Themen, priorisieren die einzelnen Schritte und legen Verantwortlichkeiten fest.

Ich habe an dieser Stelle ganz bewusst als Planungsbeispiel das Thema «Information und Sensibilisierung» gewählt, weil gerade dieses Thema in seiner Bedeutung häufig völlig unterschätzt wird. Gelingt es nicht zu einem frühen Zeitpunkt, Führungskräfte und Mitarbeiter gut zu informieren und von der Sinnhaftigkeit des Projektes zu überzeugen, stoßen viele Folgemaßnahmen auf Widerstände oder gar völlige Ablehnung. Deshalb sollten Sie gerade die **interne Öffentlichkeitsarbeit** sehr sorgfältig vorbereiten. Der häufigsten Vorwurf, den ich im Projektverlauf in den verschiedensten Institutionen sowohl von Mitarbeitern als auch von Führungskräften immer wieder höre: «Ich war darüber nicht informiert, und ich sehe auch gar nicht ein, warum gerade ich mich daran beteiligen sollte.»

Das beschriebene Beispiel passt nur auf größere Betriebe. Grundsätzlich muss die Planung an die Betriebsgröße, konkrete Situationsfaktoren und zur Verfügung stehenden Ressourcen angepasst werden. Selbstverständlich ist auch bei kleinen Betrieben eine angemessene Planung die Voraussetzung für nachhaltigen Erfolg.

Die Planungsphase kann besonders effektiv werden, wenn die Beteiligten hier Handwerkszeuge einsetzen, um Gedanken zu strukturieren und um dafür zu sorgen, dass möglichst unterschiedliche Denk- und Herangehensweisen berücksichtigt werden. Ein solches Handwerkszeug finden Sie im Team Management System von Margerison und McCann (TMS®). Bei diesem System handelt es sich um komplexes **Teamentwicklungsinstrument**, mit dessen Hilfe Sie vielen Herausforderungen in der Teamentwicklung und Projektabwicklung beggnen können. Darüber hinaus kann TMS in vollem Umfang auch hervorragend als «Kombi-Maßnahme» in der Personalentwicklung und betrieblichen Gesundheitsförderung eingesetzt werden. Ich verzichte an dieser Stelle auf eine allgemeine Darstellung des Verfahrens und beschreibe lediglich ein Gedankenmodell daraus, das für die Planungsphase in der BGF äußerst wertvoll sein kann. Meine «TMS-Kollegen» mögen mir die sehr verkürzte Darstellung verzeihen. Eine umfassende Beschreibung dieses Modells finden Sie unter www.tms-zentrum.de.

Eine der zentralen Aussagen des Team Management Systems ist, dass immer dort, wo außergewöhnliche Leistungen erbracht wurden, acht Arbeitsbereiche berücksichtigt wurden. Die Forschung von Margerison und McCann hat gezeigt, dass jeder Mensch häufig nur zwei oder drei dieser Arbeitsbereiche von sich aus gerne ausfüllt, dafür eine Präferenz hat. Mit dem Team Management Profil lassen sich diese Präferenzen valide messen. Für Einzelpersonen und Teams liefert diese Analyse wichtige Erkenntnisse, um die Leistungsfähigkeit deutlich zu erhöhen.

Die acht Arbeitsbereiche im TMS

In Abbildung 10 sehen Sie das Rad der Arbeitsfunktionen, wie es Margerison und McCann dargestellt haben. Zu jedem Arbeitsbereich gibt es spezifische Fragen – denken Sie in der Projektplanung daher «rund ums Rad».

1. **Beraten**. Dieser Bereich beschreibt die Aufgabe, Informationen zu beschaffen, zu sichten, zu bearbeiten und gegebenenfalls weiterzuleiten. Zu jedem Arbeitsbereich können bestimmte Fragestellungen Aufschluss darüber geben, welche Aufgaben in diesem Tätigkeitsbereich anstehen. Die hierzu passenden Fragen lauten: «Welche Informationen brauchen wir für unsere Zielerreichung? In welchen Medien oder von welchen Personen können wir diese Informationen erhalten? Wer wird für die Informationsbeschaffung und die Weiterleitung der Informationen verantwortlich sein?»

2. **Innovieren**. Hier geht es darum, neue Ideen einzubringen und auch damit zu experimentieren. Sollte die betriebliche Gesundheitsförderung schon länger Bestandteil der Firmenkultur sein, könnten die Fragen hilfreich sein: «Was können wir anders machen als bisher? Was können wir anders machen als andere? Welche ungewöhnlichen Elemente können wir mit dem bisher Erprobten verbinden?»

3. **Promoten**. Mit diesem Begriff verbinden die Autoren die Aufgabe, andere Menschen von Ideen und Inhalten sowie Strategien zu überzeugen. Die Fragen dazu: «Wie überzeugen wir Kollegen und Vorgesetzte von unserem Vorhaben? Mit welchen Medien? Mit welchen Personen? Mit welchen Zahlen? Wer wird für die Öffentlichkeitsarbeit zuständig sein?»

4. **Entwickeln**. Dieser Arbeitsbereich stellt sicher, dass die Ideen den Anforderungen des Betriebes und der Mitarbeiter entsprechen. Dabei werden die Verantwortlichen diskutieren, wie die geplanten Ideen in der Praxis funktionieren können. Entwicklung kann aber auch bedeuten, Prototypen zu testen und mit Alternativen zu spielen. Die dazu passenden Fragen lauten: «Was ist die beste Möglichkeit? Welche ist die beste Idee, welche die zweitbeste? Was sind unsere Auswahlkriterien?»

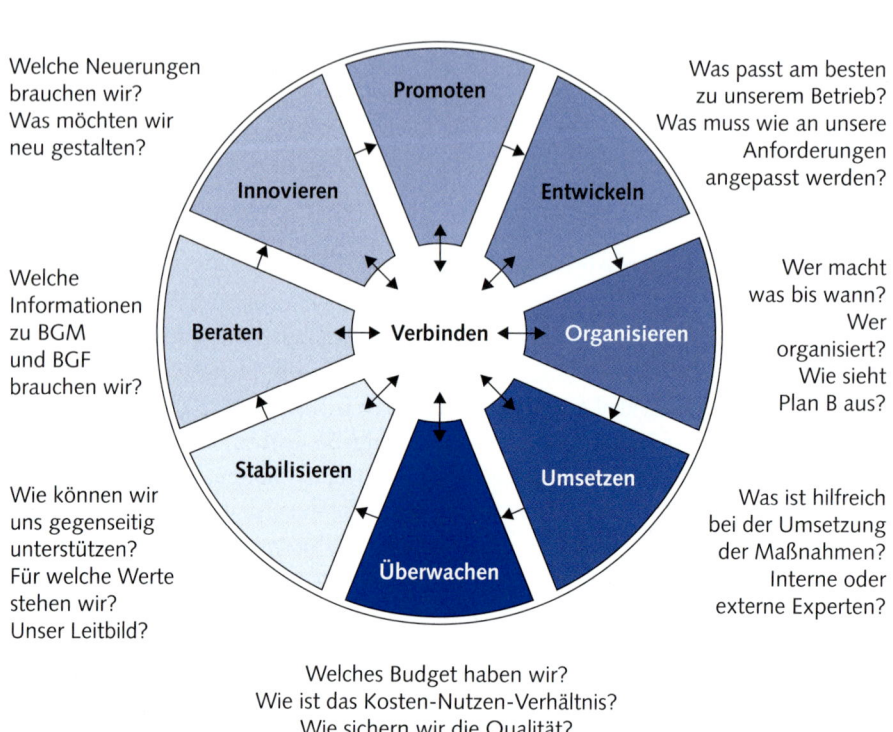

Abbildung 10: Das TMS-Rad hilft bei der Strukturierung (Tscheuschner, Wagner, 2008, S.30)

5. **Organisieren.** Schwerpunkt ist hier die geistige Leistung, die geplante Umsetzung organisatorisch vorzubereiten. Die Fragen dazu: «Wer macht was? Bis wann? Wer hilft? Wo findet was statt? Was passiert, wenn Plan A nicht funktioniert? Wie sehen die einzelnen Abläufe genau aus? Wer muss sich dazu mit wem bis wann absprechen? Wer ist für die gesamte Organisation verantwortlich?»

6. **Umsetzen.** Hier geht's richtig los, denn jeder weiß, was er zu tun hat. Hier werden die Maßnahmen der BGF lebendig. Experten leiten Workshops, halten Vorträge, beraten zur Arbeitsplatz- und Organisationsgestaltung, Mitarbeiter üben sich in neuen Verhaltensweisen usw. Damit solche Maßnahmen effektiv und effizient bei einem hohen Qualitätsstandard erbracht werden können, müssen die Tätigkeiten in den anderen sieben Feldern ebenso sorgfältig und differenziert geplant werden. Die Fragen dazu: «Wie sichern wir die nachhaltige und effiziente Umsetzung? Welche Faktoren können in der Umsetzung förderlich, welche hinderlich

sein? Welche Personen sind verantwortlich für die Umsetzung in welchen Bereichen? Müssen wir externe oder interne Experten für die Maßnahmen einsetzen?

7. **Überwachen.** Das regelmäßige Überwachen der formulierten Ziele, der Strategien und Prozesse wird manchmal unterschätzt. Kosten dürfen nicht aus dem Ruder laufen, Qualitätsstandards müssen festgelegt werden, geeignete Messinstrumente für die Effekte der Maßnahme gesucht und ausgewertet werden. Aus all diesen Zahlen erhalten die Verantwortlichen neue, aufschlussreiche Hinweise, um den Gesamtprozess ständig zu verbessern. Die Fragen dazu: «Stehen Kosten und Nutzen einer bestimmten Maßnahme in einem angemessenen Verhältnis zueinander? Wie verteilen wir unser Budget? Wie können wir die Qualität und die Ergebnisse der Maßnahmen messen?»

8. **Stabilisieren.** Mit diesem Begriff beschreiben die Autoren des Team Management Systems die Arbeit, die notwendig ist, um die Werte und die Kultur in einem Betrieb zu gestalten, zu erhalten sowie weiterzuentwickeln. Es geht um die «Chemie» zwischen Menschen und die Achtsamkeit im Umgang miteinander. Im Kontext der BGF kann diese Arbeitsfunktion schon als gesundheitsförderlich im Sinne der psychosozialen Unterstützung verstanden werden. Somit könnte der Arbeitsbereich «Stabilisieren» als eigenes Handlungsfeld in der betrieblichen Gesundheitsförderung definiert werden. Die Fragen dazu: «Für welche Werte wollen wir einstehen? Welche Leitbilder haben wir? Wie sieht die Unternehmensphilosophie aus? Woran können wir erkennen, dass diese Philosophie auch gelebt wird? Wie ist der Stellenwert der BGF innerhalb dieser Philosophie? Wie können wir uns gegenseitig unterstützen?»

> Werden einzelne dieser acht Funktionen nicht wahrgenommen oder mangelhaft erfüllt, kommt es zu «Effizienzlücken», und der Gesamterfolg steht auf dem Spiel.

Dieses Denkmodell hilft, die unterschiedlichen Arbeitsschritte alle zu bedenken und entsprechend ihrer Bedeutung für das aktuelle Projekt zu würdigen und zu bearbeiten.

Über diese acht Arbeitsbereiche hinaus gibt es noch eine bedeutsame Aufgabe, die in Abbildung 10 durch die Nabe des Rades dargestellt wird: die **Linking- oder Verbindungsfunktion**. Mit Hilfe dieser Funktion werden Aufgaben vernetzt und Menschen verbunden. Ohne Verbindung der Aufgaben leidet die Arbeitsqualität, und ohne Verbindung der Menschen im Team leiden die Menschen.

In der Frühphase ist es die Aufgabe des Projektleiters, diese Linking-Funktion zu übernehmen und dabei das «richtige» Team zusammenzustellen, das gemeinsame Ziel im Blick zu behalten, die Zusammenarbeit zu fördern und alle acht Bereiche zu vernetzen. Im Laufe der Zusammenarbeit kann das gesamte Projektteam bzw. eine «Arbeitsgruppe Gesundheit» diese Funktionen erfüllen.

Gesundheit hat ein Geschlecht: Männergesundheit

Ein metallverarbeitender Betrieb hat über einen größeren Zeitraum ein System im BGM aufgebaut, das seit einigen Jahren gut funktioniert. Der Großteil der Maßnahmen ist für die Mitarbeiter verbindlich, ebenso wie die Maßnahmen im Arbeitsschutz. Ganz bewusst haben sich die Verantwortlichen für zusätzliche Angebote der betrieblichen Gesundheitsförderung entschieden, die die Mitarbeiter freiwillig und auf den eigenen Bedarf hin zugeschnitten auswählen sollen. Die Inhalte dieser Maßnahmen konzentrieren sich schwerpunktmäßig auf die individuelle Gesundheitsförderung und die Reflektion des persönlichen Verhaltens im Berufs- und Privatleben. Daher wird die Teilnahme an diesen Maßnahmen mit 50 % dem Arbeitszeitkonto der Mitarbeiter gutgeschrieben, die anderen 50 % sollen die Mitarbeiter selbst einbringen. Klassische Gesundheitsthemen wie beispielsweise Bewegungsförderung, Ernährung und Entspannung, wurden über ein Jahr nur mit sehr schwacher Resonanz durchgeführt. Die Teilnehmer waren überwiegend Frauen, die im Verwaltungsbereich und in der Personalabteilung arbeiten. Die wenigen Männer die bisher an diesem Gesundheitsprogramm teilgenommen haben, rekrutierten sich ebenfalls aus diesen Abteilungen. Die Vertreter der Gesundheitszirkel verschiedener Abteilungen berichteten, dass sich vor allem die gewerblichen Mitarbeiter nicht angesprochen fühlten. Die Männer hätten sich mit dem Angebot nicht identifizieren können.

Ein externer Kooperationspartner erhielt daher den Auftrag: «Konzipieren Sie ein individuelles Präventionsprogramm speziell für unsere gewerblichen Mitarbeiter, von dem sich Männer gut angesprochen fühlen.» Das Ergebnis war eine vierteilige **Workshopserie zur Männergesundheit** mit dem Titel «Mägs».

Eine mitarbeiterfreundliche Organisation fördert die Teilnahmebereitschaft. Diese Workshopserie – jeder Block bestand aus dreieinhalb Stunden – wurde aus verschiedenen Gründen in kleine Einheiten unterteilt und im Abstand von jeweils sechs Wochen durchgeführt. Der anfangs geringe Zeitaufwand sollte die Hemmschwelle für die Anmeldung senken. Zudem wurden die Workshops so organisiert, dass die Mitarbeiter sie entweder am Ende der Frühschicht oder zu Beginn der Spätschicht wahrnehmen konnten. So stieg die Akzeptanz für den selbst aufgebrachten Zeitanteil. Zudem stand es jedem Mitarbeiter frei, nach dem ersten Workshop abzubrechen. Die relativ kurze Dauer der einzelnen Workshops sollte auch einen besseren Wissenstransfer sichern, da es die meisten Mitarbeiter nicht gewöhnt waren, sich längere Zeit mit theoretischen Inhalten auseinanderzusetzen. Deshalb wurde bei der Konzeption der Workshops auch darauf geachtet, dass Theorie mit vielen praktischen

Inhalten und aktiver Beteiligung der Teilnehmer belebt wurde. Die Abstände von sechs Wochen sollten den Mitarbeitern die Möglichkeit geben, das neu Gelernte in der Praxis zu erproben und in den Folgeworkshops von ihren Erfahrungen zu berichten. Von dieser Organisationsform versprachen sich die Verantwortlichen eine höhere Nachhaltigkeit.

Die **Öffentlichkeitsarbeit** für Mägs erhielt ein Gesicht. Anstatt der üblichen Aushänge und Laufzettel gestaltete die Marketingabteilung zwei Plakatserien. Die erste Serie zeigte Bilder von Männern, die einerseits dem klassischen Männeridealbild entsprachen, andererseits das Gesundheitsbewusstsein aktivieren sollten. Zum Beispiel gab es ein Plakat, auf dem zwei Männer in mittleren Jahren mit freiem Oberkörper beim Grillen abgebildet waren. Der eine hatte einen sichtbar gut trainierten Bauch, bei dem zweiten waren stattdessen drei kräftige Rollen sichtbar. Untertitel: «six packs or three rolls?» Die andere Plakatsserie bildete Mitarbeiter ab, die innerhalb der Firma allen bekannt sind und die in Mitarbeiterkreisen anerkannt und geschätzt werden. Sie gelten als Vorbilder und Multiplikatoren. Jedes dieser Mitarbeiterbilder enthielt ein Zitat der jeweiligen Person zu der Workshopserie Mägs, etwa: «Ich mach mit, weil ich am Feierabend auch noch fit sein will.» Diese Multiplikatoren hatten im Vorfeld an einem Pilotworkshop zu Mägs teilgenommen, so dass sie über die Inhalte und Ziele sehr gut informiert waren. Daher waren sie auch bereit, sich für die Plakate zur Verfügung zu stellen, und übernahmen zusätzlich den Auftrag, ihre Kollegen aus der Produktion in direkten Gesprächen über die Veranstaltung zu informieren und sie vor allem zur Teilnahme zu motivieren. Gerade diese Kollegenkommunikation war besonders erfolgreich. Die ersten beiden Workshops waren schnell ausgebucht. Zum ersten Mal wurden in dieser Firma für Präventionsangebote, die auf freiwilliger Basis waren und zum Teil zulasten des Zeitkontos der Mitarbeiter gingen, sogar Wartelisten geführt.

Im **ersten Baustein** sollte vor allem die Lust am Thema geweckt werden. Das gelang der Referentin vor allem durch ein Frage- und Antwortspiel, in dem es um biologische und psychosoziale Unterschiede und Gemeinsamkeiten zwischen Männern und Frauen ging. Die Aufmerksamkeit war schnell gebunden, und die Aktivität der Teilnehmer wurde erhöht, indem sie in zwei Gruppen in diesem Wissensspiel gegeneinander antraten. Neben ernsthaften Überlegungen zu Verhaltensrisiken, Drogenkonsum, Krankheits- und Gesundheitsquoten der verschiedenen Geschlechter gab es auch humorvolle Fragen, die vor allem die Diskussion in Gang bringen und die Aufmerksamkeit der Teilnehmer weiterhin für das Thema binden sollten. Durch diese Form der Wissensvermittlung hatten die Teilnehmer Gelegenheit, in einem Selbsttest das eigene Gesundheitsverhalten zu reflektieren. Neben dem schriftlichen Selbsttest gab es eine Reihe motorischer Tests, mit denen die Teilnehmer ihre Kraft, ihre Dehnfähigkeit und auch Koordinationsfähigkeit überprüfen konnten. Eine gute Arbeitsatmosphäre und der spielerischer Charakter der verschiedenen Tests ermöglichen auch den weniger leistungsfähigen Mitarbeitern eine Selbsterkenntnis, ohne Gefahr, sich in der Gruppe bloßzustellen.

Ziel dieses ersten Workshops war es, die Mitarbeiter für das Thema Gesundheit zu gewinnen, die Neugier auf weitere Module zu wecken sowie die Einstellung zum Thema «Gesundheit und Männlichkeit» zu überprüfen und – falls erforderlich – zu korrigieren. Das Wissensspiel sowie die Selbstanalyse bildeten die Basis für die nächsten Workshops. 94 % der Mitarbeiter, die an der Einführungsveranstaltung teilgenommen hatten, meldeten sich auch zu den Folgemodulen an.

In den **drei folgenden Bausteinen** bearbeiteten die Teilnehmer in interaktiven Sequenzen weitere Themen und diskutierten in diesem Zusammenhang ihre Rolle als Mann in Beruf und Privatleben sowie deren Auswirkung auf das eigene Gesundheitsverhalten. Anhand vieler Beispiele und Geschichten aus dem Berufsalltag erfuhren die Teilnehmer Interessantes und Wissenswertes zum Thema Männergesundheit. Neben den Praxisbeispielen gab es Diskussionsrunden, bei denen die Teilnehmer Hypothesen bilden sollten, beispielsweise zu folgenden Fakten:

- Männer sind häufiger von Verletzungen und Vergiftungen betroffen.
- Männer sterben etwa doppelt so häufig wie Frauen an den Folgen übermäßigen Alkoholkonsums.
- Männer erleiden häufiger einen Herzinfarkt und haben häufiger Bluthochdruck als Frauen.
- Die Selbstmordrate ist bei Männern fast dreimal so hoch wie bei Frauen.
- Männer gehen seltener zu Vorsorgeuntersuchungen als Frauen.
- Männer beschreiben ihren Gesundheitszustand besser, als er tatsächlich ist – Frauen nicht.
- Männer glauben weniger als Frauen, dass sie ihren Gesundheitszustand selbst beeinflussen können.
- Männer leiden anders als Frauen.

Die Darstellung des Zahlenmaterials zu diesen Fakten zeichnete zunächst ein düsteres Bild von der Gesundheit der Männer. Gleichzeitig ermöglichte sie aber die Diskussion und eröffnete einen neuen Blick für die Einwirkungsmöglichkeiten auf den eigenen Gesundheitszustand. In diesem Zusammenhang wurden nicht nur biologische Besonderheiten diskutiert, wie die Wirkung von Testosteron und Adrenalin, sondern auch eher «männliche» psychische Eigenschaften wie Aggression, Unabhängigkeit, Dominanz, Konkurrenzstreben oder auch Kontrollbedürfnis. Gerade diese Eigenschaften stehen in engem Zusammenhang mit der Stereotypie eines «echten Mannes»: James Bond geht nicht zur Prostata-Früherkennung. Männer – das wurde vielen Mitarbeitern an dieser Stelle klar – haben spezifische gesundheitliche Risiken, die durch ihre Biologie, ihre soziale Rolle, ihre Identität und durch ihre Lebenssituation verstehbar werden. Erst das Verstehen dieser Funktionsweisen ermöglichte erste Schritte der Veränderung.

Nach der Diskussion der Fakten, der Überprüfung der eigenen Einstellungen zum Männlichkeitsbild und zum Gesundheitsverhalten erfolgte die Darstellung verschiedener Handlungsstrategien zur Förderung der individuellen Gesundheit. Anstatt allgemeiner Gesundheitsempfehlungen erhielt jeder Teilnehmer einen «Blanko-Maßnahmenplan». Auf dessen Grundlage erarbeiteten sich die Mitarbeiter ihre individuellen Handlungspläne. Dabei wurde sowohl die persönliche familiäre Situation berücksichtigt als auch das Alter des Betreffenden, die Schichtarbeit und die aktuelle Arbeitsbelastung sowie seine besonderen Vorlieben hinsichtlich Bewegung, Ernährung und Entspannungsmöglichkeiten. Darüber hinaus erhielten die Teilnehmer Checklisten zu spezifischen Gesundheitsthemen, wie beispielsweise eine Übersicht zu sinnvollen Vorsorgeuntersuchungen unter Berücksichtigung des Alters, oder auch Checklisten zu gesunder Schlafkultur sowie einer angemessenen Ernährung bei körperlich schwerer Arbeit im Schichtsystem.

Wissensvermittlung, Diskussionen und Reflexionen zur Thematik wurden unterbrochen und belebt mit verschiedenen Körperübungen. Im Zentrum dieser Übungen stand neben der Freude an Bewegung die Verbesserung der Körperwahrnehmung. Statt der sonst so häufig propagierten Leistungssteigerung nach dem Motto «immer schneller – immer kraftvoller – immer besser» erlaubten sich die Männer an dieser Stelle, mehr zu fühlen als zu tun und ihren Bedürfnissen nachzugeben.

Fazit: Selbstverständlich können und sollen im betrieblichen Kontext Angebote zur individuellen Gesundheitsförderung erfolgen. Wenn auch die individuelle Gesundheitsförderung im Fokus dieser Maßnahmen steht, so sollte ein Arbeitsplatzbezug dennoch immer mit enthalten sein – denn nur dieser Bezug rechtfertigt das zeitliche und finanzielle Engagement des Betriebes. Nutznießer sollen sowohl Mitarbeiter als auch die Firma sein. Die Teilnahme an solchen Angeboten sollte freigestellt sein. Hier kann der Betrieb – je nach Ausgestaltung der Maßnahme – eine Eigenbeteiligung der Mitarbeiter in Form von Zeit oder auch finanzieller Art erwarten. Die Angebote sollten so «zielgruppenspezifisch» wie möglich gestaltet sein und genauso kommuniziert werden. Je nach Betrieb kann diese Spezifität an unterschiedlichen Aspekten festgemacht werden: Geschlecht, Alter, Lebenssituation (z.B. Zielgruppe: Alleinerziehende) oder Schichtarbeit. Dabei sollte sich die Spezifität nicht nur im Titel widerspiegeln, sondern vor allem in den Inhalten.

Das Beispiel Mägs zeigt auf, dass allein ein Titel eine hohe Identifikation und damit Motivation schaffen kann und die Hemmschwelle, ein solches Angebot zu nutzen, drastisch nach unten verschieben kann. Freiwillige Angebote tragen immer das Risiko in sich, nur denjenigen Personenkreis zu erreichen, der schon ein hohes Gesundheitsbewusstsein hat und in der Regel auch privat einiges für seine Gesundheit tut. Wenn es also gelingen soll, echte Risikogruppen zur Teilnahme zu motivieren, bedarf es aufwändiger Öffentlichkeitsarbeit, guter Kommunikationsmedien und sehr sorgfältiger inhaltlicher Gestaltung der Maßnahmen.

15 Endlich passiert etwas: Kreative Maßnahmendurchführung

> Was hilft gut bedacht,
> wird´s nicht gut gemacht?
> *deutsches Sprichwort*

Wurden bisher sorgfältig die richtigen Daten erhoben und die Maßnahmen auch wirklich aufgrund der Ergebnisse dieser Analysen geplant, dann wird es an dieser Stelle vergleichsweise leicht, denn wir diskutieren hier nicht mehr über Effektivität (tun wir die richtigen Dinge?), sondern nur noch über Effizienz (wie tun wir die Dinge richtig?).

Je nach Bedarf kommt eine der folgenden drei Arten von Maßnahmen oder auch eine Kombination daraus in Frage:

Bei der **Verhaltensprävention** handelt es sich um Maßnahmen mit direktem Bezug auf das Verhalten bzw. die Verhaltensänderung des einzelnen Mitarbeiters. Dazu gehören beispielsweise arbeitsplatzbezogene Bewegungs-, Ernährungs- und Stressbewältigungsprogramme. Auch Führungskräftetrainings zur verbesserten Mitarbeiterkommunikation, Konfliktlösung und psychosozialen Unterstützung fallen teilweise in diese Kategorie. Im Focus steht hier das Verhalten des Einzelnen.

Bei der **Verhältnisprävention** geht es um strukturelle Aspekte der Gesundheitsförderung, z.B. die konkrete Arbeitsplatzgestaltung, das Angebot in der Kantine, Arbeitsorganisation, Arbeitswege, Arbeitsmittel, Sozial- und Pausenräume, ergonomische Verbesserungen, etc. Maßnahmen der Verhältnisprävention überschneiden sich teilweise mit denen der Arbeitssicherheit.

Maßnahmen der **Systemprävention** zielen auf ein «gesundes Miteinander» und haben die vielfältigen Interaktionen in und zwischen den verschiedenen Hierarchieebenen im Blick. Gelungene Systemprävention spiegelt sich in der gelebten Gesamtphilosophie eines Unternehmens wider. Hierzu gehören z.B. ein gutes berufliches Wiedereingliederungsmanagement (BEM) nach längerer Krankheit, Krankenrückkehrgespräche oder auch Teamentwicklungsmaßnahmen und organisationsübergreifende gesundheitsfördernde Rituale.

> Je umfangreicher und zeitlich länger die Maßnahmen geplant sind, desto wichtiger werden die «Wasserstandsmeldungen» an die Projektgruppe, damit im Bedarfsfalle während der Maßnahmen noch korrigierend eingegriffen werden kann. Maßnahmenbezogen sollte daher auf dem kleinen Dienstweg eine aktuelle Kurzbewertung erfolgen.

Beispiel: Für die Abteilung A wird aufgrund des erhobenen Bedarfs eine Teamentwicklungsmaßnahme (Systemprävention) umgesetzt mit vier Tagen Schulung, verteilt über neun Monate. Gleichzeitig erhalten die einzelnen Teilnehmer ein Einzelcoaching, sofern sie es wünschen. Die Mitglieder des Arbeitskreises Gesundheit halten sich über die stattfindenden Maßnahmen auf dem Laufenden, indem sie in einem Kurzfragebogen nach jedem Schulungstag folgende Daten erheben:

- Haben alle Mitarbeiter des Teams teilgenommen?
- Wie zufrieden waren sie mit der Organisation des Tages?
- Wie zufrieden waren sie mit den Inhalten der Schulung?
- Wie viel Bezug zum Arbeitsalltag hatten die Inhalte?
- Konnten sie neue und umsetzbare Erkenntnisse gewinnen?
- Wurden das Verständnis und der Zusammenhang zwischen Gesundheit und Teamarbeit gestärkt?
- Gibt es aktuell dringende Veränderungswünsche für die weiteren Schulungen?

Zusätzlich informieren sich die Mitglieder des Arbeitskreises monatlich darüber, wie viele der Teammitglieder das Angebot Einzelcoaching angenommen haben, und lassen sich nach jeder Veranstaltung ein kurzes Feedback des Schulungsleiters geben.

Bei diesen Kurzbefragungen soll ein aktuelles Stimmungsbild erfasst werden, um bei möglichen Fehlentwicklungen direkt gegenzusteuern. So können Sie vermeiden, dass erst nach Abschluss des Projektes Missstände aufgedeckt werden.

Beispiele zu Einzelmaßnahmen finden Sie im Anschluss an die Kap. 2, 3, 4, 7, 8, 10, 11 und 14.

Beispiele zu ganzen Projekten sind in Teil 4 beschrieben.

16 Die Bewertung

> Man muss viel gelernt haben, um das,
> was man nicht weiß, fragen zu können.
> *Jean Jacques Rousseau*

Viele der Maßnahmen sind häufig erst auf lange Sicht wirksam, und sie sind nicht immer konkret in Geldwerten fassbar. Wer den Erfolg des BGM lediglich und ausschließlich an AU-Zahlen knüpfen will, wird eher enttäuscht werden. Selbst dort, wo sinkende AU-Zeiten dokumentiert werden können, sind diese Zahlen nur bedingt als Erfolgskriterium verwertbar. Eine Fülle von anderen unkontrollierbaren Einflussgrößen können die AU-Quoten verändern. Eine Grippewelle reicht aus, um vorhandene Effekte statistisch unkenntlich zu machen.

Auch wenn mittlerweile genügend Studien zum positiven Return of Investment vorliegen (Pueringer, 2009), sind die Einzelmaßnahmen nicht nur an ihrem wirtschaftlichen Erfolg festzumachen.

Bei der Evaluation sollten Sie daher zwei Arten der Ergebnisse betrachten:

Langfristig: der objektive ökonomische Nutzen

Nur wenn es langfristig gelingt, auf dieser Ebene Effekte zu messen, wird die Akzeptanz steigen, BGM als feste Managementaufgabe in Unternehmensprozesse nachhaltig zu integrieren.

> Like it or not, the language of business
> is dollars, not correlation coefficients.
> *Cascio, 1991*

Als einziges angewandtes Kriterium wird der ökonomische Nutzen dem Anspruch des BGM allerdings nicht gerecht werden. Gutes BGM verknüpft wirtschaftliche, arbeitsorganisatorische und ethische Aspekte und hat somit auch andere als nur ökonomische Zielvorgaben.

Kurz- und langfristig: der subjektiv erlebte Nutzen

Im Idealfall trifft der subjektiv erlebte Nutzen mit dem objektiv messbaren Erfolg zusammen.

Interessanterweise gibt es aber auch Maßnahmen, die objektiv nur geringe Effekte bewirken wie bspw. die klassische Rückenschule (im Gegensatz zur arbeitsplatzspezifischen Rückenschule), die jedoch von den meisten teilnehmenden Mitarbeitern als äußerst positiv wahrgenommen werden. Dieser subjektiv erlebte Nutzen unterstützt die Akzeptanz des Gesamtprojektes, was die Umsetzung weiterer Maßnahmen deutlich erleichtert. Gerade während der Frühphase der Einführung in die BGF sind konkrete, sichtbare und spürbare Maßnahmen sehr wichtig. Sie bereiten den Boden und fördern die Motivation der Mitarbeiter, sich weiterhin zu beteiligen und sich zukünftig auch bei Maßnahmen einzubringen, die sie aus ihrer Sicht vielleicht als schwierig oder gar unbequem einstufen.

Subjektive Wahrnehmung und individuelle Bewertung tragen wesentlich zur Wirkung bei – und das geht weit über einen Placeboeffekt hinaus: So behaupten Arbeitspsychologen, dass «die Anforderungen gleichzeitig so wirken, wie sie beschaffen sind, so, wie sie wahrgenommen werden, und so, wie sie bewertet werden» (Hacker, 2001).

Weitere Kriterien

Weitere **objektive und subjektive Bewertungskriterien** können folgende sein:

- geringere Beschwerden
- weniger Belastungssituationen
- geringere Fluktuation
- Zufriedenheit der Mitarbeiter
- Verbesserung von Arbeitsprozessen
- Verbesserung von Arbeitergebnissen
- weniger Konflikte
- geringere Intensität der Konflikte

- Erhöhung der Anzahl der eingereichten Verbesserungsvorschläge
- konkret beobachtbare Verhaltensweisen, z. B. Anzahl der in der Betriebskantine verkauften «Fitnessmenüs» oder Häufigkeit der Nutzung von Betriebssportangeboten.

Die Bewertung erfolgt anhand der Zielformulierung und der Erfolgskriterien, die zu Beginn des Projektes festgelegt wurden.

Ohne klare Zielvorgaben ist eine Erfolgsbewertung nicht möglich.

Beispielsweise kann in einer frühen Projektphase das Thema «Sensibilisierung einer definierten Zielgruppe für einen bestimmten Inhalt» ein erstes und wichtiges Ziel darstellen (s. Fallbeispiel s. S. 126). Inwieweit diese Sensibilisierung erreicht wurde, ist häufig schwer an äußeren Merkmalen zu beobachten. Daher bieten sich in diesem Fall Fragebögen oder auch Mitarbeitergespräche an. Weiterhin können viele **Bewertungsinstrumente**, die zur Analyse eingesetzt wurden, erneut genutzt werden, um einen vorher/nachher-Vergleich zu ermöglichen: Gesundheitsberichte der Krankenkassen, Fragebögen, Arbeitsplatzbegehungen, Beschwerdelisten der Mitarbeiter.

Sollten Sie mit Gesundheitswerkstätten oder mit Gesundheitszirkeln die Ausgangslage analysiert haben, so werden Sie die Ergebnisse der Maßnahmen in gesonderten Treffen präsentieren und reflektieren.

Die Verhältnismäßigkeit der Mittel wahren

Insgesamt sollte der Aufwand der Evaluierung in einem gesunden Verhältnis zum Aufwand der Maßnahmen stehen. Dies sollten Sie schon bei der Projektplanung ausreichend berücksichtigen. Manche Veränderungen sind so offensichtlich, dass Ergebnisse ohne aufwändige Messinstrumente erfasst werden können. So kann beispielsweise ein Betriebsausflug in Verknüpfung mit Elementen eines Gesundheitstages am Ende durch eine Bewertung von vier Kategorien: +++ / ++/ +/ 0 einen ausreichenden Hinweis auf die Akzeptanz des Angebots geben. Bei der Optimierung der Ergonomie an einer Produktionsstraße könnten sowohl das Arbeitsergebnis in einem bestimmten Zeittakt gemessen als auch gleichzeitig mit Hilfe einer körperlichen Beschwerdeliste die Veränderungen der Befindlichkeit evaluiert werden.

Erfahrungsgemäß ist im Projektablauf die Bewertung das Stiefkind der vier Grundelemente. Sie wird am meisten vernachlässigt.

Manche Verantwortlichen verzichten vielleicht darauf, weil ihnen der Nutzen der Maßnahme evident erscheint (schließlich haben sie die Maßnahmen ja selbst ausgesucht!) oder auch, weil am Ende des Projekts keine Ressourcen mehr zur Verfügung stehen.

Manchen erscheinen die statistischen Verfahren und Messungen zu umständlich und auch zu bürokratisch. Bei Krankenkassen oder anderen externen Anbietern der BGF könnte auch die Angst dahinter stehen, dass ihre Maßnahmen sich als nicht so wirksam zeigen wie versprochen – dann messe ich doch lieber nicht, oder? Die Messung könnte den Folgeauftrag verhindern oder den Expertenstatus gefährden. Außerdem sind gute Maßnahmenumsetzer häufig nicht gleichzeitig auch die besten Controller. Es bietet sich daher zumindest bei großen Projekten an, diese Funktionen zu trennen, wie dies in der Wissenschaft auch selbstverständlich ist. Nicht selten ist aber auch schlicht die Unkenntnis geeigneter Evaluationsinstrumente und ihre Anwendung der Grund für die stiefmütterliche Behandlung dieses Themas.

Je komplexer und umfangreicher ein betriebliches Gesundheitsförderprogramm gestaltet ist, desto bedeutsamer werden Zwischenbewertungen in frühen Projektphasen. Somit kann der Evaluationsprozess den gesamten Projektablauf begleiten anstatt erst am Ende der Maßnahmen einzusetzen. Vorsicht aber vor zu großen Zahlenbergen und unbeherrschbaren Statistiken. Als Prinzip kann hier gelten: soviel wie nötig und so wenig wie möglich.

Tabelle 13: Reflexion zum Funktionszyklus

	Unsere Stärken	Unsere Schwächen	Was wollen wir verbessern? Wie werden wir das tun?	Besonderheiten der Firma, die wir berücksichtigen müssen
Analyse				
Planung				
Durchführung				
Bewertung				

In Tabelle 13 finden Sie einige Kriterien zur Reflexion des Funktionszyklus im BGM. Bewerten Sie die Schwächen und Stärken nach dem Schulnotensystem von 1–6.

Auch wenn die professionelle Projektplanung in der BGF wie bei der Kreation eines guten Menüs von sorgfältig ausgewählten und erstklassigen Zutaten sowie der geeigneten Zubereitungsart abhängt, so ist es doch erlaubt – sofern die Umstände es erfordern – auch einmal Fast Food zu konsumieren: Ein Gesundheitstag, der die Mitarbeiter motiviert und sie anregt, sich mit dem Thema Gesundheit auseinanderzusetzen, kann kein Kunstfehler sein. Auch ohne vorhergehende Analyse der Ausgangssituation kann ein solcher Tag, wenn Sie ihn professionell planen und umsetzen, die Einführung der betrieblichen Gesundheitsförderung gut unterstützen. In einigen wenigen Situationen schmeckt auch Fast Food, macht kurzfristig satt und kann somit eine akzeptable Zwischenlösung darstellen. Aber langfristig bringt sicher das Vier-Gänge-Menü mehr Genuss und Gesundheit.

Teil 4
Erfahren und Entwickeln

Die folgenden komplexen Projektbeispiele sind unter sehr unterschiedlichen Rahmenbedingungen entstanden. Es sind keine «Best-Practice-» oder Lehrbuchbeispiele im eigentlichen Sinne, sondern sie haben Ecken und Kanten und sind somit echte Praxisbeispiele. Die Verantwortlichen mussten sich dabei häufig zwischen Anspruch und betrieblicher Machbarkeit auf Kompromisse einlassen. Durch die begleitende externe Beratung waren sie sich der Stärken, aber auch der Schwächen ihrer Vorgehensweisen bewusst.

Die gemeinsamen Merkmale der folgenden Projekte sind:

- Der Anfang war bei allen schwierig, und viele Widerstände mussten überwunden werden.
- BGM und BGF wurden und werden immer noch als Lernprozess verstanden. Dieser Lernprozess dauert bis heute weiter an. Teilweise haben sich weitere Projekte angeschlossen, teilweise laufen die Beschriebenen in veränderter Form weiter.
- BGF wird als Teil der Personal- und Organisationsentwicklung betrachtet und als fester Bestandteil in bestehende Strukturen integriert.
- Insgesamt wurden diese vier Projekte von Mitarbeitern und Projektverantwortlichen als Erfolg verbucht, und vor allem haben die Ergebnisse dazu motiviert, den Prozess weiter voran zu treiben.

Die Beispiele können keine «Kopiervorlage» für andere Betriebe sein, da jeder Betrieb ganz spezifische Strategien und Maßnahmen benötigt. Sie können aber als Ideenpool und Wegweiser dienen.

17 Projektbeispiel kommunaler Entsorgungsverband: Vom Turnschläppchen-Image zur Personalentwicklung

Ausgangslage: Ein kommunaler Entsorgungsverband mit 480 Mitarbeitern lässt – auf Anregung des Personalrates – von einer externen Beratungsfirma eine **Mitarbeiterbefragung** zum Thema Gesundheit, Arbeitsorganisation, Führung und Arbeitszufriedenheit durchführen. Die Ergebnisse dieser Befragung zeigen verschiedene Handlungsfelder auf: Weit über die Hälfte der Mitarbeiter sind 50 Jahre und älter; somit liegt der Altersdurchschnitt deutlich über dem bundesdeutschen Durchschnitt. Im Zeitraum der nächsten acht bis zwölf Jahre wird ein Großteil der Belegschaft in Rente gehen. Weiterer Handlungsbedarf zeigt sich in den Themenfeldern Mitarbeiterkommunikation und -führung, Ergonomie und Bewegung sowie Stressbelastung und Arbeitsorganisation. Diese Ergebnisse werden bei einer Betriebsversammlung vorgestellt und intensiv diskutiert.

Allerdings folgen dieser Mitarbeiterbefragung keine Konsequenzen. Die notwendigen Maßnahmen wären sehr umfangreich, und dafür ist zunächst kein Budget vorhanden. Erst eineinhalb Jahre nach der Befragung nutzt der Entsorgungsverband die Möglichkeit, ein Projekt zu einem Teil über eine Krankenkasse zu finanzieren. Mit der **Beteiligung der Krankenkasse** geht es voran. In gemeinsamer Absprache wird ein Budget festgelegt, von dem die Krankenkasse 50 % zur Verfügung stellt. Die Voraussetzung für diese Kostenbeteiligung ist die Umsetzung der Krankenkassenrichtlinien für ein nachhaltiges BGM. Nachdem in verschiedenen Gesprächen zwischen Krankenkasse, Personalrat und Geschäftsführung die Sinnhaftigkeit und Machbarkeit eines gemeinsamen Projekts aufzeigt werden konnte, legt die Krankenkasse einen Projektplan vor. Die finanzielle Unterstützung der Krankenkasse ist eng an diesen Plan und die Einhaltung ganz bestimmter Standards gebunden. Eine Übersicht über die von der Krankenkasse geforderten Strukturen im BGM finden Sie in Abbildung 11. Die Krankenkasse kooperiert während des Projektes mit der externen Beraterfirma, die auch schon die Mitarbeiterbefragung durchgeführt hat. Alle Abläufe werden in enger Absprache zwischen dem Entsorgungsverband, der Krankenkasse und dem externen Partner geplant und koordiniert.

Der **Anfang des Projektes** gestaltet sich schwierig. «Wir hatten überhaupt keine Ahnung, was BGM und BGF überhaupt sind und was das eine vom anderen unterscheidet. Und wir wussten nicht, was wir alles nicht wussten», so die interne Projektleiterin nach Ablauf des ersten Jahres. Die neu zu schaffenden Projektstrukturen erscheinen den Mitarbeitern schwerfällig, bürokratisch und häufig zu wenig praxisorientiert. Die Kommunikation zwischen den drei Akteuren Krankenkasse, externe Beratungsfirma und Entsorgungsverband läuft holprig. Es kommt zu Missverständnissen, und der interne Abstimmungsbedarf ist groß. Trotz großer Bemühungen gelingt es in dieser Phase nur teilweise, ein Verständnis für die Notwendigkeit bestimmter Strukturen des BGM zu wecken. Die Mitarbeiter erkennen in diesem Stadium nur undeutlich die komplexen Wechselwirkungen zwischen Gesundheitsmanagement und Personal- und Organisationsentwicklung. Mühsam, aber dennoch zufriedenstellend, können Strukturen eingerichtet und Veranstaltungen erfolgreich durchgeführt werden.

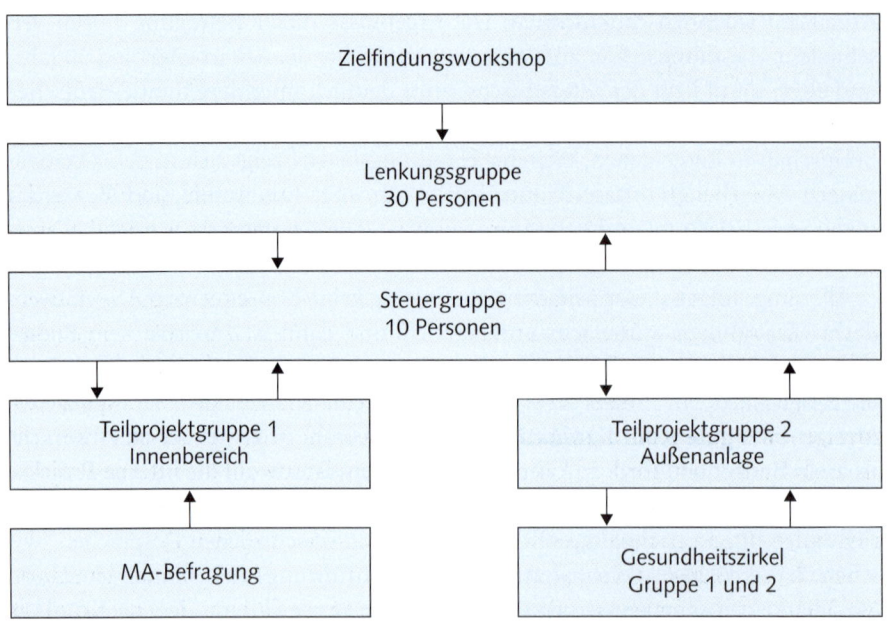

Abbildung 11: Struktur des BGM

Die erste Maßnahme ist ein **Zielfindungsworkshop**. Hier diskutieren die Bereichsleiter des Entsorgungsverbandes gemeinsam mit der Projektverantwortlichen der Krankenkasse die Ziele und die möglichen zukünftigen Vorgehensweisen. Ziel dieses Workshops ist die Sensibilisierung für die Strategien des BGM. Danach wird eine **Lenkungsgruppe** gegründet, die sich aus 30 Personen zusammensetzt: Vertreter des Personalrates, Fachkräfte für Arbeitssicherheit, Bereichsleiter. Diese Lenkungsgruppe hat den Auftrag, die vorgeschlagenen Maßnahmen zu prüfen und zu genehmigen.

Die Maßnahmenvorschläge erhält die Lenkungsgruppe aus einer **Steuergruppe**. Diese Gruppe besteht aus zehn Delegierten der verschiedenen Bereiche. Aufgrund der unterschiedlichen Arbeitsplatzsituationen werden zwei Teilprojektgruppen gebildet, die jeweils entweder für den Außenbereich (Kläranlagen) des Entsorgungsverbandes oder aber für den Innenbereich (Verwaltung, Labor) zuständig sind. Die Steuergruppe veranlasst die Bildung von **Gesundheitszirkeln**, die in jeweils sechs extern moderierten Sitzungen die Arbeitsweise im Gesundheitszirkel erlernen und gleichzeitig den Bedarf an Maßnahmen ihrer Kollegen erheben.

Bei der Ergebnispräsentation der Gesundheitszirkel werden Handlungsbedarfe benannt, die sich mit den Ergebnissen der Mitarbeiterbefragung von vor zwei Jahren nahezu vollständig decken:

- Umgang mit Rückenbeschwerden
- Verbesserung der ergonomischen Verhältnisse
- Stressbewältigung
- Verbesserung der Kommunikation.

In einer der beiden Gruppen eskaliert bei der Vorstellung der Ergebnisse das Gespräch. Es kommt zum Streit über die Bewertung der Ergebnisse, und gleichzeitig zeigt sich in diesem Streit die von allen geschilderten Hauptproblematik: ein rauer Umgangston, mangelnde Würdigung anderer Einstellungen, schlechte Zuhörfähigkeit bis zur Respektlosigkeit im Umgang miteinander. So unangenehm die Situation für die Moderatorin und die interne Projektleiterin für den Moment ist, so hilfreich ist die Eskalation, um allen Beteiligten anhand dieses Beispiels aufzuzeigen, wie **gute Kommunikation** im Team sowohl Arbeitsprozesse verbessern als auch Gesundheit fördern kann. Im Nachhinein ist sowohl die interne Projektleiterin als auch die Moderatorin der Gesundheitszirkel für diesen Zwischenfall dankbar, weil gerade dadurch der Finger in die Wunde gelegt wurde.

Parallel zur Arbeit im Gesundheitszirkel wird für alle Führungskräfte der mittleren Ebene ein **Informations- und Reflektionstag** zum BGM angeboten. Insgesamt finden vier Veranstaltungen mit jeweils 12 Personen statt. Die Inhalte umfassen zum einen die wichtigsten Zahlen, Daten und Fakten sowie die Zusammenhänge und Wechselwirkungen von Gesundheit, Führung und Arbeit. Zum anderen erweitern die Teilnehmer in verschiedenen interaktiven Sequenzen ihren Gesundheitsbegriff und diskutieren ihre Rollen und Aufgaben im Gesamtprojekt. Sie reflektieren ihr Führungsverhalten in Bezug auf die Mitarbeitergesundheit und tauschen sich im Kollegenkreis über ihr eigenes Gesundheitsverhalten am Arbeitsplatz aus.

Die Teilnahme ist für alle Führungskräfte verbindlich. Allerdings kommen bei weitem nicht alle gerne zu dieser Veranstaltung. Anfänglich sind die **Widerstände einiger Führungskräfte** körpersprachlich deutlich sichtbar, und manche formulieren das auch ohne Umschweife. Eine Führungskraft versucht, sich über das Thema lustig zu machen mit der Bemerkung: «Soll ich jetzt die Turnschläppchen anziehen und mit meinen Mitarbeitern ein bisschen Tanzgymnastik machen?» Dieser Satz repräsentiert die Vorbehalte vieler Mitarbeiter in der Frühphase des Projektes. Dennoch gelingt es bis zum Ende dieses Tages bei den meisten eine Grundbereitschaft zu erzielen, das Gesundheitsmanagement als Führungsaufgabe ernst- und auch anzunehmen.

Ein zweitägiges **Seminar für die Führungskräfte der obersten Ebene** sollte ursprünglich in der Frühphase des Projektes stattfinden, damit die Geschäftsleitung informiert und motiviert ist, das Projekt langfristig und nachhaltig zu unterstützen. Aus organisatorischen und zeitlichen Gründen konnte das Seminar «Gesundheit ist Chefsache» leider erst mit einer Verspätung von einem Jahr stattfinden. Inhalte dieser Veranstaltung überschnitten sich zum Teil mit den Inhalten der Reflektionstage für Führungskräfte der mittleren Ebene. Zusätzlich gibt es noch einen deutlichen Schwerpunkt in der Reflektion des eigenen Gesundheitsverhaltens. Neben der theoretischen Vermittlung von aktuellem Präventionswissen enthält dieses Seminar eine Fülle von praktischen und aktiven Anteilen. Damit sollen die persönliche Betroffenheit der oberen Führungsebene erzielt und somit die Motivation erhöht werden, sich mit der Thematik intensiv auseinanderzusetzen.

Auch wenn es nicht leicht war, die obere Führungsebene zur Teilnahme an diesem Seminar auf einen Termin festzulegen, so war dennoch die Offenheit für das Thema und die Bereitschaft, sich kritisch mit den Inhalten auseinander zu setzen, deutlich höher als in der Gruppe der mittleren Führungsebene. An den beiden Tagen, die abseits des Unternehmens in einem in der Natur gelegenen Hotel stattfanden, hatten die Teilnehmer ausreichend Gelegenheit, Wissenswertes über betriebliche Belange in der Gesundheitsförderung zu erfahren und sich darüber auszutauschen. Sie hatten aber ebenso auch Zeit, das eigene Gesundheitsverhalten einer kritischen Prüfung zu unterziehen. Das Ergebnis der drei Tage wurde sowohl mit Hilfe eines Fragebogens als auch im direkten Gespräch evaluiert. Die Rückmeldungen zeigten:

- eine erhöhte Motivation, sich auf betrieblicher und persönlicher Ebene mit Gesundheitsförderung zu beschäftigen
- eine Sensibilisierung für die Zusammenhänge zwischen Personal – und Organisationsentwicklung und Gesundheit
- ein erhöhtes Verständnis für die Sinnhaftigkeit sowohl der Strukturen des BGMs als auch für die Einzelmaßnahmen der BGF.

Einige Führungskräfte berichteten vom ganz konkreten Entschluss zu bestimmten Verhaltens- sowie Organisationsänderungen, der durch dieses Seminar ausgelöst worden war.

Zudem erkannten einzelne Führungskräfte ihren Bedarf an externer Unterstützung und wurden so durch dieses Seminar angeregt, ihren eigenen Entwicklungs-

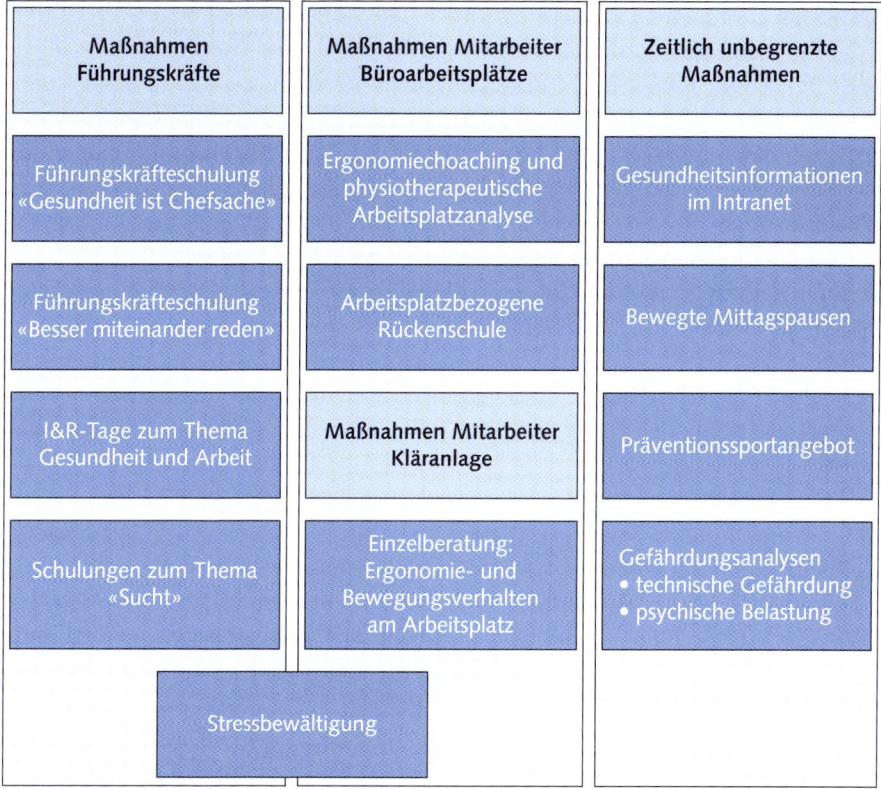

Abbildung 12: Projektbeispiel kommunaler Entsorgungsverband: Struktur der BGF-Maßnahmen im Zeitraum eines Jahres

prozess durch ein **Einzelcoaching** zu fördern. Die Geschäftsleitung unterstützte und förderte diese Entscheidung. Weiterhin wurden aufgrund der Ergebnisse aus der Gesundheitszirkelarbeit und in Ankopplung an die Mitarbeiterbefragung verschiedene Maßnahmen geplant und durchgeführt.

Im Bildungswesen wurde ein **Stressbewältigungsseminar** für alle Mitarbeiter angeboten. Interesse und die Teilnahmebereitschaft waren sehr hoch. Daher wird dieses Angebot auch zukünftig neben anderen Bildungsmaßnahmen fest im Programm bleiben. Die Teilnahme daran ist freiwillig – im Gegensatz zu dem **Seminar «Besser miteinander reden»**. Da das Kommunikationsverhalten sowohl in der Mitarbeiterbefragung als auch in den Gesundheitszirkeln als besonderer «Brandherd» identifiziert worden war, konnte die Teilnahme dazu nicht auf freiwilliger Basis erfolgen, sondern das Seminar musste einen verbindlichen Baustein für alle Führungskräfte darstellen.

Das Gesprächsverhalten und die Grundstimmung im Team wird durch die Führungskräfte maßgeblich beeinflusst. Kommunikationstraining ist bei oberflächlicher Betrachtung zunächst einmal nichts Neues im Bildungswesen. Damit Arbeitsprozesse reibungslos verlaufen, Mitarbeiter sich motiviert und wohl fühlen und ein Klima des Respekts und Vertrauens herrscht, bedarf es einer guten Gesprächskultur. Gute Kommunikation verbessert nicht nur Arbeitsabläufe, sondern trägt auch nachweislich auch zur Gesundheitsförderung der Mitarbeiter bei. Im Zentrum des Trainings standen genau diese gesundheitlichen Aspekte. Viele unterschiedliche Beispiele und Übungen aus dem Berufsalltag zeigten auf, wie die Führungskräfte ihr Kommunikationsverhalten gesundheitsorientiert und effizient weiterentwickeln können. So konnten die Führungskräfte das Thema Kommunikation neu erleben und ihre Perspektiven dazu erweitern.

Einige der Führungskräfte nahmen an **Schulungen zum Thema Sucht** teil, die es auch schon früher im Unternehmen gab. Durch das Gesundheitsprojekt wurde das Thema neu belebt und der Stellenwert dieser Weiterbildung wieder erhöht.

Eine Physiotherapeutin mit einer ergonomischen Zusatzqualifikation (Ergophysconsult®) führte **Arbeitsplatzanalysen** durch, begleitete ein **Ergonomie-Coaching und eine arbeitsplatzspezifische Rückenschule**. Besonders wichtig ist an dieser Stelle, dass die arbeitsplatzspezifische Rückenschule keinesfalls verwechselt werden darf mit dem konventionellen Modell der Rückenschule. Das konventionelle Modell konnte – im Gegensatz zur arbeitsplatzspezifischen Rückenschule – bisher keinerlei Wirksamkeitsnachweis erbringen. Diese Form des Angebotes muss sehr genau auf die jeweilige Institution sowie an den Bedarf und die Bedürfnisse der Mitarbeiter angepasst werden. Im vorliegenden Fall war schnell entschieden, dass eine Organisationsform für einen Kurs mit mehreren Mitarbeitern insbesondere an den Außenstellen Kläranlagen für das Unternehmen nicht zu leisten war, und von den Mitarbeitern auch nicht angenommen worden wäre. So wurden die Mitarbeiter einzeln direkt vor Ort beraten. Auf diese Art und Weise wurden auch diejenigen Mitarbeiter erreicht, die aus eigener Initiative an einem Gesundheitsprogramm nicht teilgenommen hätten. Häufig sind es gerade die Risikogruppen, die man bei freigestellter Teilnahme nicht aktivieren kann. Durch die persönliche Ansprache direkt am Arbeitsplatz gelang es der Physiotherapeutin, die Mitarbeiter aktiv in den Prozess einzubeziehen und sie zu einer weiteren Teilnahme am Projekt zu motivieren.

Bei den Außenstellen an 28 Kläranlagen wurde Arbeitsplatzanalysen der ergonomischen Bedingungen und eine Verhaltensanalyse durchgeführt. Danach erfolgte ein Training adäquater Bewegungs- und Verhaltensmuster direkt am Arbeitsplatz.

Da die finanziellen Mittel nicht ausreichten, um alle Mitarbeiter im selben Jahr zu beraten, verständigte man sich in der Verwaltung und in den Labors darauf, eine Auswahl der Mitarbeiter für den ersten Durchlauf zu treffen. Das Auswahlkriterium war das Alter. Alle Mitarbeiter, die über 50 Jahre alt waren, konnten sich für den ersten Durchgang melden. Die anderen müssen warten, bis wieder ein Budget verfügbar war.

Der Ablauf dazu gestaltete sich hier wie folgt:

1. **Arbeitsplatzanalyse** mit Begutachtung des Mitarbeiterverhaltens und der Verhältnisse. Diese Arbeitsplatzanalyse ist deutlich mehr als eine reine Gefährdungsanalyse wie sie aus dem Arbeitsschutz bekannt ist. Neben den klassischen Faktoren wie Mobiliar, Licht- und Luftverhältnisse wird hier mehr das Verhalten des Mitarbeiters in den Mittelpunkt gestellt. So wird das Bewegungsverhalten am Arbeitsplatz, aber ebenso die Frage nach der Pausengestaltung oder auch das Trinkverhalten thematisiert. Ebenfalls haben die Mitarbeiter Gelegenheit, mögliche Beschwerden ihres Bewegungssystems gemeinsam mit der Physiotherapeutin im Hinblick auf den Arbeitsprozess zu erörtern und gegebenenfalls ganz individuelle Änderungen hinsichtlich Ergonomie und Bewegungsverhalten vorzunehmen.

2. Nach zwei Wochen absolvierten alle Mitarbeiter aus der Einzelberatung ein gezieltes **Verhaltenstraining** in der Gruppe, das auf die Arbeitsabläufe abgestimmt war.

3. Nachdem die Verbesserungsvorschläge aus der Arbeitsplatzanalyse umgesetzt waren, folgte die Maßnahme **Ergonomie-Coaching**. Hier begutachtete die Physiotherapeutin nochmals die Arbeitsplätze gemeinsam mit den Mitarbeitern. Sie unterstützte beim Anpassen der Möbel an die Mitarbeiter, gab erneut Anregungen für das Verhaltenstraining und diskutierte mit den Mitarbeitern

weitere Maßnahmen der Arbeitsorganisation nach physiotherapeutischen und ergonomischen Gesichtspunkten.

4. Nach etwa drei Monaten traf man sich erneut in der Gruppe zu einem **Ergonomiecoach-Refresher,** um gegebenenfalls weitere Korrekturen vorzunehmen, das neu erlernte Bewegungsverhalten weiterzutrainieren und die Ergebnisse der Neugestaltung zusammenzufassen.

Die Inhalte dieser Maßnahme wurden sehr gut angenommen, obwohl es immer wieder zu **Organisationsschwierigkeiten** kam: Termine wurden verwechselt, Räumlichkeiten waren nicht vorbereitet oder Mitarbeiter fühlten sich nicht rechtzeitig informiert. Das sind Hindernisse, die sicher nicht unvermeidbar sind, aber dennoch in fast allen Projekten immer wieder vorkommen. Daher ist es sehr hilfreich, wenn das Unternehmen bereit ist, einen Mitarbeiter zumindest stundenweise für die Organisation freizustellen. Andernfalls kommt es zu Motivations- und auch Zeitverlusten, die das Unternehmen mehr kosten als einige Stunden Freistellung für die Organisation.

Zusätzlich zu diesen umfangreicheren und planungsaufwendigen Maßnahmen organisierte die interne Projektleiterin eine «**Bewegte Mittagspause**». Mit kurzen angeleiteten Bewegungsübungen konnten die Mitarbeiter ihre Mittagspause anreichern. Neben den nachweisbaren biologischen Effekten berichteten die Kollegen, die daran teilnahmen, von einer positiven Auswirkung auf die Stimmung in den Teams, die die Maßnahme zum gemeinsamen Ritual gemacht hatten.

Wer darüber hinaus ein gutes und **präventionsorientiertes Sportangebote** suchte, konnte durch eine Kooperation des Arbeitgebers mit der örtlichen Sporthochschule der ansässigen Universität deren Präventionssportangebote nutzen.

In Planung stehen zur Zeit noch **teamspezifische Maßnahmen** zur Verbesserung der Kooperation im Team und Kurzaktionen zu ausgewählten Schwerpunktthemen.

Nach Ablauf des ersten Projektjahres hatten die Führungskräfte und große Teile der Belegschaft den **Nutzen der Maßnahmen** sowohl für die Mitarbeiter als auch für das Gesamtunternehmen erkannt. Gesundheitsmanagement begann sich langsam als fester Bestandteil der Unternehmensphilosophie zu etablieren und soll auch zukünftig alle Bereiche des Entsorgungsverbandes umfassen. Vor allem ist den Verantwortlichen klar geworden, dass professionelles Gesundheitsmanagement sich nahtlos in gute Personalentwicklung einfügt. Viele schon vorhandene Bildungsmaßnahmen, wie beispielsweise Kommunikationstraining oder Maßnahmen des Arbeitsschutzes wie Gefährdungsanalysen bleiben bestehen und werden mit neuen Sichtweisen belebt. Die finanzielle und strukturelle Unterstützung durch die Krankenkasse war eine wichtige Hilfestellung, mit der das Projekt erst in Gang kommen konnte. Im Rückblick bewerteten die im Projekt verantwortlichen Mitarbeiter die von der Krankenkasse vorgegebenen Arbeitsstrukturen und Vielzahl der unterschiedlichen Arbeitsgremien immer noch als zu bürokratisch und wünschen sich für die Zukunft vereinfachte Abläufe.

Nach Ablauf der krankenkassengestützten Projektphase arbeiten die internen Experten weiter am Thema. Die nächste Herausforderung stellt das Thema demografischer Wandel dar. Die geschaffenen Strukturen im BGM und BGF können genutzt werden und bilden eine gute Basis, um den Anforderungen einer älter werdenden Belegschaft begegnen zu können. Ebenso bieten sie eine gute Möglichkeit, Maßnahmen zum demografischen Wandel mit denen des Gesundheitsmanagements zu verknüpfen.

18 Projektbeispiel Industrie: Top-down statt Bottom-up

Ausgangslage: Der Personalchef einer Firma für industriellen Anlagenbau mit rund 1300 Mitarbeitern kämpft seit einigen Jahren immer wieder mit hohen Arbeitsunfähigkeitsquoten. Die Zahlen liegen in einigen Abteilungen dauerhaft deutlich über dem Branchendurchschnitt. Bisher gab es diverse Einzelaktionen in der betrieblichen Gesundheitsförderung: Gesundheitstage, die von verschiedenen Krankenkassen in Kooperation mit Apotheken und Fitnessstudios durchgeführt wurden, Betriebssportgruppen, Aktionstage zu den Themen Ernährung und Rauchen, Rückenschule und einen Entspannungskurs. Da es von Seiten der Firma kein spezielles Budget dafür gab, war die Auswahl der Angebote vor allem von der Überlegung bestimmt, welcher Anbieter bereit war, seine Maßnahme kostenfrei zum Zwecke der eigenen Werbung, durchzuführen. Das Budget der Krankenkassen ermöglichte die Übernahme eines geringen Kostenanteils für Fachreferenten. Aber auch hier wurden die Referenten in erster Linie nicht nach Inhalten oder Qualität ausgewählt, sondern unter dem Aspekt der Kosten. Diese – häufig wahllos zusammengestellten – Einzelmaßnahmen fanden bisher in der Belegschaft keine große Resonanz, die Teilnehmerquoten waren sehr gering. Die Aktionen waren von der Geschäftsführung eher nur geduldet, als dass man sich einen wirklichen Nutzen davon versprochen hätte. Die Organisation der Maßnahmen gestaltete sich häufig sehr schwierig, da nicht genau definiert war, wer für welche Aufgaben zuständig war, was das Ziel der Maßnahmen genau beinhalten soll und welche zukunftsorientierten Strategien das Thema Gesundheitsförderung weiterhin begleiten soll. Es existierten bisher keine Strukturen, die die Basis für ein nachhaltiges Vorgehen mit Bedarfsanalyse, zielorientierter Maßnahmenplanung, -umsetzung und regelmäßige Evaluation hätten schaffen können.

Ein Kongress zum Thema BGM war für den Personalchef der Anlass, sich eingehender mit der Thematik zu beschäftigen, um schließlich seine Geschäftsführung von der Notwendigkeit zu überzeugen, ein Gesamtsystem «Mitarbeitergesundheit» einzuführen. Grundlegende Strukturen sollten in der Personalabteilung angesiedelt werden, und es sollte ein Mitarbeiter (vorläufig) mit einer Halbtagsstelle als **Koordinator für Gesundheit und Bildung** (Koordinator GB) abgestellt werden. Dieser Koordinator sollte eng mit dem werksärztlichen Dienst und dem Bildungswesen zusammenarbeiten. Obwohl der Personalchef die Zustimmung schneller als erwartet erhielt, ging es anfangs nur schleppend voran. Er plante einen Strategietag BGM mit der Geschäftsführung, dem Bildungswesen, dem Werksarzt, den Fachkräften für Arbeitssicherheit und dem Betriebsrat. Aufgrund von Terminschwierigkeiten der verschiedenen Beteiligten fand der Termin erst elf Monate (!) später statt.

Zusammen mit einem externen Berater bereiteten der schon eingesetzte Koordinator GB diesen **Strategietag** vor. So wurden im Vorfeld die Informationen über BGM und BGF zusammengestellt, die speziell für das Unternehmen relevant waren. Die Teilnehmer erfuhren Zahlen, Daten und Fakten, grundlegende Strategien, und anhand von Beispielen anderer Unternehmen derselben Branche gewannen sie einen Eindruck über Chancen und Risiken verschiedener Vorgehensweisen. Bei der Diskussion um die Rollen und die Positionierung der Führungskräfte im BGM musste der Referent sehr viel Überzeugungsarbeit leisten, um zu erreichen, dass die aktive Mitarbeit und Präsenz der Führungskräfte als Grundvoraussetzung für ein Gelingen des Projektes akzeptiert wurde.

In den folgenden Monaten wurde ein **Steuerkreis Gesundheit** gegründet. Dieser Kreis bestand aus einem Vertreter der Geschäftsleitung, Vertretern des Betriebsrates, einem Vertreter der Personalabteilung, dem Werksarzt und drei weiteren Führungskräften. Dieser Steuerkreis hatte die Aufgabe, das Projekt zu begleiten und Entscheidungen über Strategien und Maßnahmen zu fällen. Besonders heftig diskutierten die Beteiligten die möglichen Ziele eines solchen Projektes. Trotz anfänglich sehr unterschiedlicher Positionen einigten sich die Teilnehmer darauf, dass die Senkung der AU-Quote nicht das Hauptziel der Maßnahmen darstellen dürfe. Der Betriebsrat drängte darauf, dass das Thema in einer Betriebsvereinbarung fest verankert werden sollte. Der Steuerkreis delegierte die Entwicklung eines Projektvorschlages an den Vertreter der Personalabteilung, den Koordinator GB. Dieser Vertreter sollte einen ersten Projektvorschlag in Kooperation mit einem externen Experten erarbeiten und ihn dem Steuerkreis vorlegen. Die Mitglieder des Steuerkreises vereinbarten regelmäßige Treffen, während des ersten Jahres im Abstand von jeweils sechs Wochen.

Die Geschäftsleitung stellte ein **Budget** ein, das zum Teil durch das Budget des Bildungswesens mitgetragen wurde, und zum Teil neu finanziert wurde. Da die Verantwortlichen in der Ausgestaltung des Projektes möglichst frei bleiben wollten, die Planung und Organisationszeiten möglichst gering halten wollten und sich nicht an Richtlinien oder Vorgaben externer Kooperationspartner halten wollten, kam die Einbindung einer Krankenkasse in dieser Phase nicht infrage.

Nur wenige Wochen nach dem Strategietag für die Führungskräfte stand auch bereits schon die Ergänzung zur **Betriebsvereinbarung BGM**. Sie stellte die Grundlage für jedes weitere Handeln dar.

Beim zweiten Arbeitstreffen des Steuerkreises einigte man sich aufgrund der Vorschläge des Koordinators und des externen Experten auf folgendes Vorgehen:

Die schon vorhandenen **Qualitätszirkel** der verschiedenen Abteilungen sollen in ihrer Arbeitsweise um die Perspektive «Mitarbeitergesundheit» ergänzt werden. Hatte man bisher in der Qualitätszirkelarbeit vor allem die Prozesse und Produkte im Fokus, kam nun in dieser Erweiterung die Person des Mitarbeiters als dritter Aspekt hinzu. Dieser dritte Aspekt der Zirkelarbeit soll entsprechend der Vorgehensweise in **Gesundheitswerkstätten** (s. Kap. 13) bearbeitet werden. Die Gesundheitswerkstatt wurde somit integraler und fester Bestandteil der gut etablierten und auch funktionierenden Qualitätszirkel. Auf Grundlage der Ergebnisse aus den Gesundheitswerkstätten sollten dann geeignete Maßnahmen geplant und durchgeführt werden. Der Vorschlag des externen Beraters, Mitarbeiterbefragungen durchzuführen, wurde mit der Begründung abgelehnt, dass in den vorangegangenen Jahren mehrere Befragungen stattgefunden hatten. Aus verschiedenen Gründen konnten aus diesen Befragungen aber keine Konsequenzen gezogen werden, so dass die Mitarbeiter «befragungsmüde» und wenig motiviert für eine erneute Befragung sein dürften. Die ersten Gesundheitswerkstätten begleitete eine externe Moderatorin, die parallel dazu im Betrieb Moderatoren ausbildete, damit diese zukünftig die Werkstätten selbstständig leiten können.

Die Ergebnisse der ersten Gesundheitswerkstätten zeigten, dass die Problemfelder bis auf einige Ausnahmen in den Abteilungen sehr ähnlich waren. Insgesamt waren die Mitarbeiter zufrieden mit ihrem Arbeitsumfeld und mit den Arbeitsabläufen. Arbeitssicherheit und Ergonomie wurden bis auf ganz wenige Ausnahmen sehr gut beurteilt. Im Gegensatz dazu bemängelten die Mitarbeiter in allen Gesundheitswerkstätten die Art der Kooperation im Team, den Führungsstil und vor allen Dingen den Umgang mit akuten Problemen im zwischenmenschlichen Bereich. Sie fühlen sich nur ungenügend unterstützt und wahrgenommen, und beschrieben das **Arbeitsklima** als belastend. Mitarbeiter könnten in diesem Betrieb nicht erwarten, dass auf persönliche Probleme, sei es gesundheitlicher oder auch sozialer Art, Rücksicht genommen werde. Pausenorganisation, Besprechungskultur und Sozialräume ließen es nicht ausreichend zu, dass Vorgesetzte und Mitarbeiter oder auch die Mitarbeiter untereinander sich austauschten oder gar Probleme lösen könnten.

Bei der Präsentation der Ergebnisse aus sechs Gesundheitswerkstätten im Steuerkreis kristallisierte sich klar das Handlungsfeld **psychosoziale Unterstützung**

am Arbeitsplatz heraus, insbesondere mit den Themen Umgang mit der verminderten Leistungsfähigkeit älterer Mitarbeiter und Konflikte in altersgemischten Teams. Konkrete Vorschläge, die schon direkt in den Gesundheitswerkstätten erarbeitet wurden, waren unter anderem die Renovierung und verbesserte Ausstattung der Sozialräume, eine zeitlich neue Ordnung der Pausengestaltung und eine veränderte Struktur der wöchentlichen Teambesprechungen. Zusätzlich kam aus den Gesundheitswerkstätten die Empfehlung, Weiterbildungsmaßnahmen zum Thema Führung und Gesundheit als Pflichtveranstaltung für alle Führungskräfte ins Programm mit aufzunehmen.

Folgendem Maßnahmenplan stimmte der Steuerkreis nach einiger Diskussion zu:

- die schon vorhandenen **Führungskräfteschulungen** werden ergänzt beziehungsweise modifiziert durch die Module psychosoziale Unterstützung am Arbeitsplatz, Stressprävention und gesunde Führung. Die Teilnahme ist für Führungskräfte aller Ebenen – wie auch schon bisher – verbindlich. Der Leiter der Bildungsabteilung, der Koordinator GB sowie ein externer Berater überarbeiten in Absprache mit den schon vorhandenen Referenten die bestehenden Curricula.

- Zusätzlich soll eine neue Bildungsmaßnahme etabliert werden, die sich mit dem Themenschwerpunkt **demografischer Wandel in der Arbeitswelt** und dessen Konsequenzen beschäftigt. Diese inhaltliche Ausgestaltung übernimmt das Bildungswesen gemeinsam mit einem externen Kooperationspartner, der schon Erfahrung aus anderen Firmen zu dem Thema mitbringt.

- Die Fachkräfte für Arbeitssicherheit werden zukünftig neben der technischen Gefährdungsanalyse auch immer eine «**Gefährdungsanalyse psychische Belastungen**» durchführen. Für diese zusätzliche Analyse werden die Arbeitssicherheitsfachkräfte geschult.

- Der werksärztliche Dienst erhält Unterstützung durch einen **externen Psychologen**, der zu Beginn des Projektes einen Tag pro Woche für Mitarbeiter und Führungskräfte zur Verfügung steht, um bei anstehenden Problemen im psychosozialen Kontext schnelle Hilfestellung zu leisten.

- Einmal monatlich leitet dieser Psychologe einen Arbeitskreis «**Kollegiale Beratung Gesundheit**». Voraussetzung für die Teilnahme an diesem Arbeitskreis ist das Seminar «psychosoziale Unterstützung am Arbeitsplatz». Die Methode der kollegialen Beratung zielt auf die Weiterentwicklung von Handlungskompetenz in der betrieblichen Gesundheitsförderung und Führung. In Gruppen von sechs bis neun Führungskräften aus einer Hierarchieebene werden Praxisfragen, Probleme und «Fälle» im Kontext Mitarbeitergesundheit bearbeitet. Der gemeinsame Lernprozess aktiviert in hohem Maße die Erfahrungen und Kompetenzen der einzelnen Teilnehmer und nutzt sie zur Problemlösung. Diese Art der Arbeit versteht sich als berufsbezogener Selbsthilfeprozess, in dem die Teilnehmer einer gleichberechtigten Gruppe angeleitet werden, Schritt für Schritt ihre Lösungen selbst zu entwickeln. Sie sollen im Laufe eines halben Jahres lernen, nach einer festen Ablaufstruktur die Gruppe durch ein «kollegiales Beratungsgespräch» selbständig ohne den Psychologen zu leiten. Dabei sollen jeweils aktuelle Anforderungen aus dem beruflichen Alltag oder Probleme aus Team bearbeitet werden.

- Renovierung und Erweiterung der **Pausen- und Sozialräume**
- Neuorganisation von **Pausenzeiten** und **Teambesprechungen**.

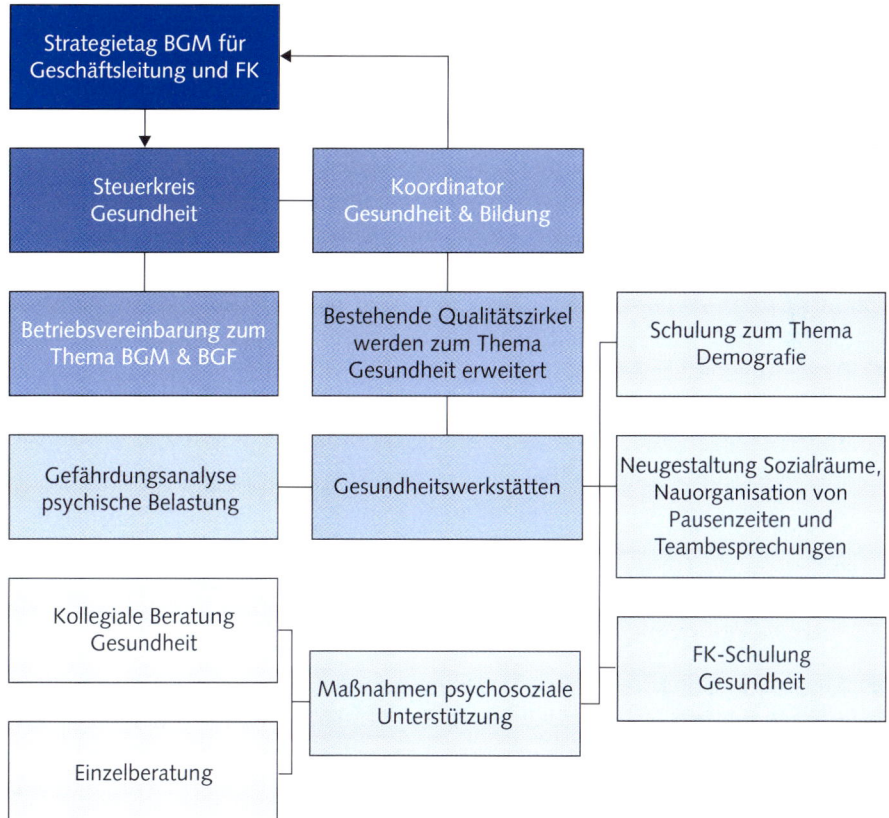

Abbildung 13: Projektbeispiel Industrie

Parallel zu diesen Maßnahmen startete die Personalabteilung mit der hauseigenen Marketingabteilung eine **Informationskampagne** zu den aktuellen Veränderungen im Betrieb. Die Mitarbeiter wurden durch Plakate, Flyer, Betriebszeitung und das Intranet regelmäßig informiert. Die Marketingabteilung der Firma konzipierte eine Beilage zur vierteljährlich erscheinenden Betriebszeitung. Diese Beilage beinhaltete sowohl Informationen zum laufenden Projekt als auch kurze Beiträge zum Thema persönliche Gesundheit. Die Beiträge wurden von externen Kooperationspartnern und den Referenten des Bildungswesens verfasst. Auch in den Teambesprechungen sowie bei Betriebsversammlungen sollte ab sofort neben dem Thema Arbeitsschutz nun auch Mitarbeitergesundheit immer ein Tagesordnungspunkt sein.

Trotz Nutzung umfangreicher und gut gestalteter Informationsmedien gab es immer wieder Klagen, die Mitarbeiter seien über Inhalte und Ziele nicht genügend informiert worden. Ein Phänomen, das fast in allen Projekten immer und immer wieder auftritt, ist die «gefühlte» schlechte Kommunikation. Auch die intensive Nutzung und fantasievolle Gestaltung von Informationsmaterialien kann dies nicht verhindern. Information ist sowohl Bringschuld der Projektleiter als auch immer Holschuld der Mitarbeiter. Letzteres ist häufig schwer zu vermitteln.

Die Diskussionen, die im Steuerkreis über Pausengestaltung, Stresserkrankungen und psychosoziale Phänomene geführt wurden, sensibilisierten die Teilnehmer auch für ihr eigenes Gesundheitsverhalten und ihre zeitliche Selbstorganisation. So formulierte einer der Teilnehmer dieses Kreises: «Wie wollen wir glaubwürdig unsere Firmenkultur und damit das Mitarbeiterverhalten verändern, wenn wir selbst das nicht leben. Der Fisch fängt doch am Kopf an zu stinken.» Daraufhin ergab sich eine heftige Diskussion darüber, inwieweit die Führungskräfte der oberen Ebenen verantwortungsbewusst mit ihrer eigenen Gesundheit umgehen und welches Vorbild Sie Ihren Mitarbeitern damit vorleben. Wie auch an anderer Stelle leisteten einige Führungskräfte immer noch heftigen Widerstand, wenn es um die direkte Beteiligung der obersten Hierarchieebene ging.

Das Ergebnis dieser Diskussion mündete in dem Beschluss, dass es neben den verbindlichen Bildungsangeboten, ein zusätzliches **freiwilliges Gesundheitsangebot für die Führungskräfte** geben sollte, in dem sie kritisch das eigene Gesundheitsverhalten reflektieren und alternative gesundheitsfördernde Arbeits- und Lebensstile kennen lernen sollten. Man verständigte sich darauf, diese Gesundheitsseminare so zu planen, dass die Lebenspartner der Führungskräfte ebenfalls teilnehmen können. Zwei Gründe sprachen dafür: Verhaltensänderung lässt sich mit Hilfe des Lebenspartners leichter realisieren als alleine, und es ist anzunehmen, dass es einfacher ist, zwei Tage Zeit zu investieren, wenn die Möglichkeit vorhanden ist, dies mit dem Partner gemeinsam zu tun. Für die Kollegen, die ein solches Seminarangebot in der Gruppe nicht annehmen wollten, sollte die Möglichkeit bestehen, Einzelberatung in Form eines Gesundheitscoachings zu nutzen. Dafür sollten die schon vorhandenen Kontakte zu externen Coaches aktiviert werden und es sollte überprüft werden, inwieweit sie das Themenfeld Gesundheit mit abdecken können. Der Leiter der Bildungsabteilung stellte einen Qualitätskriterienkatalog für mögliche Kooperationspartner bzgl. beider Maßnahmen auf und übernahm die Organisation.

Aufgrund der Ergebnisse aus den Gesundheitswerkstätten ergaben sich noch zusätzliche Bedarfe, die aus Organisations-, Kosten- und Zeitgründen aber nicht unmittelbar umgesetzt werden konnten. Dazu gehörte ein Angebot für die Mitarbeiter im Schichtdienst, die über verschiedene körperliche Probleme, wie beispielsweise Schlafstörungen, klagten. Diesen Mitarbeitern wurde zugesagt, dass eine **Veranstaltungsreihe «Rhythmen und Rituale zur Gesundheitsförderung für Schichtarbeiter»** durchgeführt werden wird. In diesen Workshops sollen die Mitarbeiter Möglichkeiten kennen lernen, die ihnen trotz Schichtarbeit zu einer besseren Erholungskultur, besseren Schlafqualität und gesünderen Lebensweise verhelfen können.

In zwei Abteilungen wünschten die Mitarbeiter **Schulungen zum Heben und Tragen von Lasten** sowie die Überprüfung beziehungsweise Erneuerung bestimmter Hebehilfen. Insgesamt sollen die **ergonomischen Bedingungen** – trotz positiver Bewertung der Mitarbeiter – unter dem Aspekt der älter werdenden Belegschaft nochmals neu bewertet und bei Bedarf optimiert werden.

Man erkannte, dass es sinnvoller gewesen wäre, weniger Gesundheitswerkstätten durchzuführen, um die sich daraus ergebenden Konsequenzen auch direkt realisieren zu können. So entstand bei den Mitarbeitern in den Gesundheitswerkstätten teilweise Unmut über die zeitliche Verzögerung bei der Umsetzung. Ebenso zeigte sich bei der Neugestaltung der Bildungsmaßnahmen, dass die Absprachen mit den Referenten und die inhaltliche Neugestaltung deutlich mehr Zeit beanspruchten als geplant. Teilweise mussten Referenten durch neue ersetzt werden, da sich zeigte, dass bei manchen die Qualifikationen nicht ausreichen, um dem erweiterten Ansatz zum BGM und zur BGF gerecht zu werden.

Daher einigte sich der Steuerkreis darauf, dass eine erste Evaluation der Maßnahmen frühestens nach eineinhalb Jahren sinnvoll ist, da die geplanten Maßnahmen in größeren Zeiteinheiten durchgeführt werden mussten und keine der Maßnahmen auf schnelle Effekte abzielt. Als Evaluationsinstrument wollte man weiterhin bei der Form der Gesundheitswerkstätten bleiben und als wichtigstes Kriterium zunächst die Mitarbeiterzufriedenheit messen.

Am Ende der ersten Projektphase kamen folgende **Rückmeldungen** aus den Gesundheitswerkstätten: Seit der Renovierung der Pausenräume und der Umstellung der Pausenzeiten nutzen die Mitarbeiter diese Räume, und sie beziehen deutlich mehr Gewinn aus ihren Pausen. Vor der Renovierung blieben die meisten

Mitarbeiter während ihrer Kurzpausen am Arbeitsplatz. Aufgrund des Geräuschpegels und der dort vorhandenen Anordnung der Arbeitsmittel war entspanntes Essen und Trinken oder gar ein Gespräch mit den Kollegen gar nicht möglich. Diese Änderung wird daher sehr positiv bewertet. Auch die Neustrukturierung der Teamsitzungen, in denen jetzt auch Gesundheitsthemen und zwischenmenschliches Platz finden, wird positiv wahrgenommen. Die neuen Besprechungsregelungen und die neue Strukturierung haben dazu geführt, dass die Mitarbeiter gelernt haben, einander besser zuzuhören und die Tagesordnungspunkte zielorientierter abzuhandeln. Besonders würdigen die Mitarbeiter den veränderten Ton und Stil, in dem manche (!) Vorgesetzte die Besprechungen jetzt leiten: «Da wird nicht nur gemeckert wie früher, endlich wird auch mal gesagt, dass es auch Dinge gibt, die wir auch gut machen.»

Die Aktivitäten der betrieblichen Gesundheitsförderung sind den Mitarbeitern mittlerweile gut bekannt, aber viele äußern noch Zweifel an der Nachhaltigkeit des Gesamtprojektes. Die Sprechstunden des externen Psychologen wurden wenig wahrgenommen. Er erhielt bei vielen das Image eines «Seelenklempners», zu dem man ja wohl nur geht, wenn man sein Leben nicht selbst in den Griff bekommt. Dieses Image dürfte mit dazu geführt haben, dass nur ganz wenige Mitarbeiter aus dem gewerblichen Bereich das Angebot wahrgenommen haben. Führungskräfte haben die Unterstützung des Psychologen vor allem in Fragen der Mitarbeiterführung genutzt, die sie im Arbeitskreis kollegiale Beratung nicht besprechen wollten.

Das System der «kollegialen Beratung Gesundheit» wurde von den Führungskräften dagegen als äußerst hilfreich und als praktisch nützlich bewertet. Dieser Arbeitskreis konnte nach einem dreiviertel Jahr ohne den Psychologen erfolgreich weiterarbeiten.

Die Neustrukturierung der Führungskräfte-Seminare erhielt ebenfalls ein positives Feed-back. Als besonders wertvoll wurde dabei empfunden, dass die neuen Inhalte nicht nur theoretisch, sondern sehr eng an den Beispielen aus dem Arbeitsalltag aktiv bearbeitet wurden.

Unverständlicherweise wurde vom Betriebsrat kritisiert, dass sich die meisten Maßnahmen auf die Führungskräfte konzentriert hätten. Die Mitarbeiter seien viel zu wenig in den Genuss von einzelnen Gesundheitsförderungsmaßnahmen gekommen. Obwohl genau diese Strategie «top-down statt bottom-up» zu Beginn des Projektes in ihrer Sinnhaftigkeit und ihrem Nutzen für alle Mitarbeiter dargestellt und vom Steuerkreis und damit auch vom Betriebsrat genehmigt wurde, gab es nun Unzufriedenheit über diese Vorgehensweise. Außer den neuen Sozialräumen sei zu wenig «Sichtbares» passiert.

Dass sich der Krankenstand nach der ersten Projektphase um 1,1 % verringerte, kann nicht eindeutig den Maßnahmen zugeschrieben werden. Es war ein Zeitraum, in dem die Arbeitsunfähigkeitszeiten in Deutschland überall sanken, in dem in vielen Betrieben Kurzarbeit geleistet wurde und die Angst um den Arbeitsplatz viele Arbeitnehmer geprägt hat. Auch dieser Betrieb hatte über viele Monate Kurzarbeit angemeldet. Dennoch hielt man auch in dieser wirtschaftlich schweren Zeit an den neuen Strategien fest und verfolgte weiter die gesetzten Ziele. Die Zeit der Kurzarbeit wurde für Weiterbildungsmaßnahmen effizient genutzt. Die erreichten Zwischenziele motivieren alle Beteiligten für die Fortführung von BGM und BGF.

19 Projektbeispiel Mittelstand: «Tue Gutes und rede darüber» – Verknüpfung von Gesundheitsförderung und Marketing

Ausgangslage: Ein saarländischer Büromöbelhersteller mit ca. 100 Mitarbeitern, der sich auf die Produktion ergonomischer Stühle spezialisiert hat, möchte nicht nur «gesunde Produkte» verkaufen, sondern sich auch für die Gesundheit der eigenen Mitarbeiter engagieren. Von Anfang an lässt sich die Firma extern beraten, um ein ihren Möglichkeiten entsprechendes System für professionelles Gesundheitsmanagement zu installieren. Folgende Vorgehensweisen werden nach Abwägung aller Gegebenheiten sowie der zeitlichen und finanziellen Ressourcen vereinbart:

Mitarbeiterbefragung zu den Themen Arbeitssicherheit, Gesundheit, Kommunikation und Führung: Die Personalabteilung plante schon seit längerem eine Mitarbeiterbefragung und hatte dafür umfangreiche Vorarbeiten geleistet. Im bereits vorliegenden Erhebungsbogen waren allerdings keine Fragen zum Thema Gesundheit vorgesehen. Bei den ersten Gesprächen zwischen externen Beratern und Vertretern der Personalabteilung musste die bisher geleistete Arbeit daher auf den Prüfstand gestellt werden, und der Fragebogen musste zum Teil geändert werden. Zusätzlich wurden neue Fragenkomplexe aufgenommen. Die Stimmung war teilweise etwas angespannt, da die schon geleistete Arbeit nachgebessert wurde und vielleicht der Eindruck entstand, die Personalabteilung habe nicht umfassend und gründlich genug gearbeitet. Daher war es in der Anfangsphase wichtig, deutlich zu machen, dass die Arbeitsbereiche der Personalabteilung und die der Berater nicht miteinander konkurrieren, sondern dass gerade die Kooperation zwischen diesen beiden Gruppen die Chance erhöht, Synergien zu nutzen um die Strategien von BGM und BGF fest im Personalwesen zu verankern. Dadurch, dass diese Probleme offen angesprochen und diskutiert wurden, verbesserte sich die anfänglich etwas angespannte Zusammenarbeit zwischen der Personalabteilung und den Beratern. Die weitere Kooperation verlief nicht nur ungestört, sondern äußerst angenehm und produktiv. Die Durchführung der Befragung übernahm der Berater. Die Ergebnisse bildeten die Basis für das weitere Vorgehen.

Eine **Arbeitsgruppe Gesundheit** wurde gebildet. Mitglieder dieser Arbeitsgruppe sind die Geschäftsleitung, einige Führungskräfte, Vertreter der Personalabteilung, Vertreter des Betriebsrates und ein Vertreter der gewerblichen Mitarbeiter. Diese Arbeitsgruppe trifft sich in größeren – nicht regelmäßigen – Abständen. Ihr Ziel ist es, aus den Ergebnissen der Mitarbeiterbefragung, Einzelmaßnahmen zu entwickeln, zu begleiten und zu bewerten. Diese Arbeitsgruppe entspricht nicht dem klassischen Gesundheitszirkel (s. Kap. 13), sondern sie versteht sich viel mehr als Gremium, das begleitend zu vielen anderen Geschäftsprozessen das Thema Mitarbeitergesundheit in die Arbeit der Personalabteilung integriert. Ein externer Moderator begleitete die ersten vier Sitzungen. Er unterstützte bei der Aufstellung der Spielregeln für eine optimale Zusammenarbeit, klärt Fachbegriffe und andere wichtige Inhalte für die zukünftige Arbeit. Nach Ablauf dieser Sitzungen steht der externe Moderator zur Klärung von Fachfragen nur noch bei Bedarf zur Verfügung.

Die Arbeitsgruppe Gesundheit setzte von Anfang an auf **gute Öffentlichkeitsarbeit.** Damit möglichst alle Mitarbeiter über die Neuerungen gut informiert und auch motiviert werden, sich an den künftigen Aktivitäten zu beteiligen, entwarf die hausinterne Marketingabteilung diverse Materialien: Optisch sehr ansprechende Flyer, die über die Arbeit des Gremiums berichten, und originelle Plakate unterstützen den Informationsfluss zum Thema Gesundheit im Betrieb. Mit viel Sorgfalt und großer Professionalität wurden diese internen Marketingmittel gestaltet und verteilt. Die Arbeitsgruppe Gesundheit ist sich bewusst, dass die Information zu den geplanten Maßnahmen für deren Erfolg oder Misserfolg mitentscheidend ist. Über die Nutzung weiterer Kommunikationswege wird zurzeit noch diskutiert.

Seminarreihe Führung und Kommunikation: Die Mitarbeiterbefragung hat als einen der problematischsten Bereiche die Kommunikation zwischen Vorgesetzten und Mitarbeitern ergeben. Dieses Thema zieht sich wie ein roter Faden durch fast alle Projekte. Bisher habe ich (außer bei kleinen Unternehmen) fast keine Mitarbeiterbefragung erlebt, wo der Umgang bzw. der Umgangston nicht bemängelt wurde. Konflikte zwischen Vorgesetzten und Mitarbeitern sowie zwischen den Mitarbeitern selbst scheinen im subjektiven Erleben einer der größten

Belastungsfaktoren in der Arbeitswelt zu sein. Bei genauerer Analyse der Konflikte stellt sich häufig heraus, dass keineswegs immer unterschiedliche oder gar unvereinbare Positionen zwischen Menschen ursächlich dafür sind. Ganz häufig entstehen Missverständnisse oder Fehlinterpretationen durch ungenügende Kommunikationsstrukturen oder eine mangelnde Kommunikationskultur.

Daher wurde als erste Maßnahme eine Seminarreihe zu dieser Thematik für die Führungskräfte organisiert. Die Teilnahme an den Seminaren war verbindlich. Die Führungskräfte entschieden sich aus Gründen der Arbeitsorganisation für halbtägige Veranstaltungen, die im Zwei-Monats-Rhythmus durchgeführt werden. Sie lernten in diesen Veranstaltungen, ihren Mitarbeitern besser zuzuhören, sie zu motivieren und angemessen zu kritisieren, sowie mehr Akzeptanz und Wertschätzung zu vermitteln. Die Zusammenhänge zwischen Kommunikationsstilen, Vermittlung von Wertschätzung und Gesundheit wurden diskutiert und an Beispielen aus der Praxis erläutert. Die Teilnehmer erhielten Transferaufgaben, um das Gelernte in der Praxis zu erproben und beim nächsten Seminar als Erfahrung mit

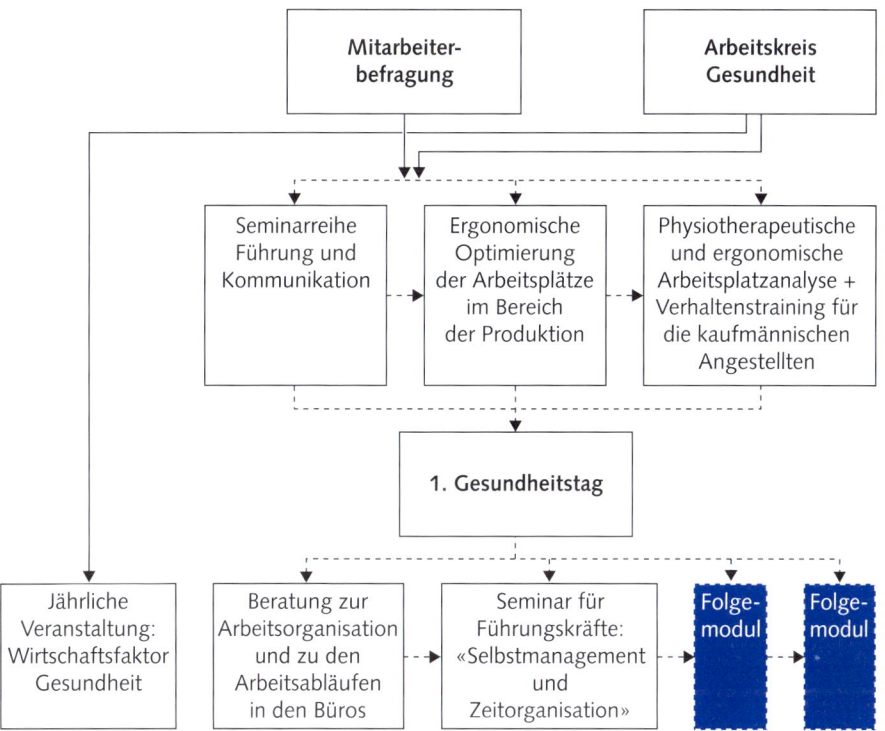

Abbildung 14: Projektbeispiel Mittelstand

einzubringen. Die Veranstaltungsserie ist offen gestaltet: die Teilnehmer können nach den ersten vier Seminaren sowohl die Inhalte als auch das zeitliche Intervall selbst bestimmen.

Parallel zu den Kommunikationsseminaren wurde – ebenfalls auf Grundlage der Befragung – eine **ergonomische Analyse** aller Büroarbeitsplätze vorgenommen. Eine Physiotherapeutin mit Zusatzqualifikation in der Ergonomie analysierte jeden einzelnen Arbeitsplatz gemeinsam mit dem jeweiligen Mitarbeiter. So wurden die Verhältnisse optimiert, zum Beispiel Tischhöhen, Bildschirme, Arbeitsmittel und Beleuchtung an den jeweiligen Mitarbeiter und die Aufgabe angepasst. Daneben erhielt jeder Mitarbeiter eine ganz persönliche Beratung zu seinem eigenen **Verhalten am Arbeitsplatz**. Die Physiotherapeutin berücksichtigte dabei eventuell schon vorhandene Beschwerden des Bewegungssystems und gab Hilfestellungen, um den Arbeitsalltag durch Bewegungspausen, Bewegungsverhalten oder auch Entspannungsmöglichkeiten zu optimieren. Während dieser Beratungen stieß die Physiotherapeutin auf zwei Mitarbeiterinnen, die Bedarf an physiotherapeutischer Behandlung hatten. Die beiden hatten Probleme im Muskel-Skelett-System, die alleine durch Präventionsmaßnahmen nicht zu beheben waren. Beide waren bisher noch nicht arbeitsunfähig wegen ihrer Beschwerden, schilderten aber ihren steigenden Gebrauch von Schmerzmitteln in Spitzenbelastungszeiten.

Ein **Gesundheitstag** für alle Mitarbeiter sollte motivieren. Unabhängig von der Mitarbeiterbefragung entschloss sich die Firmenleitung, statt der bisher üblichen jährlichen Betriebsfeier einen Gesundheitstag zu organisieren. Bei der Planung des Gesundheitstages stand der Erlebnischarakter der verschiedenen Maßnahmen im Vordergrund. Neben einem interaktiven Vortrag, der das Thema Gesundheit auf eine leichte und amüsante Art und Weise beleuchtete, wurden verschiedene Mitmach-Workshops angeboten, die nicht nur sachlich fundierte Informationen vermittelten, sondern vor allem Lust auf die Auseinandersetzung mit dem Thema Gesundheit machten. Eine kabarettistische Einlage, exzellente räumliche Bedingungen sowie ein gesundes und gutes Essen gaben der Veranstaltung einen Eventcharakter, der bei den Mitarbeitern nachhaltigen Eindruck hinterließ. So vermisste niemand die Betriebsfeier, da Feiern, Informationsvermittlung und kollegialer Austausch als Gesamtpaket geliefert wurden.

Nachdem die Mitarbeiter durch die physiotherapeutische Arbeitsplatzberatung für ihr Bewegungsverhalten und die ergonomischen Verhältnisse an ihrem Arbeitsplatz sensibilisiert wurden, erfolgte nun eine Beratung zur **persönlichen Arbeitsplatzorganisation** und zum **Ablauf von Arbeitsprozessen**. Dazu wurde wieder ein externer Experte herangezogen, der ca. 30 Büroarbeitsplätze begutachtete und Verbesserungsvorschläge zur Organisation und zu den Arbeitsabläufen machen sollte. Das Resümee der Mitarbeiter zu diesen Begutachtungen und den daraus resultierenden Verbesserungsvorschlägen fiel allerdings schlecht bis verheerend aus. Die negative Bewertung lag größtenteils in dem persönlichen Auftreten des Beraters begründet. Er stellte sich nicht persönlich vor, erklärte nicht Ziel und Inhalt seiner Tätigkeit, öffnete ohne Erlaubnis Schränke und Schubladen und verletzte so die Intimsphäre der Mitarbeiter. Sie beschrieben sein Verhalten als respektlos. Er verstand es nicht, mit den Mitarbeitern ins Gespräch zu kommen, um auf ihre Anliegen und Wünsche eingehen zu können. Seine Empfehlungen hinsichtlich der Entrümpelung mancher Arbeitsplätze waren inhaltlich wohl korrekt, aber so wenig einfühlsam vermittelt, dass die Akzeptanz für die Umsetzung eher gering war. Weiterhin warf man ihm vor, bei der Beratung von Arbeitsprozessen zu wenig über die konkreten Abläufe zu wissen, um eine wirklich umsetzbare Hilfestellung leisten zu können. Es bleibt offen, ob der Berater fachlich nicht qualifiziert war, oder ob nur seine zweifellos mangelnde Kommunikationskompetenz den Kontakt zu den Mitarbeitern und damit den Veränderungsprozess blockiert hat.

Die Mitarbeiter dieses Unternehmens leiden, wie Mitarbeiter anderer Unternehmen auch, phasenweise unter der zunehmenden Arbeitsverdichtung sowie den hohen Leistungsanforderungen und erleben sich daher häufig unter Zeitdruck. Dies wurde sowohl durch die Mitarbeiterbefragung als auch durch den Austausch im Arbeitskreis Gesundheit deutlich. Daher entschied man sich dort für eine zusätzliche Maßnahme im Bereich **Selbst-, Zeit- und Stressmanagement**. Auch hier wählten die Mitarbeiter wieder die modularisierte Vorgehensweise. So wurden für die Angestellten im Verwaltungsbereich Tagesseminare angeboten, die nach jeweils acht Wochen vertieft und erweitert wurden. Das Ziel dieser Seminare war eine verbesserte Selbstorganisation im beruflichen und privaten Bereich, eine teamorientierte Optimierung von Arbeitsprozessen und selbstverständlich auch die persönliche Gesundheitsförderung mit Schwerpunkt Stressbewältigung. Das Seminarangebot fand hohe Akzeptanz: bei den Mitarbeitern, weil sie sich in ihren tagtäglichen Problemen angenommen und verstanden fühlten; und auf Seite der Geschäftsleitung, weil dieses Angebot neben der Gesundheitsförderung auch Arbeitsprozesse optimieren und somit die Arbeitsergebnisse verbessern konnte.

Parallel dazu wurden verschiedene **ergonomische Verbesserungen im gewerblichen Bereich** umgesetzt. Ein Verhaltenstraining für die gewerblichen Mitarbeiter sowie eine individuelle Einzelberatung ist zur Zeit noch in Planung.

Ebenso soll jetzt die **Mitarbeiterbefragung** wiederholt werden, um festzustellen, welche Effekte aus den bisherigen Maßnahmen messbar sind, und wie die weitere Vorgehensweise aussehen soll.

Besonderheit: «Wirtschaftsfaktor Gesundheit». Die Firma nutzt die Maßnahmen der BGF zur Optimierung ihrer Arbeitsbedingungen, zur Motivation ihrer Mitarbeiter und natürlich zur Sicherung einer hohen Gesundheitsquote. Zusätzlich engagiert sich die Geschäftsleitung auch in der Öffentlichkeit für das Thema

BGM. Seit Jahren ist die Firma Partner einer Initiative zur BGF. In dieser Initiative sind verschiedene Akteure des BGMs und der BGF zusammengeschlossen: das arbeitswissenschaftliche Institut einer nahe gelegenen Universität, eine Krankenkasse, die Landesarbeitsgemeinschaft für Gesundheitsförderung sowie die Gesellschaft für Gesundheitspflege und Weiterbildung (GGW). In diesem Netzwerk unterstützt der Büromöbelhersteller mit großem Einsatz eine jährliche stattfindende Informationsveranstaltung für die regionale Industrie und Verwaltung zum Thema «Wirtschaftsfaktor Gesundheit». Im Rahmen der Veranstaltung präsentiert die Firma ihre Aktivitäten in eigener Sache und in eigenen Räumen, lädt Experten und Vertreter anderer Firmen ein, ihre Projekte ebenfalls darzustellen. In diesem Forum diskutieren Vertreter aus Politik, Wirtschaft, Verwaltung zusammen mit Fachleuten Inhalte und Ergebnisse aktueller Projekte und entwickeln Visionen für zukünftige Möglichkeiten.

Dieses Forum war in den letzten Jahren für andere Unternehmen der Region Motivation und Anlass zu eigenen Aktivitäten in Sachen BGM und BGF. Durch die Präsentation in eigener Sache bei der jährlichen Veranstaltung motivieren sich die Mitarbeiter des Unternehmens kontinuierlich, ihre Maßnahmen fortzuentwickeln. Die Inhaber haben die Gelegenheit, ihr Unternehmen nach außen zu präsentieren, ihr Image als gesundheitsfördernder Betrieb zu festigen und somit auch die Glaubwürdigkeit für ihre eigenen Produkte – ergonomische Möbel – zu stärken. Ein gelungenes Beispiel für gute inhaltliche Arbeit, die durchaus auch mit einem starken Marketingaspekt gekoppelt sein kann (und darf).

20 Projektbeispiel Kleinunternehmen: Gesundheit ist unser Geschäft

Ausgangslage: Der Inhaber einer physiotherapeutischen Praxis hat immer wiederkehrende Personalprobleme, die sich für ihn vor allem in einer hohen Fluktuationsrate seines Personals zeigen. Er gründete die Praxis vor 15 Jahren als Einzelpraxis, und sie ist im Laufe der Jahre, wie er es beschreibt, ohne sein konkretes Zutun immer größer geworden. Zur Zeit beschäftigt er insgesamt neun Personen, sieben Physiotherapeuten und zwei Rezeptionsfachkräfte.

Er beklagt, die jungen Kollegen hätten keine gute Arbeitseinstellung mehr, und er müsse selbst so viel arbeiten. Allmählich bemerke er, dass er gesundheitliche Probleme durch seine eigene Arbeitsbelastung und die mangelnde Kontinuität im Team bekomme. Aus dieser Situation heraus sucht er einen Coach auf, der mit ihm gemeinsam an der Verbesserung seiner Arbeitssituation arbeiten soll.

Ein **Coaching** hilft die Situation zu klären und Ziele zu formulieren. Nachdem der Klient in einem ersten Gespräch seine Situation ausführlich geschildert hat, klärt er mit dem Coach den Auftrag bzw. das Ziel des Coachings: Er möchte seine Handlungsstrategien in der Leitung seiner Praxis überprüfen und sucht nach Möglichkeiten, sich zu entlasten, da er befürchtet, dem aktuellen Arbeitsrhythmus auf Dauer nicht standzuhalten. Bald schon erkennt der Klient deutlich die Zusammenhänge zwischen seinem Führungsverhalten, der Arbeitsorganisation, seiner Personalführung und seinen gesundheitlichen Problemen. Er hat sich in den zurückliegenden Jahren auf seine therapeutische Arbeit am Patienten konzentriert, und das Thema Personalführung und Organisation als eigenständiges Thema kaum wahrgenommen. Gespräche mit Mitarbeitern fanden in der Regel nur statt, wenn es Probleme gab. Es gab weder Mitarbeiterjahresgespräche noch Leistungsbeurteilungen. Teambesprechungen hatten in erster Linie den kollegialen Austausch zu Behandlungsmethoden und Patientenbelangen zum Thema. Drängende organisatorische Probleme erledigte er in der Mittagspause oder am Feierabend. Er verfügt in der eigenen Praxis nicht über ein Büro oder einen Raum, wohin er sich für organisatorische Aufgaben oder Gespräche mit Mitarbeitern ungestört zurückziehen kann. Es existieren nur Therapieräume, ein offen gestalteter Rezeptionsbereich und eine Küche, die als Aufenthaltsraum und Umkleide für die Mitarbeiter dient.

Schon in der zweiten Coaching-Sitzung beginnt der Physiotherapeut, seine Arbeitsaufgaben neu zu definieren, was er wie folgt formuliert: «Ich bin Physiotherapeut geworden, weil mir die Arbeit am Patienten Spaß macht. Ich hatte nicht geplant, ein großes Team zu führen und habe daher wohl bisher meine Führungs- und Organisationsaufgaben vernachlässigt. Ich sehe, dass ich meine Arbeitszeiten nicht nur mit therapeutischen Aufgaben füllen sollte, sondern ich will feste Zeiten für Organisation und Personalaufgaben einplanen. Ich stehe täglich zehn Stunden an der Therapiebank, fühle mich als Therapeut sehr gut qualifiziert und verfüge über viele therapeutische Weiterbildungen. Jetzt möchte ich mich auch im Bereich Personalführung qualifizieren. Ich bin wohl nicht nur Therapeut, sondern ich muss meine Rolle als Vorgesetzter und Inhaber der Praxis anders wahrnehmen.»

Coach und Klient vereinbaren sechs Sitzungen, in denen der Physiotherapeut seine Aufgaben, seine Ziele und seine Rolle als Führungskraft reflektieren wird. Der Klient hat auch den Wunsch, möglichst zeitnah eine Maßnahme für das ganze Team zu initiieren.

Der Praxisinhaber entschließt sich, mit allen Mitarbeitern einen **Teamtag** durchzuführen. Dieser Tag hat das Ziel, einen ersten Schritt in Richtung Teamentwicklung und neue Organisationsstrukturen innerhalb der Praxis zu gehen. Er findet außerhalb der Praxisräume an einem normalen Arbeitstag statt und wird von einer externen Moderatorin begleitet. Gemeinsam mit ihr hat sich der Praxisinhaber vorbereitet. Er erklärt den Mitarbeitern, dass er sich zukünftig neben der therapeutischen Arbeit vermehrt um seine Führungsaufgaben kümmern werde, und dass er den Tag dazu nutzen möchte, die anstehenden Veränderungen gemeinsam zu diskutieren.

Danach übernimmt die Moderatorin die Leitung des Tages. Zunächst erfolgt in Gruppenarbeit eine Bestandsanalyse der positiven Arbeitsaspekte: große Arbeitsplatzsicherheit, freundschaftlicher Umgang der Kollegen miteinander, die fachliche Qualifikation der einzelnen Teammitglieder, guter Ruf der Praxis in der Stadt, genügend Fortbildungsurlaub, gute interne Weiterbildungsmöglichkeiten durch kollegialen Austausch.

Nachdem alle Ressourcen benannt und auch visualisiert worden sind, formulieren die Mitarbeiter ihre Wünsche zur Verbesserung ihrer Arbeitsbedingungen: Sie beklagen den Arbeitsrhythmus. Sie therapieren im 20 Minutentakt – und das häufig sechs Stunden ohne Unterbrechung und die Möglichkeit, eine Pause zu machen. Ihnen fehlt die Kommunikation untereinander, z. B. in einer gemeinsamen Pause. Ebenso wünschen Sie sich mehr und direkten Austausch über verschiedene Themen mit dem Praxisinhaber. In diesem Zusammenhang formulieren einige der Mitarbeiter, dass sie das Gefühl haben, ihre Arbeit und die damit verbundenen Probleme sowie ihre Leistungen werde nicht wahrgenommen. Dies äußere sich nicht nur im mangelnden Feed-back durch den Praxisinhaber, sondern auch im allgemeinen Zustand der Praxis. Teilweise seien die Arbeitsmittel und Arbeitsmöbel abgenutzt und optisch sowie technisch inakzeptabel. Die beiden Rezeptionskräfte fühlen sich überlastet durch zu viele gleichzeitig anfallende Tätigkeiten und beklagen Defizite bei der Terminplanung. Die hohe Fehlerquote bei der Terminvergabe sei durch Stress bedingt. Eine der beiden Rezeptionskräfte bringt es für das gesamte Team auf den Punkt: «Ich habe jetzt schon fast ein Jahr Nacken- und Rückenbeschwerden. Wir kümmern uns in der Praxis um die Gesundheit der Patienten, aber unsere eigene Gesundheit war bisher nie ein Thema. Ich habe weder einen guten Bürostuhl an der Rezeption, noch ein Headset, damit ich während des Telefonierens die Hände frei habe, um den PC vernünftig zu bedienen.»

Die Moderatorin hat an dieser Stelle die Aufgabe, die Beiträge der Mitarbeiter zu bündeln, sie zu würdigen, aber sie gleichzeitig nicht zu einer Klagemauer gegen den Inhaber der Praxis aufbauen zu lassen. Im Vorfeld war mit dem Inhaber schon besprochen, dass es keine Rechtfertigungen für alte Zustände geben sollte, sondern dass die Diskussion lösungsorientiert geführt werden sollte.

In der weiteren Diskussion werden folgende Verbesserungsvorschläge erarbeitet:

Die **Renovierung der Räume** und **Anschaffung ergonomischer Arbeitsmöbel** war auch aus der Sicht des Praxisinhabers längst überfällig. Die Erneuerung der Praxismöbel, die schon 15 Jahre alt waren, wurde direkt zugesagt. Das Budget dafür hatte der Inhaber schon eingeplant, und der Entschluss dazu war ebenfalls schon vor dem Teamtag gefallen. Allerdings gab dieser Tag den Ausschlag dafür, dass die Renovierung und die Anschaffung neuer Möbel nun auch unter den Gesichtspunkten Mitarbeiterzufriedenheit, Ergonomie und Gesundheit erfolgen sollten.

Weiterhin vereinbarten alle Beteiligten regelmäßige **Teambesprechungen** mit dem Fokus auf Mitarbeiterzufriedenheit und Gesundheit im Rhythmus von acht Wochen durchzuführen. Diese zusätzlichen Teambesprechungen sollten nicht – wie bisher – dem fachlich-therapeutischen Austausch dienen, sondern die Mitarbeiterzufriedenheit, die Arbeitsorganisation und die Gesundheit der Mitarbeiter zum Thema haben. Für diese neue Teamsitzung wurde das Thema sofort festgelegt: neue Pausenregelung und Pausengestaltung.

Auch für die spezifischen Probleme der Rezeptionsfachkräfte konnte schon an diesem Tag eine Teillösung gefunden werden. Ein Headset wurde sofort angeschafft. Bisher waren die Terminpläne noch von Hand geschrieben worden, was eine hohe Fehlerquote mit sich brachte. Zukünftig wird die Terminplanung über eine Ergänzungssoftware des vorhandenen Programms durchgeführt werden. Im Zuge der Renovierung wird der Rezeptionsarbeitsplatz ergonomisch völlig neu gestaltet. Zu diesem Zweck wird sich ein physiotherapeutischer Kollege in das Thema **ergonomische Arbeitsplatzberatung** besonders einarbeiten. Das dabei erworbene Wissen wird dann nicht nur für die Praxis, sondern auch für externe Präventionsangebote an Patienten weitergegeben werden.

Ein weiteres Ergebnis des Teamtages war die Zusage des Praxisinhabers, regelmäßige **Mitarbeiterjahresgespräche** einzuführen, damit die Kollegen ein jährliches Feed-back erhalten. Sie sollen über die Teamsitzungen hinaus die Möglichkeit erhalten, sich mit ihrem Vorgesetzten über ihre eigenen Entwicklungen und Herausforderungen im Berufsalltag auszutauschen und konkrete Ziele zu setzen.

Zudem können Mitarbeiter zukünftig **Verbesserungsvorschläge** zur Arbeitsgestaltung und -organisation machen. Die Vorschläge werden im Team auf Sinnhaftigkeit und Machbarkeit diskutiert. Bei Realisierung eines Verbesserungvorschlages erhält der Mitarbeiter – je nach Nutzen des Vorschlages – entweder einen finanziellen Bonus oder einen Fortbildungszuschuss.

Am Ende des Tages ziehen die Mitarbeiter eine positive Bilanz. Sie sind sehr zufrieden, weil sie die Möglichkeit hatten, ihre Bedürfnisse auszusprechen und sich ernst genommen fühlten. Die Stimmung ist gut, es bleiben jedoch einige Zweifel, ob alle Vorhaben auch wirklich umgesetzt werden. Der Praxisinhaber ist einerseits erleichtert, diesen Schritt getan zu haben, andererseits befürchtet er, zuerst einmal noch mehr Arbeit zu bekommen als in den zurückliegenden Monaten. Wie er diesen Verbesserungsprozess begleiten soll, wird er auch weiterhin mit seinem Coach reflektieren.

In den folgenden 12 Monaten wurden alle geplanten Maßnahmen durchgeführt. In der neuen Teambesprechung «Mitarbeitergesundheit» diskutierten die Mitarbeiter zusätzlich anstehende Probleme der **Arbeitsorganisation** und fanden für sich entsprechende Lösungen:

- Ein Rotationssystem für die Mitarbeiter, die die besonders anstrengenden Hausbesuche durchführen, verhalf zur Entlastung der Therapeuten bei dieser körperlich schweren Arbeit.

- Die Arbeitszeiten wurden neu eingeteilt. Es kam immer wieder zu hohen Stressbelastungen, da die Therapieräume zu bestimmten Zeiten überbelegt waren. Die Neugestaltung und Flexibilisierung der Therapiezeiten war ein langwieriger und schwieriger Prozess, da anfangs keiner der Mitarbeiter auf seine lieb gewonnenen Arbeitszeiten verzichten wollte. Dennoch gelang ein Kompromiss, was zu einer deutlichen Entlastung der Mitarbeiter, und zugleich auch zu einem großen Vorteil der Patienten führte. Die Praxis erweiterte ihre Öffnungszeiten auf den Samstag. Viele Patienten nutzen dieses neue Angebot besonders gerne, und die Praxis hatte einen Wettbewerbsvorteil gegenüber den übrigen Praxen der Stadt gewonnen, die samstags grundsätzlich geschlossen haben.

Aus dem Vorschlagswesen kamen zwar nur wenige, aber dennoch umsetzbare Verbesserungen, wie beispielsweise der Anschluss an ein interdisziplinäres Präventionsnetzwerk der Region, organisatorische Erleichterungen an der Rezeption bei der Abrechnung, sowie ein jährlicher Gesundheitstag für Patienten.

Ebenso wurde der Teamtag einmal im Jahr zum festen Ritual. Die Ergebnisse der Erneuerungen wurden reflektiert, Ziele gegebenenfalls modifiziert oder auch ganz neu gesteckt. Durch diese kontinuierliche Entwicklung wuchs das Interesse der Physiotherapeuten am Themenbereich Prävention immer mehr. Zwei der Physiotherapeuten qualifizierten sich im Bereich Stressbewältigung und ergonomische Arbeitsplatzberatung. Das dort erworbene Wissen wird nun zum Einen für die eigene Organisationsentwicklung genutzt, zum Andern bietet die Praxis dies als Dienstleistung auf dem Markt für Privatpersonen und Firmen an.

Der Inhaber der Praxis hat im Zuge seines eigenen Coachingprozesses und während der Neugestaltung seiner Praxisorganisation seine Arbeit neu definiert und seine Arbeitszeiten anders geregelt. 70 % seiner Arbeitszeit wird er weiterhin der Therapie widmen, 30 % jedoch sind fest eingeplant für Mitarbeiterführung und Organisationsentwicklung. Nach der Neugestaltung der Räume verfügt er über ein eigenes Büro und fest eingeplante Büroarbeitszeiten. Er gönnt sich nach 15 Jahren zum ersten Mal einen freien Nachmittag pro Woche. Er hat er seine Therapiezeiten entzerrt, so dass genügend Freiraum für Mitarbeitergespräche, Organisation und andere unternehmerische Tätigkeiten frei sind.

Vier seiner Mitarbeiter treffen sich einmal wöchentlich zur Vorbereitung auf einen Volkslauf. Sie möchten als Praxisteam im nächsten Jahr dort gemeinsam mitlaufen. Der Chef ist mit dabei. Seit dem ersten Teamtag hat keiner der Mitarbeiter mehr die Praxis verlassen.

Das Fazit des Praxisinhabers nach drei Jahren: «Etwas zu tun birgt immer ein Risiko. In meinem Fall musste ich Zeit, Geld und anfangs vor allem viel Energie investieren. Aber etwas zu unterlassen birgt ebenfalls ein Risiko. Letzteres wollte ich nicht eingehen. Wenn Gesundheit mein Geschäft ist, dann muss ich das auch auf meine Mitarbeiter und mich selbst anwenden.»

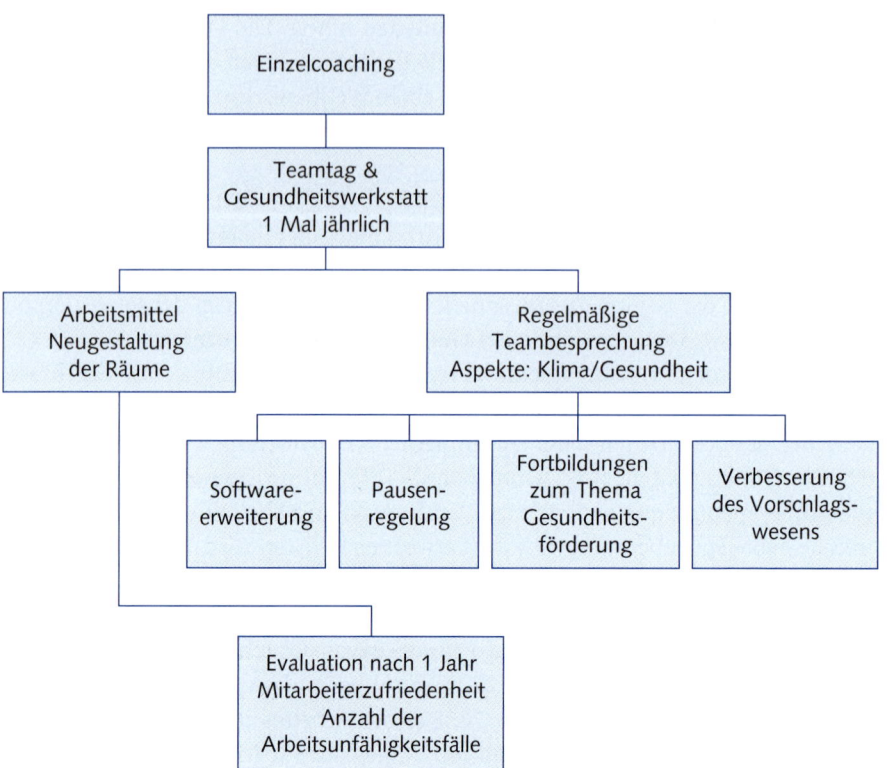

Abbildung 15: Projekt Kleinunternehmen – Gesundheit ist unser Geschäft

Die fünf häufigsten Stolpersteine

Man sollte auch aus den Fehlern anderer lernen, denn kein Mensch hat so viel Zeit, sie alle selbst zu machen.

N. N.

Obwohl sie alle schon an mehreren Stellen angesprochen wurden, fasse ich hier kurz noch einmal die fünf häufigsten Fehler zusammen, die bei der Planung und Durchführung des BGMs und der BGF vorkommen.

1. Die Strategien und Maßnahmen beruhen mehr auf dem Glauben und eigener Erfahrung der Akteure als auf gesichertem Wissen

Obwohl die Strategien des BGM und der BGF mittlerweile gut beschrieben, erprobt und zum Teil auch wissenschaftlich überprüft sind, erlebe ich immer wieder, dass viele Projekte und Einzelmaßnahmen ohne ausreichende Fachinformationen durchgeführt werden. Das erklärt sich wohl aus der Tatsache, dass Projektverantwortliche als Privatpersonen irgendwo und irgendwann Erfahrungen und Wissen zum Thema Gesundheit gesammelt haben. Dieses persönliche Wissen und die individuelle Erfahrung können einerseits durchaus hilfreich sein, andererseits dürfen sie keinesfalls die alleinige Basis eines solchen Projektes bilden.

Das Gesundheitsverständnis, das die Medien – und teilweise auch die Vertreter unseres Gesundheitswesens – transportieren und auch generieren, ist häufig sehr reduktionistisch. Verständnis für ein Thema kann man erzeugen, wenn man es vereinfacht oder es vertieft. Beide Verfahren können je nach Situation hilfreich sein. Unsere Medien (und wir auch als Nutzer natürlich) bevorzugen häufig die Vereinfachung. Bei der Gesundheitsförderung kann gerade dies dazu führen, dass sich die Hauptaktivitäten auf die drei Felder Bewegung, Ernährung und Entspannung bzw. Methoden zur Stressbewältigung beschränken. So propagieren viele Magazine, Zeitschriften und diverse Ratgeber «Beweg dich, ernähr dich gesund und entspann dich!» als Kern eines gesunden Lebens.

BGF umfasst aber selbstverständlich sehr viel mehr. Daher sollten Sie unterschiedliche Ursachen- und Wirkebenen in ihren systemischen Bezügen und Wechselwirkungen betrachten.

Ebenso wie in jedem anderen betrieblichen Projekt ist es auch hier notwendig, einen theoretischen Bezugsrahmen und eine definierte Arbeitweise festzulegen.

Entweder gönnen Sie sich Beratung von externer Seite (s. Kap. 9), oder aber Sie lassen einen oder mehrere Mitarbeiter in den Strategien und Verfahrensweisen von BGM und BGF schulen. Eine solide Recherche zu den Begriffsklärungen, Definitionen und möglichen Methoden ist auf den ersten Blick wenig unterhaltsam, bildet aber zweifellos die Basis für den Erfolg.

2. Die Führungskräfte sind nicht mit im Boot

Die erste und wichtigste Zielgruppe sollten immer die Führungskräfte sein. Nur sie sind diejenigen, die die Rahmenbedingungen für die erfolgreiche Einführung eines guten BGM-Systems schaffen und es langfristig am Leben halten können. Das Prinzip «top-down statt bottom-up» ist hier einer der wichtigsten Erfolgsfaktoren. Dabei fungieren die Führungskräfte in verschiedenen Rollen:

- als Gestalter und Innovatoren von Arbeitsbedingungen
- als Leitfigur, deren Führungsstil nachweislich zur Gesundheit beziehungsweise Krankheit der Mitarbeiter beiträgt
- als Vorbilder und Multiplikatoren im Arbeits- und Gesundheitsverhalten
- als Menschen, die selbst vielfältigen Belastungen unterliegen und somit auch eigene Gesundheitsrisiken tragen.

Nur allzu gern delegiert das Management das BGM nach unten weiter und riskiert damit Glaubwürdigkeit und Effizienz. Mangelnde Einbindung der Führungskräfte ist das häufigste «KO-Kriterium» für BGF-Projekte.

3. Der Funktionszyklus des BGM wird nicht beachtet

Gerade in kleinen und mittleren Betrieben wird es häufig versäumt, ein Ziel zu definieren und einen umfassenden Projektplan zu erarbeiten. Die Verantwortlichen legen keine Strukturen und schaffen keine klaren Rahmenbedingungen, die ein erfolgreiches und nachhaltiges Handeln ermöglichen. Die Maßnahmen der BGF werden nicht verknüpft oder integriert in schon vorhandenen Strukturen, wie beispielsweise dem Bildungswesen. BGF hängt im Betrieb wie ein Überbein am Knochen, anstatt sich in die Strukturen des Betriebs zu integrieren und das System von innen heraus nachhaltig zu stärken. So besteht die Gefahr, dass BGF von manchen Verantwortlichen nur als Zusatzbelastung wahrgenommen wird.

Budgets werden in Einzelmaßnahmen schnell aufgebraucht, und die Energie der Beteiligten verpufft im puren Aktionismus. Manchmal finden auch in diesem Kontext beeindruckende Maßnahmen statt, deren Effekte aber leider schnell versickern. Da diese Einzelmaßnahmen aus der Sicht der Mitarbeiter möglicherweise eine Alibifunktion zukommt, ist die Gefahr groß, dass nicht nur Geld, sondern auch das Vertrauen der Mitarbeiter in die Glaubwürdigkeit der Geschäftsführung verbrannt wird.

4. Die interne Öffentlichkeitsarbeit wird unterschätzt

Auch wenn den meisten Menschen das Thema Gesundheit in vielen Lebensbereichen durchaus präsent ist und sie es als wichtig einstufen, ist es doch keineswegs selbstverständlich, dass die Mitarbeiter betriebliche Gesundheitsförderprogramme immer wohlwollend aufnehmen und sich auch aktiv beteiligen. Sehr viele Firmen beklagen bei Angeboten, bei denen die Teilnahme den Mitarbeitern freigestellt ist, deren mangelndes Interesse. Erfahrungsgemäß melden sich hier nur die ohnehin schon sehr gesundheitsbewussten Mitarbeiter an, die auch unabhängig vom Betrieb Zeit und Geld in ihre Gesundheit investieren. Die wirklichen Risikogruppen nehmen solche Angebote häufig gar nicht wahr. Daher sollten Sie der Öffentlichkeitsarbeit im Vorfeld und auch während der Projekte besondere Aufmerksamkeit schenken. Wer sich auf einen Aushang am schwarzen Brett oder einen kurzen Hinweis im Intranet verlässt, wird enttäuscht werden. Je größer die Firma, desto hilfreicher ist es, Zielgruppen sehr genau zu definieren und ganz spezifisch anzusprechen (s. Fallbeispiel Mägs, s. S. 158). Hier sind Kreativität und Phantasie gefragt: Wagen Sie neue und überraschende Vorgehensweisen, und haben Sie einen langen Atem (s. Fallbeispiel Gesundheitstheater, s. S. 136).

In der Planungsphase eines Projektes sollten Sie parallel zu den Inhalten personelle, zeitliche und finanzielle Ressourcen für die interne Öffentlichkeitsarbeit zur Verfügung stellen. Hauptkritikpunkt der Mitarbeiter, den ich in laufenden Projekten immer wieder höre: «Wir waren nicht informiert. Wir kennen nicht das Ziel dieser Maßnahmen und wussten nichts über die Abläufe.» Leider müssen Sie mit dieser Kritik – in abgeschwächter Form – selbst auch dann rechnen, wenn sie eine gute Informationspolitik betrieben haben.

5. Das Thema Verhaltensänderung wird überhaupt nicht benannt oder vernachlässigt

Das zentrale Problem in der Gesundheitsförderung ist nicht die Vermittlung von Wissen, sondern das Verändern von Verhalten. In diesem Themenfeld hat die neurobiologische Forschung der letzten Jahre viele neue Erkenntnisse erbracht, die bisher aber kaum in die BGF integriert werden. Viele Maßnahmen leiden daher an ihrem belehrenden Stil. Besser ist es, den Mitarbeitern Möglichkeiten aufzuzeigen, wie sie selbst das gewünschte Verhalten – bezogen auf ihre Bedürfnisse und ihre aktuelle Lebenssituation – langfristig verändern können.

Gerade dieser Aspekt wird bei vielen Maßnahmen zur individuellen Verhaltensprävention in Betrieben stark vernachlässigt oder häufig auch gar nicht thematisiert. Dies begründet sich zum Teil aus der häufig immer noch dominierenden biomedizinischen Sichtweise der Gesundheitsförderung in vielen Betrieben. Dringend erforderlich ist hier der Theoriewechsel und die Vertiefung des Verständnisses für das Biopsychosoziale Modell der Gesundheit.

Wenn Sie diese fünf «Stolpersteine» genügend beachten, können Sie sie in effektive «Startblöcke» verwandeln.

Nachwort

> Auch wer gesund stirbt, ist definitiv tot.
> *Manfred Lütz*

Gesundheit ist kein Selbstzweck. Daher sollten immer die Fragen erlaubt sein:

- Wozu möchten Sie gesund bleiben?
- Wozu sollen die Mitarbeiter gesund bleiben?

Private und berufliche Aktivitäten dürfen nicht vollständig in den Dienst der Gesundheit gestellt werden, sondern die Gesundheit sollte unseren Aktivitäten, unserer Leistungsfähigkeit und unserer Genussfähigkeit dienen. Gesundheit ist kein Religionsersatz, in dem wir neue Gebote formulieren, die wir einhalten müssen und deren Übertretung als Sünde gilt.

BGM ist weder Modetrend noch Wellness am Arbeitsplatz oder gar eine Form übertriebenen Sozialgebarens. Es ist integraler Bestandteil einer guten Personalpolitik und nützt Mitarbeitern sowie Unternehmen gleichermaßen.

Daher sollte es im wirtschaftlichen Interesse eines jeden Unternehmens liegen, an einer Entwicklung zu partizipieren, von der der renommierte Zukunftsforscher Leo A. Nefiodow, Mitglied des Club of Rome, sagte, Gesundheit sei der erste globale Wirtschaftstrend, bei dem nicht mehr Rohstoffe und Technik, sondern Menschen im Mittelpunkt stehen. Gesundheit ist ein Teil der allgemeinen und auch der beruflichen Bildung, eine Form der Persönlichkeitsentwicklung und eine Unternehmensstrategie, die die Wettbewerbsfähigkeit verbessert sowie den Menschen in seinem Erleben und Verhalten neu bewertet. In einer immer älter werdenden Gesellschaft ist die Investition in Bildung und Gesundheit eine Maßnahme mit gesicherter Rendite – sicherer auf jeden Fall als die meisten anderen Investments. Allerdings sollten wir uns von der Vorstellung lösen, dass hier «schnelle Gewinne» mitgenommen werden können.

Als fester Bestandteil einer langfristigen Personal- und Organisationsentwicklung können die Strukturen des BGMs und die Maßnahmen der BGF die Wettbewerbsfähigkeit von Unternehmen sichern und gleichzeitig die Gesundheit, die

Zufriedenheit und Leistungsfähigkeit der Mitarbeiter fördern. Mitarbeiter aller Altersgruppen werden profitieren; ältere Mitarbeiter werden bei gesundheitsgerechter Arbeitsgestaltung länger arbeiten können – und sie werden dies auch wollen. Gerade die Arbeitsfähigkeit und die Motivation dieser älteren Mitarbeiter kann ein entscheidender Faktor für die Bewältigung des demografischen Wandels in unserer Gesellschaft werden.

Wir müssen Arbeitsplätze, Arbeitsprozesse, Arbeitsbeziehungen und Arbeitsgestaltung nicht neu erfinden, um dem Gedanken des BGM gerecht zu werden. Personalverantwortliche in Unternehmen und Verwaltungen sollten ihr Denken und Handeln lediglich um die Perspektive Gesundheit erweitern. Dazu können Sie vorhandene Strukturen nutzen und weiter entwickeln.

Dann ist Gesundheit nur noch eine Nebenwirkung einer wirksamen und menschengerechten Personalpolitik.

Dank

Dankbarkeit ist eine wichtige psychologische Ressource und hält gesund. Nicht nur deswegen möchte ich den untenstehenden Personen danken, sondern weil ich mir dessen bewusst bin, dass Arbeitsergebnisse immer das Produkt von Interaktionen sind. Jürg Willi, der bekannte Psychoanalytiker und Paartherapeut, beschreibt das so:

> Was von einem Gestalt annimmt, kann man nicht sich alleine anrechnen, weil es immer nur ein Teil von Prozessen ist, an dem andere Menschen mitwirken oder mitgewirkt haben.
> *(Jürg Willi: Die Kunst gemeinsamen Wachsens, Herder, 2007, S. 64)*

Viele Menschen haben bei meiner Arbeit mitgewirkt, mich begleitet, mich unterstützt, mir Anregungen gegeben, mich gefördert und auch gefordert. Mit ihrer Hilfe konnte ich dieses Buch zu schreiben. Daher danke ich:

- meinem Mann Jörg und meinen Kindern Lisa und Felix. Sie sind meine größte Kraftquelle im Leben, und sie geben mir die Energie, die ich benötige, um Arbeit, Familie und meine persönlichen Bedürfnisse in Einklang zu bringen. Es ist ihr Verdienst, dass dies bisher gut gelungen ist. Daher widme ich ihnen das Buch.

- meinem Team in der GGW und in der Praxis, das mich nicht nur professionell, sondern auch menschlich unterstützt: Ute Fechner, Tanja Beck-Latour, Sandra Strohm, Steffi Leonhardt, Nina Müller, Nicolas Becker, Juliana Gottschling, Lisa Schneider. Ohne sie und ihr leidenschaftliches Engagement in der Sache, ihre Innovationsfreudigkeit, ihre andauernde Lernlust und ihre Flexibilität wären einige der beschriebenen Projekte nicht realisiert worden.

- den vielen Kooperationspartnern, Experten aus anderen Disziplinen und Auftraggebern aus Firmen, Verwaltungen und Krankenkassen. Durch ihr Vertrauen und ihre Experimentierbereitschaft konnten manche der vorgestellten Projekte und Einzelmaßnahmen erst auf den Weg gebracht werden. Viele von ihnen standen mir mit sachlichen Hinweisen bei der Entstehung des Buches beiseite. Stellvertretend seien hier genannt: Oliver Beck von der Fa. Michelin,

Christina Damker und Ulrich Bernecker von der Fa. ZF, Dagmar Johannes von der BKK Essen, Brigitte Steinke und Petra Dann von der TK Hamburg, Prof. Axel Buchter vom Institut für Arbeitswissenschaften der Universität des Saarlandes, Stefanie Maier von der Fa. TLT, Dr. Günter Heinz, Liselotte Kühn, Hildegard Schmidt, Werner Schmeer von der Fa. viasit, Sigrun Klaar-Bauer von der Fa. KSB, Elisabeth Bächle vom EVS, Franz Gigout von der Lags, Gabriele Hinschberger vom Ministerium für Inneres und Europaangelegenheiten des Saarlandes.

- meinem Lektor Dr. Klaus Reinhardt, der mir lange, bevor er mich kannte, mit seinem Ratgeber »Vom Wissen zum Buch – Fach- und Sachbücher schreiben« den entscheidenden Impuls gegeben hat, dieses Buch zu schreiben.

Danke im Voraus sage ich allen meinen Lesern und Leserinnen. Ich freue mich auf Ihre Anmerkungen, Ihre Kritik und auch auf neue Sichtweisen zu den beschriebenen Themen. Nichts ist absolut vollständig, richtig oder falsch. Alles bedarf der weiteren Entwicklung. Ich möchte Sie einladen, diese Entwicklung mit zu gestalten und an ihr zu partizipieren.

cornelia.schneider@ggw-homburg.de

Literatur

Obwohl die Arbeitsfelder BGM und BGF noch vergleichsweise «jung» sind, gibt es dennoch eine Fülle von Literatur, Materialien und Informationsmöglichkeiten. Fast unüberschaubar ist das Angebot zu Fragen der individuellen Gesundheitsförderung. Zusätzlich kann es sehr hilfreich sein, über den Tellerrand der Medizin und Psychologie hinaus zu schauen.

Um Ihnen den Überblick zu erleichtern, finden Sie untenstehend

- zu jedem Teil des Buches nur ausgesuchte Leseempfehlungen, die die dort besprochenen Themen vertiefen.

- empfehlenswerte Websites. Auf diesen Seiten erhalten Sie außer Informationen zum Thema weitere hilfreiche Links.

Zu Teil 1

Bauer, J.: Prinzip Menschlichkeit, Hoffmann und Campe, 2006
Becker, P.: Gesundheit durch Bedürfnisbefriedigung, Hogrefe, 2006
Faller, G.: Lehrbuch betriebliche Gesundheitsförderung, Hans Huber, 2010
Lauterbach, M.: Gesundheitscoaching, Carl- Auer, 2005
Raddatz, S.: Beratung ohne Ratschlag, Systemisches Management, 2006
Schüffel, W., Brucks, U., Johnen, R., Köllner, V., Lamprecht, F., Schnyder, U. (Hrsg.): Handbuch der Salutogenese, Ullstein, 1998
Siegrist, J.: Medizinische Soziologie, Urban und Fischer, 2005
Steffgen, G.: Betriebliche Gesundheitsförderung, Hogrefe, 2004

Zu Teil 2

Hans Böckler Stiftung (Hrsg.).: Praxisbeispiele für Handlungsmöglichkeiten der Unternehmen im demografischen Wandel, Hans Böckler Stiftung, 2007
Keller, H.: Motivation zur Verhaltensänderung – Das transtheoretische Modell in Forschung und Praxis, Lambertus, 1999

Kruse, A., Wahl, H. W.: Zukunft altern, Spektrum, 2010
Frank, G., Kromm, W.: Unternehmensressource Gesundheit. Die neue Führungskunst, Symposium Publishing GmbH, 2009
Precht, R. D.: Wer bin ich, und wenn ja, wie viele, Goldmann, 2007
Richenhagen, G.: Artikelsammlung demografischer Wandel in der Arbeitswelt. Politikansätze, internationale Vergleiche, Personalstrategien
Stadtler, P., Strobel, G.: Der Einfluss von Führungsverhalten auf die psychische Belastungssituation von Mitarbeitern. Die BG 07/2000, S. 396–401
Storch M., Krause, F.: Selbstmanagement – ressourcenorientiert, Huber, 2006

Zu Teil 3

Wenn Sie wissenschaftliche Daten und Vorgehensweisen nachlesen möchten:
Badura, B., Ritter, W., Scherf, M.: Betriebliches Gesundheitsmanagement – ein Leitfaden für die Praxis, Sigma, 1999
Badura, B., Hehlmann T.: Betriebliche Gesundheitspolitik, Springer, 2010
Badura, B., Schröder H., Vetter C.: Fehlzeitenreport 2008. Betriebliches Gesundheitsmanagement Kosten und Nutzen, Springer, 2009
Bamberg, E.: Handbuch betrieblicher Gesundheitsförderung, Arbeits- und Organisationspsychologische Konzepte, Angewandte Psychologie, 1998
Bertelsmann Stiftung (Hrsg.).: Zukunftsfähige betriebliche Gesundheitspolitik, Bertelsmann Stiftung, 2004
Cascio, W. F.: Costing human resources: the financial impact of behavior in organizations, PWS-Kent, 1991
Fritz, S.: Nützt betriebliche Gesundheitsförderung? – Neue Wege in der Evaluation, Wirtschaftspsychologie aktuell 1/2005, S. 19–22
Hacker, W.: Repliken zum Beitrag Rainer Oesterreich: das Belastungs- Beanspruchungskonzept im Vergleich mit arbeitspsychologischen Konzepten, Zeitschrift für Arbeitswissenschaft 55, 2001, S. 175–176
Püringer, U.: Und sie wirkt doch. Daten und Fakten zur Effektivität der betrieblichen Gesundheitsförderung. Beiträge zur Jahrestagung 2009 der österreichischen Gesellschaft für Arbeitsmedizin, Facultas, Wien, 2009 (Abrufbar auch unter http://www.winker.at/Daten/OEFAM/Arbeitsmedizin_3_2009.pdf)
Richter,G., Schatte, M.: Psychologische Bewertung von Arbeitsbedingungen, Screening für Arbeitsplatzinhaber II,BASA II, Projekt- und Abschlussbericht der Bundesanstalt für Arbeitsschutz und Arbeitsmedizin, Dresden 2009

Wenn Sie ein Teamentwicklungsinstrument kennen lernen möchten, das Sie sowohl im BGM als auch in der BGF anwenden können:
Tscheuschner, M., Wagner H.: 30 Minuten TMS Team Management System, Gabal, 2009
Tscheuschner, M., Wagner, H.: TMS Der Weg zum Hochleistungsteam, Gabal, 2008

Allgemeine Literatur zum Thema Leben und Arbeiten

Wenn Sie das Thema Selbst- und Zeitorganisation beschäftigt:
Covey, S.: Die sieben Wege zur Effektivität, Gabal, 2007
Denzler, R.: Karriere statt Burnout, Orell Füssli, 2009
Klein, S.: Zeit, Fischer, 2006
Schlote, A.: Zeit genug, Beltz, 2000
Servan-Schreiber, D.: Die neue Medizin der Emotionen, Goldmann, 2006
Zimbardo, P., Boyd, J.: Die neue Psychologie der Zeit, Spektrum, 2009

Wenn Sie sich über individuelle Gesundheitsförderung informieren möchten, aber keine wissenschaftlichen Abhandlungen lesen möchten:
Bartens, W.: Glücksmedizin, Droemer, 2011
Bartens, W.: Körperglück, Droemer, 2011
Frank, G.: Gesundheitscheck für Führungskräfte, Campus, 2001
Frank, G., Storch, M.: Manana Kompetenz, Piper, 2010
Hüther, G.: Wie aus Stress Gefühle werden, Vandenhoeck & Ruprecht, 2005
Lütz, M.: Lebenslust, Knaur, 2007
Unger, H. P., Kleinschmidt, C.: Bevor der Job krank macht, Kösel, 2009

Wenn Sie sich für die humorvolle und lebendige Gestaltung von Seminaren und Veranstaltungen interessieren:
Funke, A., Havermann-Feye, M.: Training mit Theater, Manager Seminare, 2004

Empfehlenswerte Websites

Bundesanstalt für Arbeitsschutz und Arbeitsmedizin, BAuA: http://www.baua.de
Solide und ausführliche Informationen zu den verschiedensten Teilbereichen von BGM und BGF. Eine Fülle sehr guter Broschüren zum Downloaden ermöglicht eine schnelle Orientierung. Testinstrumente, wissenschaftliche Erkenntnisse, Gesetze und Rechtsverordnungen sind übersichtlich und gut dargestellt.

Bundesverband der Betriebskrankenkassen, BKK: http://www.bkk.de
Sehr gute Informationsmöglichkeiten zum Thema, insbesondere der regelmäßig erscheinende «Faktenspiegel» unter der Rubrik «Presse-Politik».

Deutsches Netzwerk für betriebliche Gesundheitsförderung; DNBG: http://www.dnbgf.de
Interessantes Forum für kollegialen Austausch und Netzwerkanschluss, Informationen zu Fachveranstaltungen und allen relevanten Themen im BGM und der BGF

INQA Initiative neue Qualität der Arbeit: http://www.inqa.de/Inqa/Navigation/Themen/gesundheitsfoerderung.html
Exzellente Beiträge zur Gesundheitsförderung, zum demografischen Wandel und den daraus resultierenden Handlungsfeldern, aktuelle Projektbeschreibungen; Informationen zum Work Ability Index

Bundeszentrale für gesundheitliche Aufklärung: http://www.bzga.de
Allgemeine Hinweise zur Gesundheitsförderung, Informationsmaterialien und Forschungsergebnisse zum Thema

Bertelsmann Stiftung: http://www.bertelsmann-stiftung.de
Informationen und Wissenswertes zu Arbeit und Gesundheit, Demografische Entwicklung, Artikel, Presseberichte, Projektbeispiele

Ergonomie Campus: http://www.ergonomiecampus.de/
Nützliche Hinweise zum Thema Ergonomie und Arbeitssicherheit, viele weiterführende Links

Institut für Arbeits- und Sozialmedizin, Universität Rostock: http://www-ifam.med.uni-rostock.de/ifampubl.htm
Große Übersicht wissenschaftlicher Arbeiten zu den unterschiedlichsten Fragen der Arbeitsmedizin

Biocomfort: http://www.biocomfort.com
Informationen zum Stresspiloten und seine Anwendungsmöglichkeiten

Power Rating System: http://www.konzept-berlin.de
Informationen zum Power Rating System als didaktisches Hilfsmittel und als Evaluationsinstrument

Das WAI-Netzwerk dient der Förderung der Anwendung des WAI (Work Ability Index) www.arbeitsfaehigkeit.uni-wuppertal.de

Die Initiative «Gesünder arbeiten» informiert über den demografischen Wandel und bietet Quick- Checks für Unternehmen an: http:// www.gesuenderarbeiten.de

Deutsche Gesetzliche Unfallversicherung (früher: HVBG – Hauptverband der gewerblichen Berufsgenossenschaften), DGUV: http://www.dguv.de

Bundesverband deutscher Rückenschulen e. V.: http://www.bdr-ev.de

Deutscher Verband für Physiotherapie – Zentralverband der Physiotherapeuten und Krankengymnasten e. V.: http://www.zvk.org

Landesarbeitsgemeinschaft für Gesundheitsförderung im Saarland: http//:lags.de

Informieren Sie sich auch über die Websites Ihrer Krankenkasse und Berufsgenossenschaft.

Sachregister

Adrenalin 138
Aktivieren 52
ältere Mitarbeiter 122 ff., 129
Altern 121 ff.
Altersanzug 131
Altersdurchschnitt 121
alterskritische Anforderungen 134
alterssensible Gesundheitsförderung 127
Alterungsprozess 124
Analyse 172
Analyseinstrumente 151
Anforderungen 32, 68
Anspruchshaltung 66
Antidepressiva 65
APL-Analyse 58
Arbeitsinhalte 69
Arbeitsklima 69
Arbeitsmediziner 116
Arbeitsmenge 69
Arbeitsorganisation 93, 102, 127, 129, 200, 206
Arbeitsplatzanalyse 182, 183
Arbeitsplatzbegehungen 151
Arbeitsschutz 29, 105
Arbeitsumgebung 69
Arbeitsunfähigkeitstage 64, 169, 188
Arbeitsverdichtung 43 ff.
Aufmerksamkeitsdefizitsyndrom 43
Auszubildende 106
AU-Tage 64, 169, 188
Autonomie 53 ff., 91, 105

BASA II 152 ff.
Beanspruchungen 24, 68, 152
Bedarf 24
Bedürfnisbefriedigung 34

Bedürfnisse 24
Befindlichkeitsstörung 41 ff.
Befund und Befindlichkeit 29
Belastungen 24, 67, 152
Belohnungszentrum 90
Berufliches Wiedereingliederungsmanagement 167
Berufsgenossenschaften 117
Betriebliche Gesundheitsförderung 19 ff., 74, 84, 86, 101 ff., 104, 115, 176, 178, 185, 193, 202, 209
Betriebliches Gesundheitsmanagement 19, 84, 85, 92, 101 ff., 115, 169 f., 176 f., 178, 185, 202, 209
Betriebsvereinbarung 19, 189
Bewegte Mittagspause 184
Bewertung 169, 172
Bewertungsinstrumente 171
Bewertungskriterien 170 ff.
Bewusstseinsbildung 74
biomedizinisches Gesundheitsmodell 28 ff., 41, 52, 212
bio-psycho-soziales Modell 29, 31 ff., 212
Budget 188
Burn-out 42, 66, 107 ff.

Chronifizierung 42
Chronisches Erschöpfungssyndrom 66
Coach 53 ff.
Coaching 55, 57, 60, 182, 203
Cortisol 138

Defizitmodell des Alterns 124
Demografie-Werkstatt 135
demografischer Wandel 121 ff., 185, 190, 214

Sachregister

Depression 66
Dopamin 89
Durchführung 172, 209

Ebenen der betrieblichen Gesundheitsförderung 101
Effektivität 167
Effizienz 167
Eingangsanalyse 104
Einstellung 129
Entspannung 69
Erfahrungen 125
Ergonomie-Coaching 182, 183
ergonomische Analysen 135, 200
– Arbeitsplatzberatung 206
– Bedingungen 193
ErgoPhysConsult® 118
Erwartungshaltung 66
Escrima 98
Evaluation 74, 169
Experte 53 ff., 115 ff.

Fachkraft für Arbeitssicherheit 116
Finanzierung 147
Fördermöglichkeiten 148
Förderprogramme 149
Freiwilligkeit 105
Führung 35 ff., 56 ff., 85 ff., 128, 198
Führungsaufgabe 104
Führungskräfte 84, 85 ff., 180, 210
Führungsstil 87 ff., 189
Führungsverhalten 88
Funktionsstörung 42
Funktionszyklus der betrieblichen Gesundheitsförderung 146 ff., 173, 210

Ganzheitlichkeit 22 ff.
Gefährdungsanalysen 149, 190
Gefühl 34, 79 ff.
Gelotologie 138
Gesundheit 26, 28, 69
Gesundheitsberatung 51
Gesundheitsberichterstattung 154 ff.
Gesundheitscoaching 55
Gesundheitsexperten 55

gesundheitsförderndes Führungsverhalten 59
Gesundheitsmodell 27 ff.
Gesundheitsrisiko 89, 92
Gesundheitsschutz 105
Gesundheitssystem 40
Gesundheitstag 140, 199, 200
Gesundheitstheater 141
Gesundheitsverhalten 79, 86
Gesundheitsverständnis 138
Gesundheitswerkstatt 154, 189
Gesundheitswesen 41, 44
Gesundheitswissen 27, 53
Gesundheitswissenschaften 118
Gesundheitszirkel 153 ff., 104, 179
GGWPhysioCoach® 56

Haltung 81
Haltungsveränderung 81
Helfer 53 ff.
Helferrolle 54
Humor 137 ff.
HWS-Syndrom 43

ICD 40
individuelle Gesundheitsförderung 101
Intuition 125

Kleinunternehmen 203
Kohärenzsinn 31
kollegiale Beratung Gesundheit 190
kollegiale Beratung 190, 194
Kommunikation 179, 198
Kommunikationskultur 103
Kompensationsmodell des Alterns 124
Konfliktbewältigung 102
Körpersprache 45 ff.
Körperübungen 133
Kosten-Nutzen-Analysen 147
Krankenkassen 116, 148, 177
Krankheitsarten 64
Krankheitsartenstatistiken 63
Krankheitssymptom 40

Lachen 138
Landesvereinigungen für Gesundheit 150

Sachregister

Lebenserwartung 121
lebenslanges Lernen 127
Lenkungsgruppe 178
LWS-Syndrom 41

Machbarkeit 31
Management 86, 90
Männergesundheit 162 ff.
Maßnahmendurchführung 167 ff., 209
Maßnahmenplanung 157 ff.
medizinische Screenings 155
Mitarbeiterbefragungen 152 ff., 177, 189, 197
Mitarbeiterjahresgespräche 206
Mittelstand 197
Mobbing 43
Modelle zur Verhaltensänderung 75
Motivationssystem 89 ff.
Multitasking 110

Nachhaltigkeit 21 ff., 85

Öffentlichkeitsarbeit 158, 163, 192, 198, 211
ökonomischer Nutzen 169
Opioide 89
Organisationsebene 102 ff.
Organisationsentwicklung 176, 213
Organläsion 42
Oxytocin 89

Partnerschaft 69
Personalentwicklung 176, 213
Personalpolitik 214
persönliche Ebene 102
Planung 172
Planungsphase 158 ff., 211
positives Altersbild 123
Prävention 40
präventionsorientierte Sportangebote 184
Primärprävention 24, 67
Priming-Objekte 83 ff.
Projektbeispiele 176 ff.
Projektsteuerung 74
Prozessbegleitung 74

psychische Belastungen 65 ff.
– Erkrankungen 67
– Störungen 64
Psychosoziale Belastungen 25
– Entwicklungsmöglichkeiten 125
– Unterstützung 32, 189

Qualifizierung 55
Qualitätskriterien 115, 193
Qualitätszirkel 189

Ratschläge 52, 73
Ressourcen 33, 68
Return on Investment 169
Risikofaktoren 29
Rollenverständnis 93, 96
Rückenbeschwerden 103
Rückenschmerz 32, 51, 66
Rückenschule 170, 182

salutogenetisches Modell 28 ff.
SAR-Modell 29 ff., 101
Schlafstörungen 103
Sekundärprävention 24
Selbstkontrolle 82 ff.
Selbstmanagement 67, 88, 90, 111, 201
Selbstreflexion 68, 74 ff., 99
Selbstregulation 82 ff.
Selbstverantwortung 44, 102
Shape-Studie 88
Signale 39 ff., 46, 81
Sinnhaftigkeit 31
somatische Marker 49, 79 ff.
soziale Kontakte 69
Steuergruppe 178, 188
steuerliche Vorteile 149
Strategietag 188
Stress 29, 30 ff., 44, 65 ff., 102, 106
Stresshormone 138
Stressimpfung 67
Stressmanagement 201
Stressoren 66 ff.
Stresspilot 61 ff.
systemisches Anforderungs- und Ressourcenmodell 28 ff., 30, 32
Systemprävention 24, 167, 168

Sachregister

Teambesprechungen 205
Teamebene 102 ff.
Teamentwicklungsinstrument 158 ff.
teamspezifische Maßnahmen 184
Tertiärprävention 24
TMS® 158 ff.
transtheoretisches Modell 75 ff.

Überlastungsgefühle 103
Unfallversicherungsträger 148
Ursachen für Arbeitsunfähigkeit 65

Verhalten 73, 106, 200
Verhaltensprävention 24, 135, 167
Verhaltenstraining 182
Verhaltensveränderung 74 ff., 212

Verhältnisprävention 24, 135, 167
Vernunft 79 ff.
Verstehbarkeit 31
Vorbild 85 ff.

Wertschätzung 34, 88 ff.
Whitehall-Studie 90
WHO 28, 40
Wissensvermittlung 73 ff.
Work Ability Index 134, 153
Work-Life-Balance 21

Zeitmanagement 111, 201
Zielfindungsworkshop 178
Zielgruppenspezifität 166
ZRM® 78 ff.
Zürcher Ressourcenmodell 75, 78 ff.